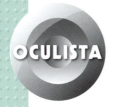

# 編集企画にあたって…

　皆様，お待たせしました．好評のMonthly Book OCULISTA（オクリスタ）から初めての増大号が出ることになりました！　オクリスタは，毎号テーマを決めてその領域の新進気鋭の先生方に最新の情報をわかりやすくご執筆いただいており，充実した内容もさることながらB5判というコンパクトで手に取りやすいサイズで，多くの先生方に大変好評な眼科実践月刊誌です．今回，初めての増大号を出すにあたり，テーマを「眼科における薬物療法パーフェクトガイド」といたしました．日常診療ではさまざまな疾患に遭遇しますが，我々はその都度的確な診断を行い，適切な治療方針を立てることが求められます．治療は外科的治療から内科的治療までさまざまです．いくら手術が上手な先生でも薬物療法についての知識のアップデートを避けて通るわけにはいきません．本号では，眼付属器・外眼筋のボツリヌス治療から始まり，角結膜疾患や緑内障，ぶどう膜炎，メディカル網膜，神経眼科と広い分野を網羅しており，前眼部から後眼部までのさまざまな疾患の薬物治療に対応しております．若い専門医志向の先生方からベテランの先生方まで多くの方にお役に立てると思います．通常の月刊オクリスタでは各テーマについて10項目程度の執筆をいただいておりますが，今回の増大号では，通常の倍以上の21名の先生方に執筆をいただきました．それぞれ各領域のエキスパートの先生方であり，大変わかりやすい解説となっております．日ごろからパラパラと目を通しておき，実際に患者が現れた時には該当する疾患について再読していただくと良いのではないでしょうか．

　オクリスタは2013年4月の創刊で，間もなく5年目に突入します．編集主幹の村上　晶教授（順天堂大学）が創刊の言葉に述べられていますが，オクリスタ（イタリア語で眼科医の意味）という誌名には，「常に眼科臨床医のそばになくてはならない実践書でありたい」という願いが込められています．本増大号も診察室や控え室，医局などに1冊置いてすぐに手に取れる便利な実践書としてお役に立てていただければ幸いです．

2017年2月

堀　裕一

# KEY WORDS INDEX

## 和 文

### あ
アカントアメーバ角膜炎・12
アシクロビル・85
アセチルコリンレセプター・1
アドヒアランス・43
インフリキシマブ・59
ウイルス性角膜炎・5
A 型ボツリヌス毒素注射・1
L-アルギニン・134
エンドセリン-1 抑制・134
黄斑浮腫・107

### か
角膜真菌症・12
加齢黄斑変性・91
眼瞼痙攣・1
感染性ぶどう膜炎・78
眼表面の層別治療・20
QOV・QOL の維持・34
急性眼炎症発作・59
急性原発閉塞隅角緑内障・49
急性網膜壊死・85
血液浄化療法・128
結核性ぶどう膜炎・78
血管新生緑内障・54
血管内皮細胞増殖因子・107
原発開放隅角緑内障(狭義)の診断・34
原発閉塞隅角緑内障・49
抗アクアポリン 4 抗体・128
抗ウイルス薬・5
抗菌薬・5
抗血管内皮増殖因子薬・91
光線力学療法・120
抗 VEGF 薬・120
抗 VEGF 療法・100

### さ
細菌性角膜炎・5
サルコイドーシス・73
3 者併用療法・12
時間・114
自己免疫疾患・65
視神経炎・128

視神経脊髄炎・128
斜視・1
硝子体注射・100
初期療法・28
腎機能不全・100
神経筋接合部・1
新興感染症・78
心サルコイドーシス・73
ステロイド・85
ステロイドパルス療法・65, 128
ステロイド緑内障・54
線維素溶解療法・114
全身合併症・107
組織プラスミノーゲン活性化因子・114

### た
中心性漿液性脈絡網膜症・120
低用量アスピリン・134
点眼アドヒアランス・28
点眼薬・20
糖尿病黄斑浮腫・100
糖尿病網膜症・100
動脈炎性虚血性視神経症・134
塗抹検鏡・12
ドライアイ・20
ドライアイのコア・メカニズム・20
トリアムシノロンアセトニド・73

### は
配合剤の使用法・34
梅毒性ぶどう膜炎・78
培養・12
バラシクロビル・85
PK/PD 理論・5
ヒスタミン H₁受容体拮抗薬・28
非動脈炎性虚血性視神経症・134
ヒトヘルペスウイルス・78
ピロカルピン・49
Vogt-小柳-原田病・65
副作用・43, 73
副腎皮質ステロイド・73, 134
ぶどう膜炎・54, 59, 73
ブリモニジン・49
ベースライン眼圧・43
ベーチェット病・59

ヘルペスウイルス・85
ポスナー・シュロスマン症候群・54

### ま
脈絡膜血管透過性亢進・120
脈絡膜新生血管・91
メディエーター遊離抑制薬・28
メラノサイト・65
免疫抑制剤・28, 65
網膜下高輝度物質・91
網膜色素上皮萎縮・91
網膜静脈分枝閉塞症・107
網膜中心静脈閉塞症・107
網膜動脈閉塞症・114
網膜光凝固術・120
毛様体動脈・114
目標眼圧・43
目標眼圧の設定と調整・34

### や, ら
薬物治療・49
落屑症候群・54
リスクファクター・43
緑内障診療ガイドライン・34
緑内障治療薬の種類と特徴・34
涙液層の安定性の低下・20

## 欧 文

### A
acanthamoeba keratitis・12
acetylcholine receptor・1
acute primary angle closure glaucoma・49
acute retinal necrosis・85
acyclovir・85
adherence・43
age-related macular degeneration・91
allergic medication adherence・28
AMD・91
anti-aquaporin 4 antibody・128
antibiotics・5
anti-vascular endothelial

growth factor agents・91
anti-vascular endothelial
　growth factor therapy・120
anti-VEGF agents・91
anti-VEGF therapy・100
antiviral agents・5
apheresis・128
arteritic ischemic optic
　neuropathy・134
aspirin・134
autoimmune disease・65

**B**

bacterial culture・12
bacterial keratitis・5
baseline
　intraocularpressure・43
Behçet's disease・59
blepharospasm・1
botulinum toxin type A・1
branch retinal vein
　occlusion・107
brimonidine・49

**C**

cardiac sarcoidosis・73
central retinal vein
　occlusion・107
central serous
　chorioretinopathy・120
choroidal
　neovascularization・91
choroidal vascular
　hyperpermeability・120
cilioretinal artery・114
CNV・91
core mechanism of dry eye・20
corticosteroid・73, 85, 134
corticosteroid pulse therapy
　・65

**D, E, F**

diabetic macular edema・100
diabetic retinopathy・100
diagnosis of primary open an-
　gle glaucoma・34
dry eye・20
emerging infectious
　disease・78
exfoliation syndrome・54

fibrinolysis・114
fungal keratitis・12

**G, H, I**

guidelines for glaucoma・34
$H_1$-antihistamines・28
herpes virus・85
HLA・59
human herpes virus・78
immunosuppressants・65
immunosuppressive drug・28
infectious uveitis・78
infliximab・59
intravitreal injection・100

**L, M**

L-arginine・134
macular edema・107
maintain for quality of vision
　(QOV) and quality of life
　(QOL)・34
mast cell stabilizers・28
medical treatment・49
melanocyte・65
mycotic keratitis・12

**N, O**

neovascular glaucoma・54
neuromuscular junction・1
neuromyelitis optica・128
non-arteritic ischemic optic
　neuropathy・134
ocular attack・59
ocular tuberculosis・78
ophthalmic solution・20
optic neuritis・128

**P**

photocoagulation・120
photodynamic therapy・120
pilocarpine・49
PK/PD theory・5
Posner Schlossman
　syndrome・54
preseasonal allergy
　treatment・28
primary angle closure
　glaucoma・49

**R**

RAO・114
reduce the release of endothe-
　lin-1・134
renal failure・100
retinal artery occulusion・114
retinal pigment epithelium
　atrophy・91
risk factor・43
RPE atrophy・91

**S**

sarcoidosis・73
setting and adjustment of tar-
　get intraocular pressure・34
SHRM・91
side effect・43, 73
smear preparation・12
steroid induced glaucoma・54
steroid pulse therapy・128
strabismus・1
subretinal hyperreflective
　material・91
syphilitic uveitis・78
systemic adverse event・107

**T, U, V**

target intraocularpressure・43
tear film instability・20
tear film oriented therapy・20
TFOT・20
time・114
tissue-plasminogen
　activator・114
t-PA・114
triamcinolone acetonide・73
triple procedure・12
types and characteristics of
　treatments for glaucoma・34
usage of combination
　ophthalmic solution・34
uveitis・54, 59, 73
valacyclovir・85
vascular endothelial growth
　factor・107
viral keratitis・5
Vogt-Koyanagi-Harada
　disease・65

# WRITERS FILE
(50音順)

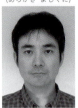

新垣　淑邦
(あらかき　よしくに)

| 1999年 | 琉球大学卒業<br>国立病院東京医療センター臨床研修 (スーパーローテーションシステム) |
|---|---|
| 2001年 | 琉球大学眼科入局 |
| 2003年 | 海谷眼科 |
| 2004年 | 江口眼科医院 |
| 2006年 | 琉球大学附属病院眼科, 医員 |
| 2008年 | 同, 助教 |

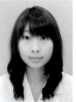

大矢　史香
(おおや　ふみか)

| 2011年 | 岡山大学卒業<br>吹田市民病院, 初期研修医 |
|---|---|
| 2013年 | 大阪大学眼科入局<br>同大学医学部附属病院眼科, 後期研修医 |
| 2014年 | 関西ろうさい病院眼科, レジデント |
| 2015年 | 同, 医員 |

雲井　美帆
(くもい　みほ)

| 2012年 | 高知大学卒業<br>近森病院, 初期研修医 |
|---|---|
| 2014年 | 大阪労災病院眼科 |
| 2016年 | 大阪大学附属病院眼科 |
| 2017年 | 国立病院機構大阪医療センター眼科 |

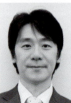

岩田　大樹
(いわた　だいじゅ)

| 2002年 | 北海道大学卒業 |
|---|---|
| 2010年 | 同大学大学院医学研究科博士課程修了 |
| 2011年 | 英国 University College London Institute Of Ophthalmology, ポスドク研究員 |
| 2014年 | 北海道大学病院, 助教 |

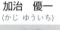
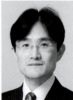

加治　優一
(かじ　ゆういち)

| 1994年 | 東京大学卒業<br>同大学附属病院眼科入局 |
|---|---|
| 1999年 | 東京大学大学院修了 |
| 2000年 | 新潟大学歯学部口腔解剖学教室, 研究員 |
| 2001年 | 米国ハーバード大学, 研究員 |
| 2002年 | 筑波大学眼科, 講師 |
| 2010年 | 同, 准教授 |

毛塚　剛司
(けづか　たけし)

| 1991年 | 東京医科大学卒業 |
|---|---|
| 1995年 | 同大学大学院医学系研究科博士課程修了 |
| 1997年 | 米国ハーバード大学スケペンス眼研究所, 研究員 |
| 2002年 | 東京医科大学八王子医療センター, 講師 |
| 2003年 | 同大学眼科学教室, 講師 |
| 2011年 | 同, 准教授 |

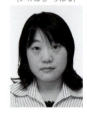

岩橋　千春
(いわはし　ちはる)

| 2004年 | 大阪大学卒業<br>住友病院総合診療科 |
|---|---|
| 2006年 | 大阪大学眼科入局 |
| 2007年 | 住友病院眼科 |
| 2010年 | 大阪労災病院眼科 |
| 2015年 | 大阪大学大学院医学系研究科博士課程修了<br>住友病院眼科 |

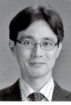

蕪城　俊克
(かぶらき　としかつ)

| 1992年 | 東京大学卒業<br>同大学附属病院眼科入局 |
|---|---|
| 1993年 | 武蔵野赤十字病院眼科 |
| 1995年 | 東京大学附属病院眼科, 助手 |
| 1997〜2001年 | 同大学大学院 (眼科学) |
| 2001年 | 同大学附属病院眼科, 助手 |
| 2007年 | 同, 講師 |
| 2016年 | 同, 准教授 |

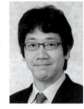

古泉　英貴
(こいずみ　ひでき)

| 1998年 | 京都府立医科大学卒業<br>同大学眼科, 研修医 |
|---|---|
| 2006年 | Manhattan Eye, Ear and Throat Hospital, 研究員 |
| 2009年 | 京都府立医科大学眼科, 助教 |
| 2012年 | 東京女子医科大学眼科, 助教 |
| 2013年 | 同, 准講師 |
| 2016年 | 同, 講師 |

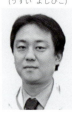

臼井　嘉彦
(うすい　よしひこ)

| 2001年 | 東京医科大学卒業<br>同大学眼科入局 |
|---|---|
| 2002年 | 南カリフォルニア大学眼科 |
| 2003年 | 順天堂大学免疫学教室, 研究生 |
| 2006年 | 東京医科大学八王子医療センター, 助手 |
| 2007年 | 同大学病院眼科, 助教 |
| 2012年 | 同, 講師 |
| 2013年 | 米国スクリプス研究所 |
| 2015年 | 東京医科大学病院眼科, 講師 |

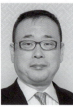

川瀬　和秀
(かわせ　かずひで)

| 1988年 | 順天堂大学卒業<br>岐阜大学眼科学入局 |
|---|---|
| 1993年 | 米国ミシガン大学, 研究員 |
| 1997年 | 文部省内地研究員 (山口大学眼科) |
| 1999年 | 米国アイオワ大学眼科, 研究員 |
| 2001年 | 岐阜大学眼科, 講師 |
| 2002年 | 同, 助教授 |
| 2005年 | 大垣市民病院眼科, 医長 |
| 2007年 | 岐阜大学眼科, 准教授 |
| 2014年 | 同, 臨床教授 |

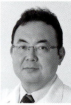

佐竹　良之
(さたけ　よしゆき)

| 1994年 | 順天堂大学卒業<br>東京歯科大学市川総合病院, 研修医 |
|---|---|
| 2000年 | 順天堂大学大学院医学研究科 (免疫学) 修了<br>米国ハーバード大学免疫学, 研究員 |
| 2003年 | 東京歯科大学市川総合病院, 病院助手 |
| 2004年 | 同, 助手 |
| 2007年 | 同, 講師 |

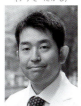

鈴木　崇
(すずき たかし)

| 1999年 | 愛媛大学卒業 |
| 2002年 | 岐阜大学大学院病原体制御学，研究生 |
| 2006年 | 愛媛大学大学院医学研究科修了 |
| 2008年 | 米国 Harvard Medical School, Schepens Eye Research Institute 留学 |
| 2010年 | 愛媛大学眼科，助教 |
| 2013年 | 同，講師 |
| 2016年 | Singapore National Eye Centre 留学 いしづち眼科，院長 東邦大学医療センター大森病院眼科，客員講師 |

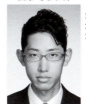

沼　尚吾
(ぬま しょうご)

| 2013年 | 京都大学卒業 同大学医学部附属病院，初期研修医 |
| 2015年 | 同，後期研修医 |
| 2016年 | 大津赤十字病院眼科 |
| 2017年 | 京都大学大学院医学研究科眼科博士過程 |

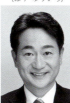

堀　裕一
(ほり ゆういち)

| 1995年 | 大阪大学卒業 同大学眼科入局 |
| 2001年 | 米国ハーバード大学スケペンス眼研究所，研究員 |
| 2006年 | 大阪大学眼科，助手(助教) |
| 2009年 | 東邦大学医療センター佐倉病院眼科，講師 |
| 2011年 | 同，准教授 |
| 2014年 | 同大学医療センター大森病院眼科，教授 |

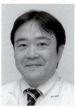

柴　友明
(しば ともあき)

| 1999年 | 東邦大学卒業 同大学医学部付属佐倉病院眼科入局 |
| 2003年 | 宮田眼科病院 |
| 2008年 | 東邦大学医療センター佐倉病院眼科，助教 |
| 2011年 | 同，講師 |
| 2014年 | 同大学医療センター大森病院眼科，講師 |
| 2016年 | 同，准教授 |

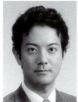

根岸　貴志
(ねぎし たかし)

| 2001年 | 信州大学卒業 順天堂大学眼科 |
| 2005年 | 埼玉県立小児医療センター眼科 |
| 2008年 | 浜松医科大学眼科 |
| 2011年 | Indiana 大学(米), Great Ormond Street Hospital(英), Singapore National Eye Centre(シンガポール), 臨床留学 順天堂大学眼科, 助教 |
| 2014年 | 同, 准教授 |

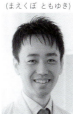

前久保知行
(まえくぼ ともゆき)

| 2004年 | 宮崎大学卒業 |
| 2006年 | 同大学眼科，医員 |
| 2009年 | 同，助教 |
| 2012年 | 同大学大学院医学研究科博士課程修了 |
| 2013年 | 眼科三宅病院，医長 |

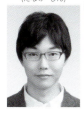

田中　慎
(たなか しん)

| 2014年 | 横浜市立大学卒業 同大学臨床研修医 |
| 2016年 | 同大学附属市民総合医療センター，後期研修医 同大学大学院視覚再生外科学博士課程 |

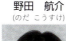

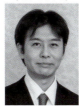

野田　航介
(のだ こうすけ)

| 1995年 | 慶應義塾大学卒業 同大学眼科入局 |
| 2003年 | 同，助教 |
| 2004年 | 米国 Massachusetts Eye & Ear Infirmary, 研究員 |
| 2009年 | 北海道大学大学院医学研究科眼科学分野，講師 |
| 2013年 | 同，准教授 |

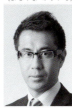

丸山　和一
(まるやま かずいち)

| 1998年 | 金沢医科大学卒業 |
| 2002年 | 京都府立医科大学大学院 |
| 2003年 | 米国ハーバード大学 Schepens eye research institute |
| 2009年 | 京都府立与謝の海病院眼科，医長 |
| 2012年 | 京都府立医科大学眼科学教室，助教 東北大学病院眼科，講師 |

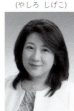

八代　成子
(やしろ しげこ)

| 1989年 | 東京女子医科大学卒業 同大学眼科入局 |
| 1994年 | 日本眼科学会専門医認定 |
| 1998年 | 医学博士取得 国立国際医療センター(現 独立行政法人国立国際医療研究センター病院)眼科出向，現在に至る |
| 2010年 | 日本眼科学会指導医認定 |

# 眼科における薬物療法パーフェクトガイド

編集企画／東邦大学医療センター大森病院教授　堀　裕一

## 眼付属器・外眼筋

### ボツリヌス毒素治療（眼瞼痙攣・斜視）……………………………根岸　貴志　　1

ボツリヌス毒素は神経筋接合部に働き筋収縮を阻害する．眼科領域では眼瞼痙攣，片側顔面痙攣，斜視に適応がある．効果は3か月ほど持続して減弱する．斜視では筋電計を用いながら施注する．

## 角結膜疾患

### 感染性角膜炎（細菌・ウイルス）……………………………………鈴木　　崇　　5

感染性角膜炎（細菌・ウイルス）の治療は，的確な診断，病態の理解を行ったうえで，副作用が出ない必要最小限の抗微生物薬の投与を行う．

### 感染性角膜炎（真菌・アカントアメーバ）…………………………加治　優一ほか　12

角膜真菌症やアカントアメーバ角膜炎に対して，診断から治療まで知識や技術を確認し，確実に治療できる態勢を整えておく．

### ドライアイ………………………………………………………………大矢　史香ほか　20

ドライアイのコア・メカニズムである涙液層の安定性の低下を効率よく改善させるためには，TFOTに基づく個々の症例に合った治療薬の選択が重要である．

### アレルギー性結膜炎……………………………………………………佐竹　良之　28

効果的な薬物療法を実践するうえで，アレルギー性結膜疾患の病態の把握ならびにその病態に即した点眼薬の選択とその使い方が重要である．

Monthly Book
# OCULISTA
編集主幹/村上　晶　高橋　浩

**CONTENTS**

No.48 / 2017.3 増大号◆目次

## 緑内障

### 原発開放隅角緑内障（狭義）の治療 …………………………………… 川瀬　和秀　34

原発開放隅角緑内障（狭義）の薬物治療は，緑内障以外の疾患を鑑別したうえで治療を開始し，目標眼圧を設定して緑内障治療薬を組み合わせて使用する．

### 正常眼圧緑内障の治療 …………………………………………………… 雲井　美帆ほか　43

正常眼圧緑内障の第一選択は薬物による眼圧下降であり，さまざまな因子から目標眼圧を決定する．目標眼圧到達後も緑内障の進行によって目標眼圧を評価し直す必要がある．

### 原発閉塞隅角緑内障の治療 ……………………………………………… 新垣　淑邦ほか　49

原発閉塞隅角緑内障の治療は，外科治療が基本であり，薬物治療は手術治療を補完するものである．

### 続発緑内障の薬物療法 …………………………………………………… 丸山　和一　54

続発緑内障の治療は外科的治療になるものも多いが，原疾患に対する薬物治療は必須である．

## ぶどう膜炎

### ベーチェット病 …………………………………………………………… 岩田　大樹ほか　59

ベーチェット病の眼炎症発作抑制に生物学的製剤インフリキシマブが高い有効性を示すが，使用上の注意点もある．病状に応じて正しい治療を選択する必要がある．

## Vogt-小柳-原田病 ……………………………………… 蕪城　俊克　　65

原田病では発症後なるべく早期にステロイド大量全身点滴投与を行い，ステロイド内服に切り替えて，経過をみながら半年以上かけて漸減・中止することが推奨される．

## サルコイドーシス ……………………………………… 臼井　嘉彦　　73

サルコイドーシスでは，副腎皮質ステロイド薬局所投与および全身投与の副作用に注意を払い，長期的な視野に立って治療方針を決定することが重要である．

## 感染性ぶどう膜炎 ……………………………………… 八代　成子　　78

近年問題となりつつある新興感染症を含め，感染性ぶどう膜炎をきたす疾患の概略と代表的な疾患における薬物療法について概説する．

## 急性網膜壊死 …………………………………………… 岩橋　千春ほか　85

急性網膜壊死の治療の基本はASAP (as soon as possible) であり，疑ったら確定診断を待たずにただちにヘルペスウイルスに対する薬物治療を開始する．

### 網膜疾患

## 加齢黄斑変性 …………………………………………… 古泉　英貴　　91

滲出型加齢黄斑変性に対する抗血管内皮増殖因子薬治療に関して，各種薬剤の特性，治療戦略，本邦での位置づけ，そして治療後の視力予後に関わる因子につき解説する．

## 糖尿病黄斑浮腫 ………………………………………… 野田　航介　　100

糖尿病黄斑浮腫の薬物療法として，眼局所では抗血管内皮増殖因子 (vascular endothelial growth factor：VEGF) 製剤の硝子体内投与とステロイド製剤のテノン囊下注射あるいは硝子体内投与が行われる．一方，全身性の要素が黄斑浮腫の原因と考えられる症例も存在するため，全身パラメーターへの留意も必要である．糖尿病黄斑浮腫の眼局所薬物療法および全身的な要素について，最近の知見を含めて論じた．

| 網膜静脈閉塞症 ………………………………………………柴　友明 | 107 |

網膜静脈閉塞症における黄斑浮腫に対する治療の主役は抗 VEGF 薬である．安全に抗 VEGF 薬による治療を行うために入念な問診，全身状態の把握が重要であると考える．

| 網膜動脈閉塞症 ……………………………………………田中　慎ほか | 114 |

網膜動脈閉塞症は早期に虚血を再灌流させる試みが必要な緊急疾患である．慢性期には新生血管緑内障や他臓器の虚血イベントを予防することが重要である．

| 中心性漿液性脈絡網膜症 …………………………………沼　尚吾ほか | 120 |

中心性漿液性脈絡網膜症は漿液性網膜剥離を生じる自然消退傾向のある疾患であり，早期回復を期待して光凝固や光線力学療法を施行する．近年，内服加療の報告が散見される．

## 神経眼科

| 視神経炎 ……………………………………………………毛塚　剛司 | 128 |

視神経炎治療には，通常ステロイド大量点滴療法が行われるが，抗アクアポリン 4 抗体陽性例などのステロイド抵抗性の場合には血液浄化療法が行われることもある．

| 虚血性視神経症 ……………………………………………前久保知行 | 134 |

動脈炎性と非動脈炎性では治療方針が異なる．動脈炎性では可及的速やかにステロイド治療を行う．非動脈炎性では，いまだエビデンスのある治療法は確立されていないのが現状である．

- Key words index ……………………………… 前付 2
- Writers File ……………………………………… 前付 4
- FAX 専用注文書 ………………………………… 147
- バックナンバー 一覧 …………………………… 149
- MB OCULISTA 次号予告 ……………………… 150

「OCULISTA」とはイタリア語で眼科医を意味します．

好評書籍

# 超アトラス 眼瞼手術
## ―眼科・形成外科の考えるポイント―

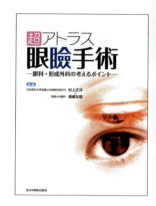

編集　日本医科大学武蔵小杉病院形成外科　村上正洋
　　　群馬大学眼科　鹿嶋友敬

B5判／オールカラー／258頁／定価　本体9,800円＋税
2014年10月発行

形成外科と眼科のコラボレーションを目指す，意欲的なアトラスが登場！眼瞼手術の基本・準備から，部位別・疾患別の術式までを盛り込んだ充実の内容．計786枚の図を用いたビジュアルな解説で，実際の手技がイメージしやすく，眼形成の初学者にも熟練者にも，必ず役立つ1冊です．

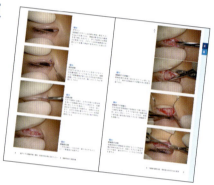

## 目次

Ⅰ　手術前の［基本］［準備］編―すべては患者満足のために―
　A　まずは知っておくべき「眼」の基本
　　　―眼科医の視点から―
　B　おさえておきたい眼瞼手術の基本・準備のポイント
　　　―形成外科医の視点から―
　C　高齢者の眼瞼手術における整容的ポイント
　　　―患者満足度を上げるために―
　D　眼瞼手術に必要な解剖
　E　眼瞼形成外科手術に必要な神経生理

Ⅱ　眼瞼手術の［実践］編
　A　上眼瞼の睫毛内反
　　　上眼瞼の睫毛内とは
　　　埋没縫合法
　　　切開法（Hotz変法）
　B　下眼瞼の睫毛内反
　　　下眼瞼の睫毛内反とは
　　　若年者における埋没法
　　　若年者におけるHotz変法
　　　退行性睫毛内反に対するHotz変法（anterior lamellar repositioning）
　　　Lid margin split法
　　　牽引筋腱膜の切離を加えたHotz変法
　　　内眥形成
　C　下眼瞼内反
　　　下眼瞼内反とは
　　　牽引筋腱膜縫着術（Jones変法）
　　　眼輪筋短縮術（Wheeler-Hisatomi法）
　　　Lower eyelid retractors' advancement（LER advancement）
　　　牽引筋腱膜縫着術と眼輪筋短縮術を併用した下眼瞼内反手術

　D　睫毛乱生・睫毛重生
　　　睫毛乱生・睫毛重生とは
　　　電気分解法
　　　毛根除去法
　　　Anterior lamellar resection（眼瞼前葉切除）
　E　上眼瞼下垂
　　　上眼瞼下垂とは
　　　Aponeurosisを利用した眼瞼下垂手術
　　　Muller tuck法（原法）
　　　$CO_2$レーザーを使用した眼瞼下垂手術（extended Muller tuck 宮田法）
　　　Aponeurosisとミュラー筋（挙筋腱膜群）を利用した眼瞼下垂手術
　　　眼窩隔膜を利用した眼瞼下垂手術（松尾法）
　　　若年者に対する人工素材による吊り上げ術
　　　退行性変化に対する筋膜による吊り上げ術
　　　Aponeurosisの前転とミュラー筋タッキングを併用した眼瞼下垂手術
　F　皮膚弛緩
　　　上眼瞼皮膚弛緩とは
　　　重瞼部切除（眼科的立場から）
　　　重瞼部切除（形成外科的立場から）
　　　眉毛下皮膚切除術
　G　眼瞼外反
　　　下眼瞼外反とは
　　　Lateral tarsal strip
　　　Kuhnt-Szymanowski Smith変法
　　　Lazy T & Transcanthal Canthopexy
コラム
　眼科医と形成外科医のキャッチボール

---

**全日本病院出版会**
〒113-0033　東京都文京区本郷3-16-4　Tel：03-5689-5989
http://www.zenniti.com　Fax：03-5689-8030

お求めはお近くの書店または弊社ホームページまで！

特集/眼科における薬物療法パーフェクトガイド

眼付属器・外眼筋
# ボツリヌス毒素治療（眼瞼痙攣・斜視）

根岸貴志*

**Key Words**: A型ボツリヌス毒素注射(botulinum toxin type A)，斜視(strabismus)，眼瞼痙攣(blepharospasm)，神経筋接合部(neuromuscular junction)，アセチルコリンレセプター(acetylcholine receptor)

**Abstract**：ボツリヌス毒素はボツリヌス菌の産生するタンパク質で，神経筋接合部でのアセチルコリンの放出を阻害し，筋収縮を阻害する．医療用製剤として眼瞼痙攣，片側顔面痙攣，痙性斜頸，尖足，多汗症などのほか，2015年から斜視にも適応拡大となった．施注には講習会受講と資格取得が疾患ごとに必要である．眼瞼痙攣は眼輪筋が不随意収縮を起こした状態で，重症では開瞼困難となる．A型ボツリヌス毒素注射は第一選択であり，眼輪筋に注入する．効果は3か月ほど持続して減弱する．斜視に対しては直筋の減弱術の一種として特に急性内斜視や外転神経麻痺急性期に適応がある．眼瞼下垂・流涙・過矯正などの副作用もあり，筋電計を用いて刺入部位を特定して施注する．斜視治療の1つのオプションであり，斜視手術が可能な術者が慎重に適応を選び施行する．

　ボツリヌス毒素は，グラム陽性嫌気性桿菌である *Clostridium botulinum* の産生するタンパク質(Botulinum toxin)であり，神経筋接合部でのアセチルコリンの放出を阻害する作用がある(図1)．毒素は抗原性の違いによってA～Gの7種類がある．嫌気性菌であり，高温や乾燥に強い芽胞を形成することから，漬け物・ハム・ソーセージなどの嫌気環境下で芽胞を発芽，増殖して毒素を産生し，食中毒や乳児ボツリヌス症をきたす．

　ボツリヌス毒素は分子量15万のタンパク質であり，軽鎖と重鎖が結合した状態である．トリプシンで切断された軽鎖が軸索末端の細胞質に取り込まれると，シナプス小胞からのアセチルコリン遊離に関わるSNAREタンパクを切断する．このため軸索末端からのアセチルコリン遊離が阻害され，筋収縮が阻害される．SNAREタンパクの切断は不可逆的であるが，軸索末端はaxonal sproutingと呼ばれる分枝を延ばし，新たな神経筋接合部を作ることが知られている．それによりボツリヌス毒素の効果は3か月ほどで弱まる．

　医療用製剤として精製されているのは，2016年現在A型とB型である．ボツリヌス毒素の研究は第二次世界大戦時に生物兵器として行われ，精製法は当時すでに確立されていた．医療への応用は，サンフランシスコの眼科医であるDr. Alan Scottが1960年代にサルを用いて斜視治療の実験を開始したことから始まった．1989年にはFDAの認可を得て，12歳以上の斜視と眼瞼痙攣に対して治療が開始され，2000年には斜頸などに関してもFDAから承認が下りた．

　本邦ではA型ボツリヌス毒素製剤であるボトックス®が，1996年に眼瞼痙攣の治療薬として発売され，2000年に片側顔面痙攣，2015年に斜視に対して適応拡大された．同薬はほかに痙性斜頸や尖足，多汗症などに適応となっている．なおB型ボツリヌス毒素製剤は2016年現在本邦におい

---

* Takashi NEGISHI，〒113-8421　東京都文京区本郷2-1-1　順天堂大学医学部眼科，准教授

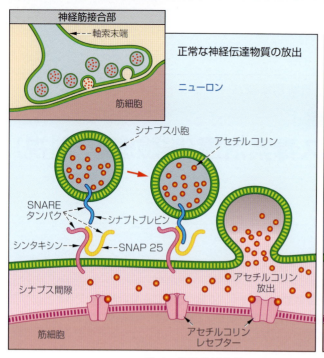
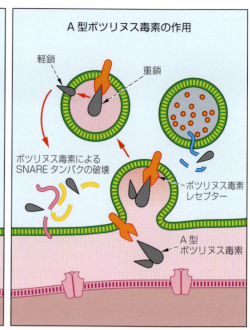

図 1. 神経筋接合部におけるボツリヌス毒素の作用機序
（文献1より改変して引用）

て痙性斜頸のみに投与できる．なお投与にあたっては規制当局からの承認条件として講習会の受講による資格取得が各疾患ごとに必要となっている．

## 眼瞼痙攣

眼瞼痙攣は，瞬目制御異常と考えられており，眼輪筋が間欠的あるいは持続的な収縮を起こし，不随意的な閉瞼が生じた状態のことである．神経学的にはジストニアに属する．通常両眼性で，重症では意識的な開瞼が困難となる（図2）．

原因病巣として考えられているのは，随意運動の制御を行っている大脳基底核の異常である．また脳幹での瞬目反射の異常という説もある．Parkinson病との合併が報告されており，同様の機序が関与している可能性が示唆されている．いずれもまだ特定はされておらず，広義の基底核，視覚野，神経回路内の多因子による伝達移動が存在するものと考えられている．

鑑別疾患としては，片側顔面痙攣・チック・眼瞼ミオキミア・眼瞼下垂などが挙げられる．瞬目負荷試験が診断に有用である．随意瞬目を促すと，不随意瞬目が不規則に混じる．1秒間に3回程度の早い瞬目を10秒ほど続けると，円滑な開瞼が不可能になる．強く閉瞼をしたあとにすばやく開瞼させると，ゆっくりもしくは全く開瞼できなくなる．

A型ボツリヌス毒素注射は本疾患治療の第一選択である．効果は3か月ほど持続し，ゆるやかに消失する．副作用として，眼瞼下垂，閉瞼障害，流涙症などが挙げられるが，これらの副作用も3か月程度で消失する．

実際の施注にあたっては眼輪筋に各側4～8か所の注射を行う（図3）．1か所あたりの投与単位数は，1.25～2.5単位/0.05～1 m*l*であり，細めの針で皮下に浅く注射する．施注前に眼瞼を氷嚢で冷却しておくと，針および薬液の刺入痛が和らぐ．

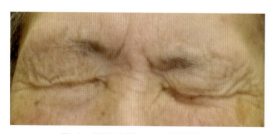

図 2. 眼瞼痙攣による閉瞼障害

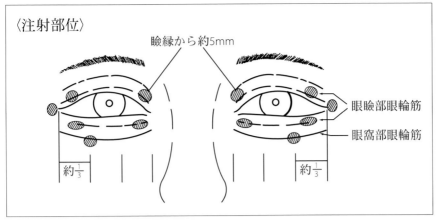

図 3. 眼瞼痙攣に対する A 型ボツリヌス毒素の施注部位
（添付文書より）

注意点として，上眼瞼中央への注射は眼瞼下垂をきたしやすい．涙小管付近に注射すると鼻涙管麻痺による流涙症をきたす．上眼瞼は瞼縁より 3～5 mm，下眼瞼は瞼縁から 8～10 mm 離れた場所に施注する．高齢者で皮膚弛緩が強い場合には，引き上げてから施注する．注射部位のマーキングの必要はないが，色素沈着をきたすのでマークを直接穿刺しないようにする．強く圧迫止血をすると広範囲に浸潤するため，軽く押さえる程度にとどめる．

当日の洗眼・入浴・飲酒・運動などは血流を改善して浸潤が広がるため避ける．施注部位をもまないように指導する．

## 斜視

眼位異常の観血的治療には，大きく分けて外眼筋の弱化術と強化術の2つがあるが，ボツリヌス毒素注射による斜視治療は，外眼筋弱化術にあたる．適応となるのは12歳以上の直筋の減弱術が必要な斜視であるが，特に急性内斜視や急性期の麻痺性斜視には良い適応となる．

手術との違いとして，定量性が薄いということと，最大効果は数か月程度しか持続しないということが挙げられる．また，手術に比べて侵襲が少なく，慣れれば開瞼器をかけて施注し開瞼器をはずすまで1分以内に終了可能である．効果の持続が短いことはデメリットだけでなくメリットとして活かすこともでき，たとえば外転神経麻痺は自然軽快することが多いため，急性期に施注することで発症当初の複視を和らげることが可能であり，かつ自然軽快する時期には治療効果が薄れることで，過矯正を避けることができる．

使用上の注意として，添付文書には下記の内容が記載されている．

> 1）陳旧性の麻痺性斜視の改善に対しては効果を有しない（外科的手術の施行時に拮抗筋の拘縮を緩和する場合を除く）．
> 2）50 プリズムジオプトリーを超える斜視，拘束型斜視，外直筋の弱化を伴うデュアン症候群，過去の後転術による過矯正から生じた二次性斜視に対する安全性および有効性は確立されていないことから，これらの患者に本剤を使用する場合には，その必要性を慎重に検討すること．

副作用としては，過矯正や低矯正などの効果のばらつきといった手術と同様の特徴のみならず，上眼瞼挙筋に作用して眼瞼下垂が起こったり，涙道平滑筋に作用して流涙症が起こったりといった，本治療に特徴的な副作用も存在する．

施注の方法としては，点眼麻酔下で仰臥位とし，筋電計を用いながら行う．添付文書上は，筋電計等の使用や外眼筋の外科的露出が必要とされる．顕微鏡は不要で，無影灯や光源なども必要ない．外来処置室で可能であるが，はじめて試みる際には万全を期して手術室で行うことを勧める．

当院では消毒やドレーピングをせず，非清潔下

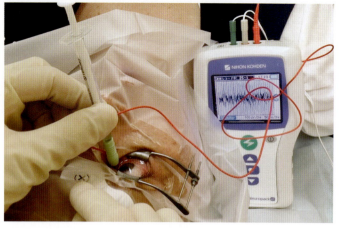

図 4.
斜視に対する A 型ボツリヌス毒素注射
右内直筋に刺入した針電極によって筋収縮がとらえられた状態（撮影のためドレープを用いている）.

で施注を行っている．オキシブプロカイン塩酸塩点眼液 0.4% を 5 分ごと 3 回，キシロカイン点眼液 4% を 5 分ごと 3 回点眼する．筋電計の表面電極を目的筋付近に添付する．開瞼器をかけ，眼球結膜に針を置いたら筋電計の記録を開始する．眼球のカーブに沿って強膜面をすべらせるように針を刺入する．外眼筋周囲のテノン嚢・筋膜を通過する際に，特に若年者では強い抵抗があり，強膜穿刺をしていないか心配になるが，針先を振ったときに眼球が追随しなければ強膜穿孔はしていない．筋膜を通過した感触が得られたら，患者に眼球を動かしてもらい，筋収縮時に筋電計が反応したら，その状態で薬液を注入する（図 4）．

投与量については，多すぎると周囲に浸潤して他筋に影響し副作用となる．添付文書上は 0.05〜0.15 m*l* とあるが，当院では 0.05 m*l* を基本とし，上限 0.08 m*l* としている．投与単位は 2.5 単位を基本とするが，角度が 20Δ より大きい場合は 4〜5 単位としている．溶解する生理食塩水の量で濃度は調整でき，50 単位のバイアルを 1 m*l* の生理食塩水で溶解すると，2.5 単位/0.05 m*l* となる．

投与にあたっては，事前に副作用の説明を十分行うが，効果が出始める 2〜3 日後に，眼球運動障害による過矯正や眼瞼下垂が出現し始めると不安になる患者が多く，3〜5 日目に再診するようにしている．眼瞼下垂は永続することはないが，2 か月ほど持続することがある．当初若干過矯正のほうが長期経過が良好であることが多く，過矯正は必ず減少すると説明する．

典型的な術後経過としては，1 か月頃に眼球運動障害が解消され，2 か月頃に眼瞼下垂が解消され，3 か月頃に安定し，4 か月頃に効果が減弱する．効果が減弱しても術前と同じになるわけではなく，最大効果の 3〜6 割ほどになって落ち着くことが多い．

初回投与後 4 週間観察し，効果が不十分な場合には，追加投与ができる（初回投与量の 2 倍を上限）．効果が減弱した場合には，4 か月目以降に再投与ができる（過去の 1 回量の 2 倍を上限）．施注 1 回あたりの自己負担金が大きいこともあり，当院では 3 回以上の再投与は控え，手術に移行するよう促している．

斜視に対する A 型ボツリヌス毒素治療は，外来処置室で短時間に施注できるという点で斜視治療のハードルを下げていることは間違いなく，手術を怖がる患者にも勧めやすい．ただし眼瞼痙攣とは異なり，第一選択ではない．矯正量の不安定性と長期経過での効果減弱が，手術に取って代わっていない理由であろう．A 型ボツリヌス毒素治療だけでは終わらず，長期的には手術に至る患者も少なくないことから，斜視手術ができる施設で斜視術者が慎重に適応を選びながら施行すべきであると考える．

文 献

1) Rowland LP：Stroke, spasticity, and botulinum toxin. N Engl J Med, **347**(6)：382-383, 2002.

特集／眼科における薬物療法パーフェクトガイド

角結膜疾患

# 感染性角膜炎(細菌・ウイルス)

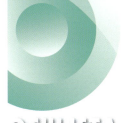

鈴木　崇*

**Key Words：** 細菌性角膜炎(bacterial keratitis)，抗菌薬(antibiotics)，PK/PD理論(PK/PD theory)，ウイルス性角膜炎(viral keratitis)，抗ウイルス薬(antiviral agents)

**Abstract：**感染性角膜炎は進行すると失明に至りうる疾患であり，速やかな治療が求められる．的確に診断したのちに，原因となる微生物に対する抗微生物薬の投与が必要となる．細菌性角膜炎に関しては，empiric therapyとして，推定微生物に対して最も効果があると思われる抗菌薬を使用し，その後，培養や感受性試験の結果を参考にdefinitive therapyに変更する．特に角膜炎ではフルオロキノロン系抗菌薬の点眼を中心に治療戦略を構築し，治療することが重要であるが，薬剤耐性菌などには十分注意しなければならない．さらに，抗菌薬の副作用にも留意する必要がある．ウイルス性角膜炎においては，PCRなどを用いた的確な診断のもと，抗ウイルス薬の局所投与を行うが，病態によってはステロイド薬点眼の併用も必要になってくる．そのため，臨床所見を読み取りながら，病態を推測しなければならない．さらに，ウイルス性角膜炎においては全身投与も必要となる症例があり，その投与方法などは理解しておく必要がある．

　感染性角膜炎の治療において，原因微生物に対して効果が強い抗微生物薬を使用することが必須であるが，病態に応じて，使用する薬物や投与方法を考慮しなければならない．さらに，治療反応が緩徐な症例においては，その原因が，①感受性の抗微生物薬を使用していない，②治療に必要な濃度が組織内に十分移行していない，③薬剤による副作用で病態が修飾されている，など，論理的に構築しておく必要があり，ただ闇雲に多数の抗微生物薬の投与を重ねることは避けるのが望ましい．本稿ではまず，細菌性角膜炎・ウイルス性角膜炎に使用する各抗微生物薬の特徴について解説し，後半では細菌性角膜炎・ウイルス角膜炎における具体的な使用方法について述べる．

## 抗微生物薬の特徴

### 1．抗菌薬

#### a）フルオロキノロン系

　フルオロキノロン系抗菌薬は，細菌のDNAの合成や修復を担う酵素(DNAジャイレース，トポイソメラーゼ)の活性を阻害することで殺菌的に作用する．世代の古いフルオロキノロン系薬剤は，連鎖球菌に比較的低い薬剤感受性だったが，世代が新しくなり，この点も補えるようになった．薬剤としては安定性が高いため，点眼薬としては使用しやすい．一方，全身投与では，移行性が高く，副作用も少ないため使用しやすい．全身投与においてフルオロキノロン系薬剤は，薬剤濃度依存性に効果を発揮すると考えられているため，高濃度薬剤を1日1回服用することが望まれる．

* Takashi SUZUKI，〒792-0811　新居浜市庄内町1-8-30　いしづち眼科，院長／東邦大学医療センター大森病院眼科，客員講師

### b）βラクタム系

βラクタム環を有する化学構造式をしている抗菌薬で，細菌が有するペニシリン結合蛋白に結合することで細胞壁の合成を阻害し，殺菌的に作用する．βラクタム系には，ペニシリン系，セフェム系，カルバペネム系がある．細菌に触れている時間依存性に殺菌作用があるため，全身投与では，1日複数回投与することで効果を上げると考えられている．副作用として腎障害がある．βラクタム系の市販点眼薬は，セフェム系のセフメノキシム点眼のみである．

### c）アミノグリコシド系

アミノサイトールと呼ばれる環状ポリアルコール，アミノ糖，糖を構成単位とする水溶性・塩基性の抗菌薬で，細菌が有するリボソームの30Sサブユニットに結合することで殺菌的に作用する．主にグラム陰性桿菌に強い抗菌効果を有しており，緑膿菌やセラチア菌に対しても高い感受性を持つ．アミノグリコシド系の主な市販抗菌薬には，トブラマイシン，ゲンタマイシン点眼があるが，角結膜上皮に対する毒性が強く，使用には注意を要する．全身投与では，アミノグリコシド系は，濃度依存性に効果を有する．全身投与の副作用として，腎障害や耳障害がある．

### d）マクロライド系

大環状ラクトンと糖とのグリコシド結合より構成され，14員環を持つもの（エリスロマイシンなど）と16員環も持つもの（アジスロマイシンなど）がある．リボソームの50Sサブユニットに結合し，蛋白合成を阻害することで静菌的に作用し，グラム陽性菌とインフルエンザ菌など一部のグラム陰性桿菌にも効果を有する．また，動物細胞内の移行性がよいことから細胞内寄生細菌であるクラミジアにも効果がある．眼科領域では，エリスロマイシンが使用可能で，コリスチンとの合剤が眼軟膏にて使用できる．全身投与では，抗炎症効果や細菌の病原因子抑制効果が期待され，内服薬で長期投与される場合も少なくない．副作用として胃腸障害，肝障害がある．

### e）テトラサイクリン系

4環化合物を母核として，リボソームの30Sサブユニットに結合し，蛋白合成を阻害することで静菌的に作用し，グラム陽性菌，グラム陰性菌，細胞内寄生細菌など幅広く作用する．眼科領域では，テトラサイクリンの眼軟膏が市販されていたが，現在は発売中止になっており，使用できる薬剤はない．全身投与ではミノサイクリンが，眼部などの組織への移行性が高く，さらに抗炎症効果などの副次効果も有しており，使用価値は高い．副作用は軽微であるが，ときに胃腸障害，肝障害がある．

### f）クロラムフェニコール系

リボソームの50Sサブユニットに結合し，蛋白合成を阻害することで静菌的に広域に作用する．再生不良性貧血，顆粒細胞減少症などの重症な副作用を生じることから全身投与で使用されることが少なくなったが，眼科領域では，点眼薬が市販されており，毒性も少なく，MRSAにも株によっては感受性を有することから使用価値が高い．

### g）グリコペプチド系

細胞壁合成酵素の基質であるD-アラニル-D-アラニンに結合して細胞壁合成酵素を阻害し，菌の増殖を阻止する働きがある．黄色ブドウ球菌などのグラム陽性菌に殺菌作用を持つ．バンコマイシンやテイコプラニンは，MRSAに対して高い感受性を持っている．眼科領域ではバンコマイシン眼軟膏が市販されており，MRSAによる結膜炎や眼瞼炎などに保険適応がある．全身投与では，時間依存性に効果を有する．副作用には腎障害や難聴があり，また，バンコマイシンの点滴静注による急速投与が原因となり，red neck syndromeと呼ばれる皮膚合併症や血圧低下などをきたす場合がある．

## 2．抗ウイルス薬

角膜炎を引き起こすヘルペス属に対して使用する抗ウイルス薬について説明する．

### a）アシクロビル

ヘルペスウイルスの抗ウイルス薬として最も多

く使われている．単純ヘルペスウイルス(HSV)，水痘帯状疱疹ウイルス(VZV)は感染細胞内でチミジンキナーゼ(TK)を発現しているが，アシクロビルはTKによってリン酸化された後に活性化され，ウイルスDNAポリメラーゼでウイルスDNAに取り込まれることによって，DNA伸長を阻害し，ウイルスの増殖を防ぐ．眼軟膏，内服，注射剤があり，眼軟膏の長期の使用によって，角膜上皮に毒性を示す場合もある．

### b）バラシクロビル

アシクロビルのプロドラッグであり，バリンとの結合によって体内への吸収率が高まり，経口アシクロビルより生体利用率が高い．

### c）ガンシクロビル

サイトメガロウイルス(CMV)に対して，抗ウイルス効果を有する．細胞内でCMVのTKにより，リン酸化されDNAによるdGTPの使用を完全に阻害する．また，ウイルスDNAに直接結合することによりウイルス増殖を阻害する．内服，注射剤があるが，内服薬は吸収率が低い．そのため，プロドラッグであるバルガンシクロビルを利用する場合がある．眼科では0.5もしくは1％の点眼薬を自家調整で作成し，CMV内皮炎に使用する．

### d）トリフルチミジン(TFT)

TFTはチミジンの類似物質であるが，ウイルスのDNA合成を阻害し活性を示す．日本では自家調整をして使用する．

## 細菌性角膜炎の薬物療法

### 1．初　期

細菌性角膜炎の治療において，なるべく早く治療を開始する必要があり，培養検査の結果が出る前に治療を開始する．このようなときは塗抹標本にて菌が認められれば，まずはその結果を参考に薬剤を決定する．細菌性角膜炎の原因菌はグラム陽性球菌，グラム陽性桿菌，グラム陰性桿菌である．細菌性角膜炎の治療としては抗菌薬点眼を中心に治療戦略を構築し，単剤もしくは2種類の抗菌薬点眼から治療開始する．角膜の融解がなく，円形の軽度の浸潤は，抗菌薬点眼から開始することが多い．その抗菌薬点眼としては，抗菌スペクトルが広く，点眼薬としての安定性の高いフルオロキノロン系抗菌薬が中心になる．一方，角膜の融解があり，浸潤も強い場合は，抗菌薬の併用が望まれる．塗抹標本にてグラム陽性球菌が検出された場合は，ブドウ球菌や連鎖球菌が推定され，(肺炎球菌の場合は塗抹標本で診断可能)フルオロキノロン系とセフメノキシムの併用が有効であり，グラム陰性桿菌が認められた場合は，フルオロキノロン系とアミノグリコシド系の併用が望ましい．これらのempiric therapyは感染性角膜炎診療ガイドライン第2版でも推奨されている(表1)[1]．一方，グラム陽性桿菌が認められた場合はコリネバクテリウム属の可能性が高いが，コリネバクテリウム属は常在細菌としてもよく塗抹標本にて観察されるため，原因菌か否かについては慎重に検討する必要がある．ただし，塗抹標本で明らかに菌量が多い場合は原因菌の可能性もあるが，コリネバクテリウム属はフルオロキノロンに耐性を示している株が多いため，セフメノキシムやアミノグリコシド系抗菌薬が第一選択薬になってくる．塗抹標本で菌が検出されない場合は，後述する臨床所見や，外傷歴・CL装用の有無・宿主の免疫状態・抗菌薬投与歴の有無などの患者背景から原因菌を推定し，empiric therapyを行う．その後培養で菌が検出されればその結果を，検出されない場合は治療に対する反応を参考に薬剤を選択していく．また薬剤感受性試験は全身投与時の血中濃度を基準としたもので，抗菌点眼薬は短時間だが局所濃度がきわめて高くなるため，耐性と判定されていても臨床的には有効な場合もあり，使用中の薬剤が耐性であることが判明しても，治療効果が得られていれば無理に変更する必要はない．重症例では全身投与を併用するが，点眼ができない夜間の治療効果の維持など，補助的な意味合いが強い．ステロイドの安易な使用は角膜所見を修飾し，治療効果の判断ができなくなるため行

表 1. 細菌性角膜炎の治療レジメの一例

| 原因菌 | 点眼薬 |
| --- | --- |
| メチシリン感受性<br>コアグラーゼ陰性ブドウ球菌<br>メチシリン感受性黄色ブドウ球菌<br>(グラム陽性球菌疑いの empiric therapy) | セフメノキシム点眼＋フルオロキノロン系抗菌薬点眼<br>所見に合わせ回数決定(1時間毎点眼〜1日6回) |
| メチシリン耐性<br>コアグラーゼ陰性ブドウ球菌<br>メチシリン耐性黄色ブドウ球菌 | 0.5％バンコマイシン点眼1時間毎<br>(もしくは1％バンコマイシン眼軟膏1日4回)<br>＋0.5％アルベカシン点眼1日6回 |
| 肺炎球菌 | セフメノキシム点眼＋フルオロキノロン系抗菌薬<br>所見に合わせ回数決定(1時間毎〜1日6回) |
| グラム陰性桿菌<br>緑膿菌・モラクセラ・セラチア<br>(グラム陰性桿菌疑いの empiric therapy) | トブラマイシン点眼1日6回<br>＋フルオロキノロン系抗菌薬点眼1時間毎 |
| コリネバクテリウム | セフメノキシム点眼<br>所見に合わせ回数決定(1時間毎点眼〜1日6回)<br>もしくは<br>トブラマイシン点眼1日6回 |

うべきではない．瘢痕形成抑制目的にステロイドを投与するのであれば，原因菌が同定されており，かつその菌に感受性がある抗菌薬が投与され，確実に治癒に向かっていると判断できるときに限り，低濃度のものを使用する．

### 2．原因菌ごとの治療戦略

原因菌が検出された場合や推測された場合は，最も抗菌効果のある薬剤を選択する．下記に各原因菌による角膜炎の特徴と治療を挙げる(表1)．

#### a）ブドウ球菌角膜炎

ブドウ球菌はコアグラーゼを産生する黄色ブドウ球菌と産生しないコアグラーゼ陰性ブドウ球菌(CNS)に分類され，それぞれで臨床的特徴が異なる．

##### (i) CNS角膜炎

表皮ブドウ球菌に代表されるコアグラーゼ陰性ブドウ球菌(CNS)は眼表面に常在する弱毒菌で，境界明瞭な類円形の小膿瘍を形成し，前眼部の炎症は軽度である．フルオロキノロン・セフメノキシム抗菌点眼薬を投与すれば数日で治癒するが，メチシリン耐性CNS(MRCNS)は，フルオロキノロンにも耐性を示し，バンコマイシンやアルベカシンの自家調整点眼が必要な場合もある．

##### (ii) 黄色ブドウ球菌角膜炎

メチシリン耐性黄色ブドウ球菌(MSSA)は，CNSよりも強い細胞浸潤を示すが，治療として，フルオロキノロン・セフメノキシム抗菌点眼薬が奏効する．一方，メチシリン耐性黄色ブドウ球菌(MRSA)による角膜炎は難治化する場合も多い．長期入院や施設入居中の高齢者，アトピー性皮膚炎，ステロイドや抗菌点眼薬の長期使用者などではMRSAを保菌していることが多く，これらの背景に眼表面の易感染状態が絡んで角膜炎を発症する．角膜所見は，典型的には類円形の境界明瞭な膿瘍を呈するが，角膜移植後や瘢痕性角結膜上皮症など，もともと眼表面疾患を有する症例が多いため，非典型例も多い．治療はMRCNS同様，バンコマイシンやアルベカシンの自家調整点眼が有用である．また近年バンコマイシン眼軟膏が使用可能になっている．

#### b）肺炎球菌角膜炎

グラム陽性球菌による角膜炎のなかでは進行が早く，広範囲の角膜浮腫と角膜浸潤を伴った境界明瞭な膿瘍を形成する．病変の一端が治癒に向かう一方で，もう一端に進展していくことがあり，あたかも病変が移動しているように見えることから匐行性角膜潰瘍と呼ばれる．炎症は高度で，強い疼痛と結膜・毛様充血を伴い，前房蓄膿も高率に認める．小児結膜炎の主要原因菌で，乳幼児との接触歴は危険因子であるほか，涙嚢炎を有する

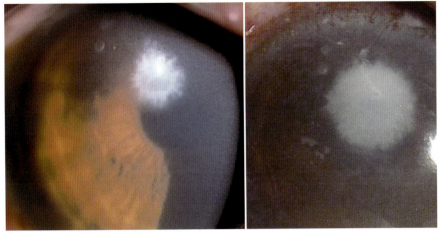

図 1. 緑膿菌角膜炎の治療開始前(a)と開始1日目(b)
抗菌薬投与1日目は増悪することがある.

高齢者も注意が必要である．治療はセフメノキシムと第4世代フルオロキノロン系(モキフロキサシン)を使用する．ペニシリン耐性肺炎球菌(PRSP)に対しても，セフェム系，フルオロキノロン系は有効であることが多いが，ときに多剤耐性化しているため必ず薬剤感受性試験の結果を確認する．

### c) 緑膿菌角膜炎

緑膿菌はCL関連細菌性角膜炎の主要原因菌である．典型的には角膜中央に濃い輪状膿瘍と周囲の角膜実質のスリガラス状混濁を呈し，初期を除いて前房蓄膿が認められる．緑膿菌は種々のプロテアーゼを産生することが知られており，そのため病巣部は融解傾向が強く，治療が遅れると角膜穿孔をきたす．またこのような典型例以外に，角膜周辺部から傍中心部に，円形や棘状の比較的小さい病巣を呈する症例もある[2]．治療はフルオロキノロン系とアミノグリコシド系抗菌薬の併用を用いる．全身投与を使用する場合は，フルオロキノロン系，第3世代セフェム系，カルバペネム系が有用である．緑膿菌を含むグラム陰性桿菌による角膜炎では治療開始後，一過性に角膜所見が増悪することがしばしばある(図1)．時期としても培養検査の結果が出る以前であり，抗菌薬の感受性に疑問を持つかもしれないが，安易に抗菌薬の追加・変更などは行わず，数日間は経過をみることが重要である．

### d) モラクセラ角膜炎

モラクセラは口腔・鼻腔内の常在菌で，糖尿病など全身性の易感染状態がある例への発症が多い．臨床所見として輪状浸潤，不整形な浸潤を伴う．セフェム系，アミノグリコシド系，フルオロキノロン系に感受性良好であるが，治療反応が緩徐なこともあり，長期間投与が必要になることがある[3]．

### e) セラチア角膜炎

緑膿菌同様にCL関連細菌性角膜炎の原因菌として重要である．角膜所見は淡い不整形の浸潤病巣から緑膿菌様の輪状膿瘍を呈するものまでさまざまである．フルオロキノロン系とアミノグリコシド系抗菌薬の併用が有効である．

### f) コリネバクテリウム角膜炎

コリネバクテリウムは眼表面から高頻度に分離される常在菌の1つである．弱毒菌であり，従来は病原菌としては重要視されていなかったが，近年，高齢者の結膜炎，角膜移植後の縫合糸感染などの原因菌として無視できない存在となってきている[4]．角膜炎は軽度なものが多く，縫合糸などの周辺に比較的薄い細胞浸潤を伴うことが多い．コリネバクテリウムはフルオロキノロン系抗菌薬に対しては高率に耐性を獲得しているため，βラクタム系またはアミノグリコシド系点眼薬による治療を行う．

表 2. ウイルス性角膜炎の治療レジメの一例

| 原因ウイルス・病型 | 点眼薬 |
|---|---|
| HSV(上皮型) | アシクロビル眼軟膏 1日5回<br>2次感染予防としてフルオロキノロン系抗菌薬点眼 1日3～4回<br>2～3週で漸減する |
| HSV(実質型・内皮炎) | アシクロビル眼軟膏 1日5回<br>消炎目的で 0.1%ベタメタゾンリン酸エステルナトリウム点眼 1日3～4回<br>2次感染予防としてフルオロキノロン系抗菌薬点眼 1日3～4回<br>重症度・病態(内皮炎の場合など)に合わせて内服薬を投与<br>バラシクロビル塩酸塩 1,000～3,000 mg/日<br>2～3週で漸減する |
| VZV(上皮型) | アシクロビル眼軟膏 1日5回<br>2次感染予防としてフルオロキノロン系抗菌薬点眼 1日3～4回<br>病態によってはステロイド薬(0.1%フルオロメトロン点眼もしくは 0.1%ベタメタゾンリン酸エステルナトリウム点眼 1日3～4回)を使用する場合もある |
| CMV(内皮炎) | 0.5～1%自家調整ガンシクロビル点眼 1日6～8回<br>0.1%フルオロメトロン点眼もしくは 0.1%ベタメタゾンリン酸エステルナトリウム点眼 1日3～4回<br>病態によっては以下の全身投与のいずれかを行う<br>　バラシクロビル塩酸塩 1,000～3,000 mg/日<br>　バルガンシクロビル塩酸塩内服　900 mg/日<br>　ガンシクロビル点滴静注 5 mg/kg/回　2回(初期)→1回(維持) |

## ウイルス性角膜炎の薬物療法

ヘルペス属ウイルス角膜炎は種類や病態によって、使用する抗ウイルス薬や使用方法が異なる。病態によっては抗ウイルス薬の全身投与やステロイド薬の併用が必要になる(表2)。ここでは、HSV、VZVによる角膜炎、CMVによる角膜内皮炎の薬物療法について述べる。

### 1. HSV 角膜炎

上皮型角膜ヘルペスは上皮内においてウイルスが増殖することで樹枝状病変を示すと考えられており、ウイルス量を減らすためにアシクロビル眼軟膏のみを使用する。初期は1日5回眼軟膏を点入し、病状に合わせて回数を漸減する。ときに再発するが、長期の予防投与は角膜上皮障害を引き起こすことがあり、注意が必要である。また、頻度は高くないものの、アシクロビル耐性HSVが原因のこともあり、その場合はTFTを用いた治療が必要になる。

実質型の治療はウイルス感染に対してアシクロビル眼軟膏、宿主免疫反応の抑制にステロイド薬点眼を行う。内皮型は、角膜内皮細胞層に炎症の首座が存在する。角膜内皮細胞の機能不全による角膜上皮浮腫および実質浮腫、および炎症を伴い角膜後面沈着物、眼圧上昇などを呈する。治療は実質型に準ずるが、早期のコントロールにより内皮細胞の脱落を防ぐために、ステロイド内服やバラシクロビル内服を積極的に用いる。

### 2. VZV 角膜炎

VZV角膜炎の臨床所見として弱々しい上皮障害(偽樹枝状病変)を呈する。アシクロビル眼軟膏を投与するが、HSV角膜炎よりも反応不良なことも多く、長期間投与が必要な場合がある。また、バラシクロビルの全身投与も併用する場合も多い。

### 3. CMV 内皮炎

CMVが関与していると考えられており、CMVに効果があるガンシクロビルを0.5もしくは1%に自家調整し、投与する。最初は1日6～8回投与を行い、病状に合わせて回数を減らす。また、低濃度のステロイドを併用することもある。また、治療初期は、ガンシクロビルの点滴、バラガンシクロビルの内服などの全身投与を行うことで、病状が改善する。ただし、CMV内皮炎は再発することが多いため、再発防止も考慮して、ガンシクロビルの局所投与を長期間行うことが多い。

## 文　献

1) 日本眼感染症学会感染性角膜炎診療ガイドライン第 2 版作成委員会編：感染性角膜炎診療ガイドライン（第 2 版）．日眼会誌，**117**：467-509，2013．
2) Oka N, Suzuki T, Ishikawa E, et al：Relationship of Virulence Factors and Clinical Features in Keratitis Caused by Pseudomonas Aeruginosa. Invest Ophthalmol Vis Sci, **56**：6892-6898, 2015.
3) Inoue H, Suzuki T, Inoue T, et al：Clinical characteristics and bacteriological profile of Moraxella keratitis. Cornea, **34**：1105-1109, 2015.
4) Suzuki T, Iihara H, Uno T, et al；Suture-related keratitis caused by Corynebacterium macginleyi. J Clin Microbiol, **45**：3833-3836, 2007.

特集／眼科における薬物療法パーフェクトガイド

角結膜疾患

# 感染性角膜炎（真菌・アカントアメーバ）

加治優一[*1]　石橋康久[*2]

**Key Words:** 角膜真菌症 (fungal keratitis, mycotic keratitis)，アカントアメーバ角膜炎 (acanthamoeba keratitis)，培養 (bacterial culture)，塗抹検鏡 (smear preparation)，3 者併用療法 (triple procedure)

**Abstract:** 角膜真菌症あるいはアカントアメーバ角膜炎の治療は数多くの問題点を抱えている．
①一眼科医が経験する症例数は限りなく少ない．
②治療開始前に確実な診断が必須である．
③問診や細隙灯顕微鏡検査だけでは確定診断は得られない．
④治療薬が限られる (あるいは入手不可能)．
⑤病勢の悪化や治療薬の副作用などを伴い，一筋縄にいかない．
これらのことを悲観的にとらえる必要はない．このような重篤な眼疾患といえども，早期に診断を確定させることさえできれば，外科的療法 (病巣掻爬) と薬物療法を組み合わせる 3 者併用療法により，良い治療成績を得ることができるようになっている．診断・病巣掻爬・薬物療法を一連の流れとして身につけることができれば，角膜真菌症やアカントアメーバ角膜炎に限らず，さまざまな角結膜疾患に対応することができるようになる．本稿では，角膜真菌症およびアカントアメーバ角膜炎の薬物療法を挙げるだけではなく，治療開始前に必要な診断・治療開始後に直面する副作用などについて具体的に述べる．

## 感染性角膜潰瘍の中で真菌とアカントアメーバの占める割合

角膜潰瘍の患者を診察する際に最も重要な問診事項は「コンタクトレンズ使用歴の有無」にある．図 1 に感染性角膜潰瘍の起炎菌を示す．驚くべきことに，コンタクトレンズ使用患者か否かによって，起炎菌が大きく異なるのである (図 1)[1]．

コンタクトレンズを使用していない患者の感染性角膜潰瘍の起炎菌は，細菌 8 割，真菌 1 割といったところである．ところがコンタクトレンズを使用している患者に生じた感染性角膜潰瘍の起炎菌は細菌 (主に緑膿菌) 6 割，アカントアメーバ 3 割，施設によっては約半数がアカントアメーバ角膜炎ということもあるほどである．つまり，コンタクトレンズ装用者において治りにくい角膜病変をみた場合には，アカントアメーバ角膜炎を真っ先に疑うべきである．

角膜真菌症については，日本における現状が詳細に報告されている[2)3)]．後に述べるように，植物 (木の枝や葉) による外傷や，角膜移植後・ステロイドの長期使用患者などが多いことを念頭に置く．

## 角膜真菌症：病歴聴取

角膜真菌症の患者は，2 つの大きなタイプに分

---

[*1] Yuichi KAJI, 〒305-8575　茨城県つくば市天王台 1-1-1　筑波大学医学医療系眼科学分野，准教授
[*2] Yasuhisa ISHIBASHI, 〒305-0043　茨城県つくば市大角豆 1761　筑波病院眼科

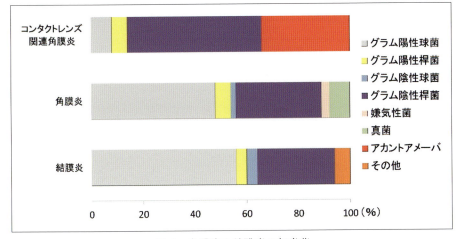

図 1. 角膜炎や結膜炎の起炎菌
コンタクトレンズ装用に関連する角膜炎の起炎菌の 3 割はアカントアメーバである.

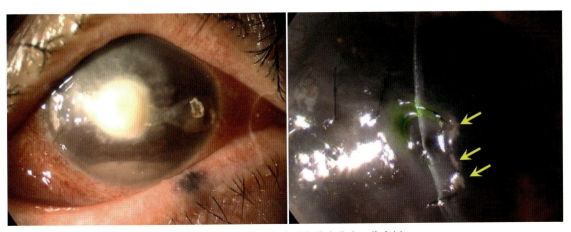

図 2. 農村型および都市型角膜真菌症の代表例
a：木の枝で角膜をつついて角膜中央部に大きな病変を生じた農村型角膜真菌症
b：角膜周辺部潰瘍に対して角膜移植後,移植片の周辺部に白色の混濁病変(←)が生じた都市型角膜真菌症

けられることが石橋らによって提唱されている[4]. この分類法は,数多くの患者の中で短時間のうちに的確に角膜真菌症患者をスクリーニングすることができるばかりではなく,起炎菌の同定や治療予後についても役立つものである(図2).

**農村型**：木の枝や葉で目をつついた後などに生じる.植物表面に生息している真菌の種類は無数にあるため,起炎菌も多彩である.Fusarium や Aspergillus(糸状菌)が起炎菌となりやすい.留意すべき点は,農村型角膜真菌症の起炎菌として Fusarium が多く,さまざまな抗真菌薬に耐性を示すために治療に難渋することを覚悟しなければならないことである.

**都市型**：角膜移植後あるいはステロイド長期使用者に生じやすい.Candida(酵母菌)が起炎菌となりやすい.Candida は各種の抗真菌薬に耐性を示さないことが多い.しかし,治療となると苦労の連続である.もともと患者の免疫能が低下していることもあり,適切な治療を行っても重篤な視力障害を残す結果となることもある.

### 角膜真菌症：細隙灯所見

農村型の角膜真菌症では,角膜病巣はやや隆起性で,境界が不明瞭で菌糸のような毛羽立った状

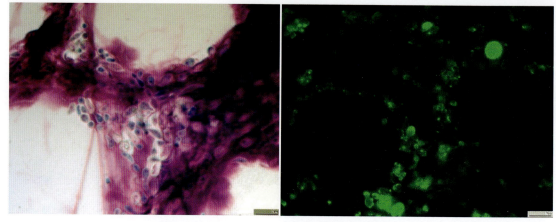

図 3. カンジダによる角膜真菌症の塗抹検鏡所見
ギムザ染色により直径 10 ミクロン程度の異常な細胞が多数認められる(a). ファンギフローラ Y 染色により,それらが真菌であることが確認できる(b). 形態よりカンジダの存在が疑われる.

態として認められることが多い.前房蓄膿も高頻度で認める.そのほか,免疫輪,虹彩炎,衛星病巣などが観察されることがある.

都市型角膜真菌症では,病巣は角膜移植の Host と Graft の境界の Graft 寄りに認められることが多い.境界は明瞭なことがあり,免疫能が低下していることもあって充血・前房蓄膿・眼痛などが意外なほど少ないこともある.

このように角膜真菌症の背景によって細隙灯所見は大きく異なるために,「この所見があれば角膜真菌症」という絶対的な所見はない.それよりも,細隙灯顕微鏡を見ることで真菌の存在を疑い,次の検査(培養検査あるいは塗抹検鏡)につなげることが大切である.

## 角膜真菌症:培養検査や塗抹検鏡

感染性角膜潰瘍の診断において培養検査は必須である.大切なことは細菌感染だけではなく真菌の同定も依頼することである.角膜潰瘍の検体はごく微量となるために,コットンスワブで検体を採取する際にはあらかじめフルオレセインで表面を染めておき,スワブのどの場所で表面を擦過したのか明瞭にしておいたほうが親切である.真菌が培養で検出されるには 1~2 週間かかることがある.そのため細菌検査室あるいは検査会社からの報告「細菌は検出されませんでした」の結果より後になって「真菌が検出されました」という報告がくる可能性がある.注意すべきこととして,真菌は都市部の健常人の結膜囊の 15%,農村部の 77%に検出されることである.この割合は,田舎で風の強い日や,ステロイド長期使用に伴い増加する.そのため,培養検査を行う際は,コットンスワブの先が病巣だけに触れるように,かつ表面を軽くなでるだけではなく,グリグリとこすり取ることで深部に隠れた真菌も採取できるようにする.

角膜生検検体の直接検鏡は,最も迅速で信頼できる検査法である(図3).角膜の病変を深く生検するのは勇気がいるが,病変中央部の表層は壊死性で真菌が存在しない場合もある.塗抹検鏡の染色として一般的に用いられるギムザ染色やグラム染色でも真菌を見出すことができる.しかし,真菌が角膜実質内に埋もれている場合など,周りの染色と重なってしまい真菌の像を見つけられない場合もある.そのため,正常な組織を適度に溶解しつつ真菌を染め出す,パーカーインク-KOH 法が用いられる.しかし,現在市販されているパーカーインクは真菌に対する染色が弱いことが難点である.もし蛍光顕微鏡を使うことができるなら,ファンギフローラ Y が簡便である.生検してから 5 分後には観察できることと,上皮や実質内に真菌が埋もれていたとしても,真菌だけが光り輝いて見えるために診断が格段に容易となる.

### 角膜真菌症：薬物療法

角膜真菌症に対して治療用に投与できる薬剤はピマリシン（点眼液5％・眼軟膏1％）のみである．そのため，角膜真菌症の患者には全例投与すべき薬剤と考える．その他の薬剤として，点眼液としての適応が取れた薬剤はない．そのため，倫理委員会などで全身投与用の抗真菌薬を点眼液として利用することの許可を得る必要がある．

#### 1．ピマリシン点眼1％，ピマリシン眼軟膏5％

日本で唯一，角膜真菌症に対する治療薬として市販されている薬剤である．多くの真菌に対して殺菌・静菌効果を発揮する優れた薬剤である．添付文書では1日6〜8回の点眼と記されているが，1時間ごとの頻回点眼で治療を開始してもよい．ただ，薬剤のうち，角膜に移行する成分は1％以下，つまり残りの多くは目の周りに付着して眼瞼炎や結膜炎などを引き起こすことがある．乳白色の薬剤で，角膜潰瘍病巣に付着することがある．

#### 2．ファンギゾン

本来は点滴用の薬剤であり，0.02〜0.1％の濃度で希釈することにより点眼液として利用する．沈殿物の形成を防ぐために，生理食塩水ではなく，10％ぶどう糖液で希釈すること，冷蔵庫・冷凍庫内では遮光して保存しておく必要がある．1時間ごとの頻回点眼からスタートする．ただし眼瞼炎・角膜炎・結膜炎などの合併症が多いことに留意すべきである．現在，総合病院では全身的に毒性の強いファンギゾンから，毒性の低いアムビゾームに切り替わっていることが多いはずである．

#### 3．アムビゾーム

ファンギゾンの毒性を減らした製剤であり，抗真菌効果を有する主剤（アムホテリシンB）に変わりはない．毒性が低い代わりに，薬価が10倍程度に上昇している．薬剤の添付された蒸留水（12 m*l*）で溶解後に5％ぶどう糖液で0.1％濃度になるように希釈する．他の抗真菌薬と同様に1時間ごとの頻回点眼から治療をスタートする．

#### 4．ジフルカン，フロリードF

ジフルカンは原液で，フロリードFは生食で10倍に希釈して使用する．どちらも副作用が少なく，上皮の透過性も良好である．しかしながら，角膜真菌症の最大の起炎菌である*Fusarium*には効果が弱く，さらに*Candida*の中に耐性菌が増えてきているため，必ず他の薬と合わせる必要がある．病院によってはジフルカンやフロリードFの採用が減ってきて，プロドラッグであるプロジフに切り替わっている場合が多い．しかしプロジフはプロドラッグであるがゆえに，点眼をしても効果がないことが残念である．

#### 5．ファンガード

細胞壁合成阻害作用によってごく低濃度で殺菌的に作用する新しい抗真菌薬である．生理食塩水で希釈して0.1％に調整して点眼液として用いる．毒性が少なく点眼してもしみないこと，静菌的ではなく殺菌的に作用すること，カンジダには耐性菌がほとんど現れていないことなど利点がある．しかし，角膜真菌症の最大の起炎菌である*Fusarium*に対しては効果がない．また，分子量が大きいために，上皮が張ってくると実質に移行しない．よって，薬の移行性を高めるため，および菌の絶対量を減らすために病巣掻爬との併用が有効である．

#### 6．ブイフェンド

*Fusarium*をはじめとして幅広い抗菌効果を有する薬剤である．他の薬剤と異なり1％に希釈して点眼に用いる．もし使用できるのであれば積極的に利用したい薬剤の代表である．決して万能薬というわけではなく，やはり効果が得られない場合もある．

#### 7．クロルヘキシジン

皮膚や粘膜の消毒薬として頻用されているため入手しやすい．抗真菌薬ではなく消毒薬に分類される薬剤であるが，抗真菌作用がある．0.02％の溶液をそのまま点眼に用いる．1時間ごとの点眼から開始して，眼毒性や治療効果をみながら漸減していく．

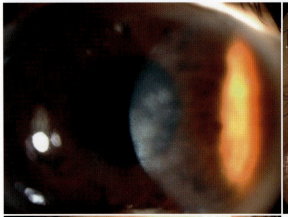
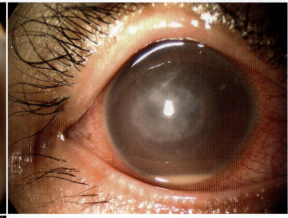
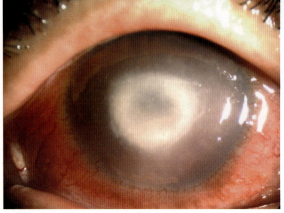

| a | b |
|---|---|
| c | |

図 4.
アカントアメーバ角膜炎の病期
初期では主に角膜の不整形混濁として観察される．移行期では角膜上皮および実質に混濁を認め，特に神経線維に沿った混濁を認める．完成期では斑状あるいは輪状の濃厚な混濁を呈する．
　a：初期
　b：移行期
　c：完成期

### 8．イトリゾール

内服薬でありながら，角膜真菌症に対しても効果が期待できる．しかしイトリゾール内服治療だけで角膜真菌症を治療することは困難である．内服は長期にわたるために，定期的な肝機能のチェックが必要である．

### アカントアメーバ角膜炎：病歴聴取

先に述べたように，アカントアメーバ角膜炎は，コンタクトレンズ装用者に生じた重篤な角膜潰瘍の起炎菌の3割以上を占めるという点で，決して稀な病気ではない．患者はコンタクトレンズを処方された眼科を受診するとは限らないために，角膜潰瘍，特に若年者に生じた角膜潰瘍をみた際には，コンタクトレンズの使用歴について聞く．

コンタクトレンズを外しているにもかかわらず傷が治癒しないだけではなくゆっくりと悪化している，あるいは角膜ヘルペスのような病変(偽樹枝状病変)が出てきた場合には，アカントアメーバ角膜炎が疑わしい．しかしながら，適切な診断がつけられないまま時間が経過した場合は，以下に述べる完成期として新たな眼科を受診することもあり得る．病歴のポイントは，コンタクトレンズの装用歴と，悪化のペースがゆっくり(数週という単位)である．

### アカントアメーバ角膜炎：細隙灯所見

アカントアメーバ角膜炎は診断や治療が遅れると，初期→移行期→完成期を経て重篤な角膜混濁を残すこととなる(図4)[5]．それぞれの段階で認められる細隙灯所見は多彩であり，「これをみたらアカントアメーバ角膜炎」と断定できる所見はない．よって，病歴と細隙灯所見をもとに，アカントアメーバ角膜炎を疑うことが最も大切である．確定診断は塗抹検鏡や培養検査によってなされる．

初期では角膜上皮の微細な欠損あるいは浸潤にわずかな充血を伴う．この段階ではコンタクトレンズを長時間使用したことによる角膜上皮病変と区別することは不可能である．その後，コンタク

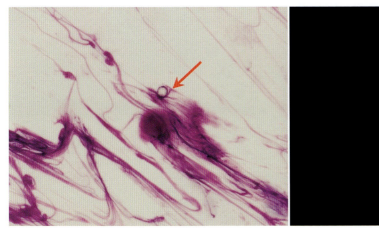

図 5. アカントアメーバ角膜炎の塗抹検鏡所見
ギムザ染色(a)では 2 重壁を有するアカントアメーバの嚢子(シスト)を認めることがあるが,シストの数が少ない場合や上皮に埋もれている場合には検出困難.ファンギフローラ Y 染色(b)ではシストの数が少なくても上皮に埋もれていても,明瞭にシストを観察することができる.

トレンズ装用を中止したにもかかわらず,ゆっくりと角膜病巣が拡大して,全体としてみると角膜中央に不整形な境界不鮮明な病変(偽樹枝状角膜病変)を形成することとなる.アカントアメーバは角膜上皮あるいは実質の神経に沿って移動することが多いため,放射状角膜神経炎の形を呈することがある.

移行期では,病変の主座は角膜上皮から実質に移行し,角膜実質の混濁,前房蓄膿,毛様充血が拡大していく.

完成期では,角膜中央部に円形の巨大な混濁病変(円板状の混濁)となり,周囲に輪状混濁を伴う.細菌性角膜炎のように菌体自体が組織を破壊することは少ないために,混濁が強い割に病変は固くてしっかりしている.しかし好中球浸潤により病変が浸軟化すると角膜穿孔が生じることもある.

### アカントアメーバ角膜炎:培養検査や塗抹検鏡

アカントアメーバ角膜炎の確定診断は培養あるいは塗抹鏡検によってなされる.ところが通常の細菌・真菌培養の系ではアカントアメーバを分離することができない.そのため細菌検査室に依頼してアカントアメーバ用の培養皿(アガロースの寒天の表面に大腸菌や納豆菌をアメーバの餌として塗布する)を作ってもらう必要がある.培養検査を外注している場合は,アカントアメーバの培養を対応してくれるかどうか確認する必要がある(通常のチェック項目には含まれていないため).

アカントアメーバ角膜炎の患者の角膜擦過物の塗抹検鏡により,アカントアメーバの像を確認することはかなり難しい.アカントアメーバは角膜上皮や実質内に埋もれていることが多く,通常行われているグラム染色・ギムザ染色では,アメーバの像をはっきり見出すことが難しい.しかし正常の角膜組織と重ならない場所であれば,二重壁を有するアカントアメーバの像を捉えることは可能である.

そのため正常な組織を適度に溶解しつつアカントアメーバを染め出す,パーカーインク-KOH 法が用いられることがある.しかし,真菌の項目でも述べたように,現在市販されているパーカーインクではアカントアメーバはほとんど染まらなくなっている.もし蛍光顕微鏡を使うことができるなら,ファンギフローラ Y が簡便である.生検してから 5 分後には観察できることと,上皮や実質内にアカントアメーバが埋もれていたとしても,アメーバのシストだけが光り輝いて見えるために診断が格段に容易となる(図 5).

### アカントアメーバ角膜炎:薬物療法

アカントアメーバ,特に嚢子(シスト)に対して有効な市販薬は日本では入手できない[6)7)].そのた

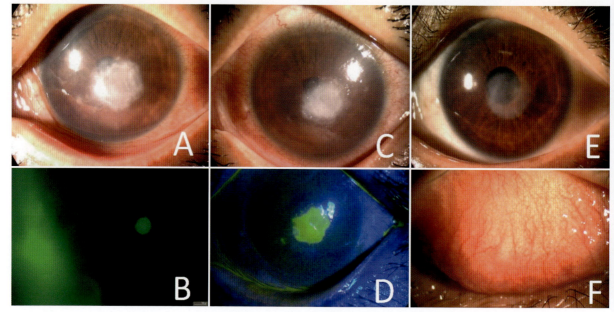

図 6. アカントアメーバ角膜炎の治療経過の例

めアカントアメーバ角膜炎とわかった際には,特殊な薬剤を調剤あるいは入手して治療に取りかかる必要がある.

### 1. Brolene

イギリスでは結膜炎用の目薬として一般に市販されている Brolene®は,アカントアメーバにも有効であることが知られている.一般市販薬のために,インターネット経由で購入することも可能である.さらには,必要な書類を提出することにより「国内未承認薬の使用も含めた熱帯病・寄生虫症の最適な診療体制の確立に関する研究班」のホームページより,無償で提供してもらうことができる.

### 2. クロルヘキシジン

皮膚や粘膜の消毒薬として頻用されているため入手しやすい.0.02%の溶液をそのまま点眼に用いる.1時間ごとの点眼から開始して,眼毒性や治療効果をみながら漸減していく.

### 3. PHMB (polyhexamethylene biguanide)

コンタクトレンズの保存液(multipurpose solution : MPS)の抗菌成分である.コンタクトの保存液そのものを点眼に用いても効果は得られない.製造元に依頼して高品位のPHMBの原液を提供してもらい,生理食塩水を用いて0.02%に希釈して点眼液として用いる.クロルヘキシジンと同様のビグアナイド系薬剤であり,効果も類似している.ただPHMBのほうがクロルヘキシジンよりも分子量が大きいために,薬剤毒性が少ない印象がある.1時間ごとの点眼から開始して,眼毒性や治療効果をみながら漸減していく.

### アカントアメーバ角膜炎:治療例

アカントアメーバ角膜炎(図6-A)の患者に対してPHMB点眼療法(1時間ごと)を開始した.病巣よりアカントアメーバのシストが検出された(図6-B).初診時の視力は0.04.眼痛のために開瞼が困難であった.2週間の点眼により角膜病巣は淡くなり(図6-C),視力も0.1に改善.点眼毒性によるびまん性の角膜上皮障害が観察される(図6-D).点眼回数を漸減し,1か月半後には視力は0.7に回復(図6-E).点眼アレルギーも現れてきたため(図6-F)点眼治療を終了とした.

### 文 献

1) 感染性角膜炎全国サーベイランス・スタディグループ:感染性角膜炎全国サーベイランス.日眼会誌,**110**:961-971, 2006.
2) 井上幸次,大橋裕一,鈴木 崇ほか:真菌性角膜炎に関する多施設共同前向き観察研究—患者背

景・臨床所見・治療・予後の現況―．日眼会誌，**120**：5-16，2016．
3) 砂田淳子，浅利誠志，井上幸次ほか：真菌性角膜炎に関する多施設共同前向き観察研究―真菌の同定と薬剤感受性検査について―．日眼会誌，**120**：17-27，2016．
4) 石橋康久，徳田和央，宮永嘉隆：角膜真菌症の2病型．臨床眼科，**51**：1447-1452，1997．
5) 石橋康久，本村幸子：アカントアメーバ角膜炎の臨床所見―初期から完成期まで―．日本の眼科，**62**：893-896，1991．
6) Elder MJ, Kilvington S, Dart JK：A clinicopathologic study of *in vitro* sensitivity testing and Acanthamoeba keratitis. Invest Ophthalmol Vis Sci, **35**：1059-1064, 1994.
7) 田原和子，浅利誠志，下村嘉一ほか：*Acanthamoeba* cystに有効な治療薬剤の検討．感染症誌，**71**：1025-1030，1997．

特集/眼科における薬物療法パーフェクトガイド

角結膜疾患
# ドライアイ

大矢史香[*1] 高 静花[*2]

**Key Words :** ドライアイ (dry eye), 眼表面の層別治療 (tear film oriented therapy : TFOT), ドライアイのコア・メカニズム (core mechanism of dry eye), 涙液層の安定性の低下 (tear film instability), 点眼薬 (ophthalmic solution)

**Abstract :** ドライアイのコア・メカニズムとして日本では「涙液層の安定性の低下」が重視されている．近年，新しい薬理作用を有するドライアイ治療薬が上市されたことにより，眼表面の層別治療 (tear film oriented therapy : TFOT) という概念が生まれた．TFOT に則り，不足成分を補うことで効率的なドライアイの薬物治療が可能となってきている．現在日本で使用されているドライアイ治療薬は，人工涙液，ヒアルロン酸ナトリウム，ジクアホソルナトリウム，レバミピド点眼薬と眼軟膏製剤がある．それぞれの作用機序，効果，副作用についてまとめる．また，欧米ではドライアイのコア・メカニズムとして「炎症」が重視されており，シクロスポリン，lifitegrast 点眼薬が使用されている．現段階では，治療効果，使用感，利便性，安全性すべてに優れた万能薬はなく，それぞれの症例における治療薬の選択が重要である．

## はじめに

ドライアイとは，「さまざまな要因による涙液および角結膜上皮の慢性疾患であり，眼不快感や視機能異常を伴う」[1]と定義されているが，近年，ドライアイのコア・メカニズムが少しずつ明らかになってきている．ドライアイのコア・メカニズムとして「涙液層の安定性の低下」と「瞬目時の摩擦亢進」があり，それらが互いに関わり合うことでさまざまなドライアイの自覚症状が生じると考えられている[2)3)]．「涙液層の安定性」が低下すれば，眼乾燥感が生じるだけでなく，角膜中央付近の「涙液の安定性の低下」は不正乱視の増加による視機能異常や眼精疲労の原因となり得る．一方，

「瞬目時の摩擦亢進」は眼痛や異物感と関係し，lid-wiper epitheliopathy (LWE) や上輪部角結膜炎 (superior limbic keratoconjunctivitis : SLK)，糸状角膜炎，結膜弛緩症などを引き起こす．ドライアイにおいては，患者が最も困っている症状を聞き出し，「涙液層の安定性の低下」と「瞬目時の摩擦亢進」というコア・メカニズムがどのように症状を惹起しているかを見極めて，治療を選択するのがよいと思われる．

日本では2つのコア・メカニズムのうち，「涙液層の安定性の低下」が重視されており，2010年からジクアホソルナトリウム点眼液，2012年からレバミピド点眼液という2種類の新たな作用を持つ点眼薬が発売されたことにより，眼表面の層別治療 (tear film oriented therapy : TFOT) という概念が生まれた[4] (図1)．これは，油層，液層 (水分，分泌型ムチン)，膜型ムチンのうち，不足している成分を補うことで，涙液層を安定させ，ドライア

---

[*1] Fumika OYA, 〒660-8511 尼崎市稲葉荘3-1-69 関西ろうさい病院眼科
[*2] Shizuka KOH, 〒565-0871 吹田市山田丘2-15 大阪大学医学部附属病院眼科

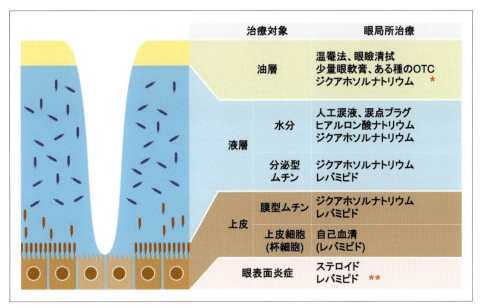

図 1. 眼表面の層別治療(tear film oriented therapy：TFOT)(ドライアイ研究会ホームページより)
＊ジクアホソルナトリウムは，脂質分泌や水分分泌を介した油層伸展促進により涙液油層機能を高める可能性がある．
＊＊レバミピドは抗炎症作用によりドライアイの眼表面炎症を抑える可能性がある．

イを治療しようとする考え方である．TFOT を実践することで，それまでは治療が困難であった BUT 短縮型ドライアイの患者や，涙点プラグ挿入しか選択肢のなかった重症ドライアイの患者でも十分な効果をあげられるようになった．「涙液層の安定性の低下」に対する治療法が確立しつつある一方，「瞬目時の摩擦亢進」の病態解明や治療法はまだ十分とはいえない．しかし，レバミピド点眼液には眼瞼と眼表面の摩擦を軽減させる効果があるという報告もあり，その可能性に期待が寄せられている．

本稿では，現在日本で使用可能なドライアイ治療薬の TFOT における役割と，ドライアイのコア・メカニズムとの関連，実際の処方の際の注意点などにつき述べる．また，日本とは異なる海外でのドライアイのコア・メカニズムの考え方，治療薬についても紹介したい．

## 人工涙液

人工涙液は，涙液と同程度の pH(6〜8)や浸透圧(約 300 mOsm)に調整された点眼薬である．塩化ナトリウム，塩化カリウムといった成分を含み，添加物としてホウ酸や pH 調節剤を含有している．TFOT においては，不足した液層の水分を補充する役割を果たすが，それ以外にも眼表面の炎症物質の希釈，上皮やデブリスといった残渣を洗浄することで涙液の安定性を向上させる．現在，日本では防腐剤無添加の OTC(over the counter)薬であるソフトサンティア®と塩化ベンザルコニウム(benzalkonium chloride：BAK)を含有する人工涙液マイティア®が使用可能である．点眼回数としては 1 日 5〜6 回くらいがよいとされているが，薬剤毒性の関与が疑われる角膜上皮障害の際には，成分をウォッシュアウトするため，頻回点眼を促す場合もある．涙液量を増加させる効果は点眼後数分しか持続しないため，軽度〜中等度の涙液減少型ドライアイやコンタクトレンズ関連ドライアイなどに用いられている．安全性が高く，他のドライアイ点眼薬と併用されることも多い．

## ヒアルロン酸ナトリウム

ヒアルロン酸はグリコサミノグリカンの一種であり，グルクロン酸と N-アセチルグルコサミンが交互に連結した構造をしている．高い保水力と

粘性を持ち，TFOT においては液層の水分を保持してその滞留性を高めることで，涙液の安定性を向上させる．また，*in vitro* で，角膜上皮細胞の進展を促し，創傷治癒を促進する作用があることが報告されている．

ヒアルロン酸ナトリウム点眼液は，ドライアイの角結膜上皮障害をプラセボより有意に改善させ[5]，人工涙液よりも長時間にわたり涙液の安定性を維持できる[6]ことが報告されており，ドライアイ治療においては長年中心的な役割を担ってきた．防腐剤を含む 5 m*l* のボトルタイプの製品(ヒアレイン®点眼液)と，防腐剤を含まないシングルユースタイプの製品(ヒアレインミニ®点眼液)があり，それぞれ 0.1％と 0.3％の濃度がある．また，数多くの後発品が発売されている．さし心地がよく患者の受け入れもよいが，その粘度の高さから，炎症物質や防腐剤成分が眼表面に滞留しやすくなることで，逆にドライアイ症状を悪化させることもある．また，液層の水分減少が高度な涙液減少型ドライアイでは，少ない水分がヒアルロン酸に保持されるため，上皮障害の悪化をきたすことがあるので注意が必要である．軽度の涙液減少型ドライアイや蒸発亢進型ドライアイによい適応であり，1 日 4～6 回使用する．

## ジクアホソルナトリウム

ジクアホソルナトリウムは 2010 年に世界に先駆けて発売された $P2Y_2$ 受容体作動薬である．ジクアホソルナトリウムが結膜上皮細胞上あるいは結膜杯細胞上の $P2Y_2$ 受容体を刺激すると，細胞内カルシウムイオン濃度が上昇する．この細胞内カルシウムイオン濃度の上昇に伴って，結膜上皮細胞からは水分の分泌が，結膜杯細胞からは分泌型ムチン(MUC5AC)の分泌が促進される．さらにジクアホソルナトリウムは角膜上皮細胞における膜型ムチン(MUC1, 4, 16, 20)の遺伝子発現を促進することも明らかになっている．よって，TFOT においては液層の水分を補充するとともに，分泌型ムチンの増加は水分保持を可能にし，膜型ムチンの増加はその安定性を高め，水濡れ性を改善させる．

ジクアホソルナトリウム点眼液(ジクアス®点眼液3％)は，ランダム化比較試験において，0.1％ヒアルロン酸点眼液に比べ，ドライアイ患者の角結膜上皮障害を有意に改善させたと報告されている[7][8]．また，自覚症状(眼重感)も有意に改善させた[7]．よって，ジクアホソルナトリウム点眼液はヒアルロン酸点眼液では効果が不十分であったドライアイ症例にも有効である可能性がある．また，シェーグレン症候群患者の片眼にジクアホソルナトリウム点眼液を，もう片眼に人工涙液を投与し，15 分後の涙液メニスカス曲率半径を比較した報告では，人工涙液では涙液メニスカスの増加を認めなかったのに対し，ジクアホソルナトリウム点眼液では有意な増加を認めた[9]．これは，ジクアホソルナトリウムの水分分泌作用が結膜上皮由来であることに起因していると考えられ，シェーグレン症候群など涙腺機能が低下した症例においてもジクアホソルナトリウム点眼液が有効である可能性を示している．実際，シェーグレン症候群を含む涙液減少型ドライアイにジクアホソルナトリウム点眼液を投与することで，長期間にわたり自覚症状，他覚症状が改善したと報告されている(図 2)．また，ムチン分泌を増加させることから，BUT 短縮型ドライアイの自覚症状改善に効果があったという報告[10]や，LASIK 術後や白内障術後のドライアイに効果があったという報告もある[11][12]．2015 年 12 月より BAK フリーとなり，ソフトコンタクトレンズ(soft contact lens：SCL)装用者にも処方しやすくなった．ジクアホソルナトリウム点眼液は SCL 装用時の涙液メニスカスを有意に増加させると報告されており，SCL 装用に伴うドライアイにも効果が期待できる．

有効点眼回数は 1 日 6 回である．副作用としては眼刺激感や眼痛，眼脂の増加がみられることがあるので，あらかじめ説明しておくとよい．眼刺激感や眼痛は点眼を継続しても約 80％は 1 か月以内に消失すると報告されている．重篤な副作用

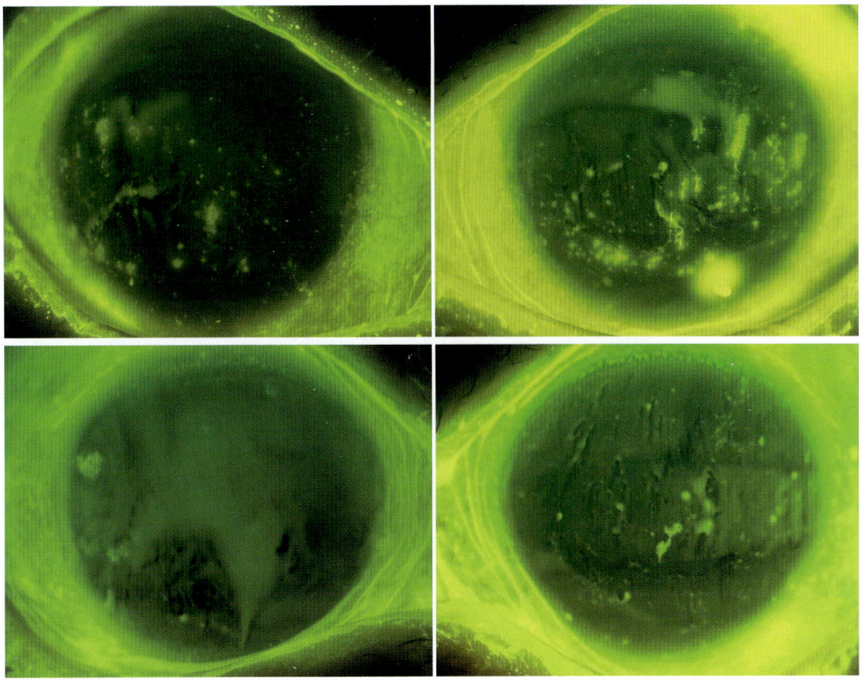

図 2. シェーグレン症候群に対するジクアホソルナトリウム点眼液の効果
74 歳,女性.シェーグレン症候群.ジクアホソルナトリウム点眼液の治療 1 か月後には角膜上皮障害が著明に減少し,自覚症状も改善した.

はなく,安全性は高い.自験例ではあるが,糸状角膜炎にジクアホソルナトリウム点眼液を使用すると,角膜糸状物に増加したムチンが連なり,糸状物が点眼前より悪化してしまうことがあり,糸状角膜炎に処方する際には注意が必要である.涙液減少型ドライアイ,BUT 短縮型ドライアイのどちらにも有効で,「涙液層の安定性の低下」が関与するすべてのドライアイに効果が期待できる.

### レバミピド

レバミピドは胃炎・胃潰瘍経口治療薬として 1990 年より広く使用されてきた薬剤である.胃粘膜プロスタグランジン $E_2$ や胃粘液量を増加させることで胃粘膜を保護,治癒を促進させるとともに,フリーラジカルを消去し,炎症性サイトカインや炎症細胞浸潤を抑制することで胃の炎症を改善させる.有効性,安全性が高く,長年にわたって使用されてきたものの,明確な作用機序はいまだ不明な点が多い.そのムチン産生促進作用や粘膜修復作用に着目し,ドライアイ治療薬としてのレバミピド点眼液(ムコスタ®点眼液 UD 2%)が 2012 年に発売となった.レバミピドは,結膜杯細胞数を増加させることで分泌型ムチンの分泌を促進するとともに,角膜上皮細胞上の膜型ムチンの発現を促進させ,角結膜表面の微細構造を修復することで涙液の安定性を高める.その他にも,角膜上皮のバリア機能保護作用や抗炎症作用を持つことも明らかになっている.胃炎・胃潰瘍治療薬のレバミピドと同様,その作用機序は明確にはなっていないが,TFOT においては主にムチンを増加させることで涙液の安定性を向上させる役割を持つ.また,前述のとおり,眼瞼と眼表面の摩擦を低減させる効果も報告されており,抗摩擦点眼液として期待されている.

レバミピド点眼液はプラセボとの比較研究で,ドライアイ患者の角結膜上皮障害,BUT,自覚症状を有意に改善させた[13].ヒアレインミニ®点眼液 0.1% との比較研究でも,角結膜上皮障害,自覚症状を有意に改善させたと報告されている[14].また,BUT 短縮型ドライアイでは,涙液安定性を高めることで視機能を改善させると報告されている[15].LASIK 術後ドライアイでは,角膜上皮障害,

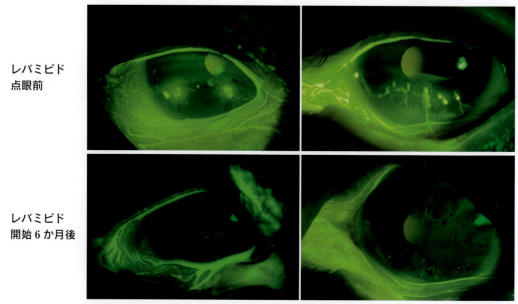

図 3. 糸状角膜炎に対するレバミピド点眼液の効果
72 歳,女性.繰り返す両眼の糸状角膜炎.レバミピド点眼液と 0.1%フルオロメトロン点眼液の治療により,左眼は点眼開始後 4 か月,右眼は 6 か月で角膜糸状物は消失した.効果発現まである程度の期間,点眼継続が必要である.

BUT,自覚症状を有意に改善させるとともに,散乱を減少させることで術後の視機能も改善させた,と報告されている[16].また,抗摩擦点眼薬として LWE,SLK,糸状角膜炎(図 3)などの「瞬目時の摩擦亢進」が関与する疾患に対する有効性が数多く報告されている.その他,アレルギー性結膜疾患や遷延性上皮欠損に対する効果も報告されている.レバミピド点眼液が持つ新たな薬理作用が,従来のドライアイ治療薬の枠を超えて,さまざまな眼表面疾患の治療に効果を発揮することが期待されている.

レバミピド点眼液の有効回数は 1 日 4 回である.頻度の高い副作用として,点眼後の味覚異常(苦味)が報告されている.10%程度にみられ,苦味の感じ方には個人差があるが,中にはレバミピドが著効しているにも関わらず,苦味のため点眼回数を減量するか,点眼を中断せざるを得ない症例もある.また,白色懸濁液のため点眼直後は一時的に霧視が増強する.白濁液が眼瞼や睫毛に付着するため,特にアイメイクをする女性では日中点眼することに抵抗感を訴えることもある.苦味や点眼直後の霧視はあらかじめ説明してから処方するほうがよい.市販後調査で,涙道閉塞や涙嚢炎を呈する症例が報告されている.発症要因は不明であり,頻度は少ないものの(0.1~5%未満),重篤となる場合もあるため注意を要する.防腐剤を含まないシングルユースタイプの製品であり,副作用がなければ使いやすく,効果の高い薬剤である.ドライアイのみならず,さまざまな眼表面疾患に対する効果が報告されており,今後の研究で薬理作用が解明されれば,適応疾患の拡大も期待される.

### 眼軟膏

眼軟膏は TFOT において油層の菲薄化しているドライアイに対し,油成分を補充し,涙液の蒸発を抑制する目的で用いられる.現在,日本でドライアイ治療に用いられている眼軟膏は,オフロキサシン眼軟膏(タリビッド®眼軟膏 0.3%)である.基材に非極性脂質と極性脂質を含んでいるため,液層上での伸展がよいと考えられている.また,抗生剤を含有していることにより,眼瞼炎やマイボーム腺機能不全を合併している症例にも効果が期待できる.結膜嚢へ多量に入れると,視機

能が低下してしまううえ,眼瞼がベタベタして使用感が良くない.ごく少量(ゴマ粒大)の眼軟膏を硝子棒にのせ,下眼瞼縁に沿って薄くのばすように1日3回塗布することで,視機能を低下させることなく,従来のドライアイ治療に効果のなかったオフィスワーカーの蒸発亢進型ドライアイ患者の自覚症状を改善させたという報告がある[17].塗布するのにコツがいるため,高齢者や手技獲得が困難な患者には注意して処方すべきである.

## 抗炎症治療

ドライアイ症例の結膜組織にT細胞やHLA-DR陽性細胞が浸潤していることや,涙液中にIL-1,TNF-α,MMP-9などのさまざまな炎症性サイトカインの発現が亢進していることが知られており,ドライアイには炎症が関与していることがわかっている.日本では,ドライアイのコア・メカニズムのうち,特に「涙液層の安定性の低下」が重視されてきたことはすでに述べた.涙液層の安定性が低下し,角結膜上皮障害が起こると,上皮の水濡れ性が低下して,さらに涙液層の安定性が低下する.こうした悪循環の結果,惹起された炎症が,涙液層の安定性や上皮障害を増悪させることで,悪循環を加速させる.すなわち,日本ではドライアイで生じる炎症は,涙液層の安定性が低下した結果生じる二次的なものと捉えられている.一方,欧米では,ドライアイのコア・メカニズムとして「涙液の浸透圧上昇」と「炎症」が重視されている.涙液の減少や蒸発亢進によって涙液の浸透圧が上昇すると,炎症が生じ,上皮や杯細胞が障害されることで,涙液の安定性が低下するという考え方である.日本ではコア・メカニズムと考えられている「涙液層の安定性の低下」は,欧米では「炎症」というドライアイのコア・メカニズムが引き起こした二次的な産物と捉えられているのである.

こうした考え方の違いは日本と欧米でのドライアイ薬物治療のターゲットの違いに現れている.ここまで述べてきたとおり,日本ではTFOTに代表されるように「涙液層の安定性」を向上させることがドライアイ薬物治療の主眼となっている.一方,欧米では,ドライアイ薬物治療のターゲットは「炎症」を抑制することにあり,免疫抑制剤が治療に用いられている.米国では0.05%シクロスポリン点眼薬(Restasis®)が,欧州では0.1%シクロスポリン点眼薬(Ikervis®)がドライアイに対して保険適応を得ており,その有効性が報告されている[18]~[20].また,米国では2016年7月よりインテグリン拮抗薬であるlifitegrast点眼薬(Xiidra® 5%)が承認となった.lymphocyte functional antigen 1(LFA-1)とintercellular adhesion molecule 1(ICAM-1)の結合を阻害することで,T細胞の接着,遊走,活性化を阻害し,炎症性サイトカインの発現を抑制する.ドライアイの角膜上皮障害や自覚症状をプラセボより有意に改善させることが報告されている[21][22].

日本式のドライアイのコア・メカニズムにせよ,欧米式のコア・メカニズムにせよ,ドライアイに炎症が関与していることは事実である.日本でも,眼表面炎症を抑制することで,ドライアイの悪循環をより早く改善できることが知られており,低力価ステロイド点眼薬(フルメトロン®点眼液0.1%など)はドライアイ治療によく用いられる.涙液安定性を改善させる薬剤と併用して,眼表面の炎症状況に合わせて,1日4回程度使用する.

## おわりに

ドライアイのコア・メカニズムの考え方とTFOTの概念に基づいた薬物治療の実際について述べた.日本におけるドライアイの薬物治療は涙液層の安定性の向上をターゲットにしており,世界に類を見ない発展を遂げている.ただ,ドライアイは慢性で多因子が関与する疾患である.それ故,薬物治療も1つの側面にとらわれず,さまざまな効果を持った薬剤を併用すべきと考える.現在我が国では,欧米ではスタンダードに用いられているシクロスポリンやlifitegrast点眼薬を使用することはできないが,日本で開発された涙液

安定性を改善させる点眼薬と欧米で用いられている抗炎症薬を組み合わせれば，さらに効率的にドライアイを治療できる可能性がある．また，現在は既存の眼軟膏を使用しているが，より効率的に油層を補充でき，視機能の低下をきたさない薬剤や，もう1つのコア・メカニズムである瞬目時の摩擦を低減させる薬剤の開発も望まれる．ただ，いかに優れた薬剤が開発されても，それを処方する医師が患者の病態を正確に把握できなければ，効果的な治療をすることはできない．ドライアイの病態は個々の症例で異なっており，それが我が国においてTFOTという治療概念が発展した理由であろう．症例ごとの病態を見極め，それぞれの症例に合った治療薬を選択することが，ドライアイ薬物治療において最も重要なことと考える．

## 文献

1) 島崎　潤（ドライアイ研究会）：2006年ドライアイ診断基準. あたらしい眼科, 24：181-184, 2007.
   Summary　ドライアイの診断基準であり必読（2016年12月現在）．
2) 横井則彦, 坪田一男：ドライアイのコア・メカニズム—涙液安定性仮説の考え方—. あたらしい眼科, 29：291-297, 2012.
3) 横井則彦：ドライアイの治療方針：TFOT. あたらしい眼科, 32：9-16, 2015.
   Summary　ドライアイのコア・メカニズム, TFOTを活用するための涙液層のブレイクパターンに基づくTFODなど, 現状の日本のドライアイ診断と治療についてわかりやすくまとまっている．
4) 横井則彦：ドライアイの新しい治療戦略—眼表面の層別治療—. 日本の眼科, 83：1318-1322, 2012.
5) Shimmura S, Ono M, Shinozaki K, et al：Sodium hyaluronate eye drops in the treatment of dry eyes. Br J Ophthalmol, 79：1007-1011, 1995.
6) 山口昌彦, 忽那実紀, 圓尾浩久ほか：Tear Stability Analysis Systemを用いたヒアルロン酸点眼液の涙液安定性に対する持続効果の検討. 日眼会誌, 115：134-141, 2011.
7) Takamura E, Tsubota K, Watanabe H, et al：A randomised, double-masked comparison study of diquafosol versus sodium hyaluronate ophthalmic solutions in dry eye patients. Br J Ophthalmol, 96：1310-1315, 2012.
8) Gong L, Sun X, Ma Z, et al：A randomised, parallel-group comparison study of diquafosol ophthalmic solution in patients with dry eye in China and Singapore. Br J Ophthalmol, 99：903-908, 2015.
9) Yokoi N, Kato H, Kinoshita S：The increase of aqueous tear volume by diquafosol sodium in dry-eye patients with Sjögren's syndrome：a pilot study. Eye(Lond), 30：857-864, 2016.
10) Shimazaki-Den S, Iseda H, Dogru M, et al：Effects of diquafosol sodium eye drops on tear film stability in short BUT type of dry eye. Cornea, 32：1120-1125, 2013.
11) Toda I, Ide T, Fukumoto T, et al：Combination therapy with diquafosol tetrasodium and sodium hyaluronate in patients with dry eye after laser in situ keratomileusis. Am J ophthalmol, 157：616-622, 2014.
12) Park DH, Chung JK, Seo du R, et al：Clinical effects and safety of 3% diquafosol ophthalmic solution for patients with dry eye after cataract surgery：a randomized controlled trial. Am J Ophthalmol, 163：122-131, 2016.
13) Kinoshita S, Awamura S, Oshiden K, et al：Rebamipide(OPC-12759)in the treatment of dry eye：a randomised, double-masked, multicenter, placebo-controlled phase Ⅱ study. Ophthalmol, 119：2471-2478, 2012.
14) Kinoshita S, Oshiden K, Awamura S, et al：A randomised, multicenter phase 3 study comparing 2% rebamipide (OPC-12759) with 0.1% sodium hyaluronate in the treatment of dry eye. Ophthalmol, 120：1158-1165, 2013.
15) Koh S, Inoue Y, Sugmimoto T, et al：Effect of rebamipide ophthalmic suspension on optical quality in the short break-up time type of dry eye. Cornea, 32：1219-1223, 2013.
16) Igarashi A, Kamiya K, Kobashi H, et al：Effect of rebamipide ophthalmic suspension on intraocular light scattering for dry eye after corneal refractive surgery. Cornea, 34：895-900, 2015.
17) Goto E, Dogru M, Fukagawa K：Successful tear lipid layer treatment for refractory dry eye in office workers by low-dose lipid application on the full-length eyelid margin. Am J Ophthalmol,

142 : 264-270, 2006.
18) Stonecipher KG, Torkildsen GL, Ousler GW 3rd, et al : The IMPACT study : a prospective evaluation of the effects of cyclosporine ophthalmic emulsion 0.05% on ocular surface staining and visual performance in patients with dry eye. Clin Ophthalmol, **10** : 887-895, 2016.
19) Sall K, Stevenson OD, Mundorf TK, et al : CsA Phase III Study Group. Two multicenter, randomized studies of the efficacy and safety of cyclosporine ophthalmic emulsion in moderate to severe dry eye disease. Ophthalmology, **107** : 631-639, 2000.
20) Leonardi A, Van Setten G, Amrane M, et al : Efficacy and safety of 0.1% cyclosporine A cationic emulsion in the treatment of severe dry eye disease : a multicenter randomized trial. Eur J Ophthalmol, **26** : 287-296, 2016.
21) Tauber J, Karpecki P, Latkany R, et al : Lifitegrast ophthalmic solution 5.0% versus placebo for treatment of dry eye disease : results of the randomized phase III OPUS-2 study. Ophthalmology, **122** : 2423-2431, 2015.
22) Sheppard JD, Torkildsen GL, Lonsdale JD, et al : Lifitegrast ophthalmic solution 5.0% for treatment of dry eye disease : results of the OPUS-1 phase 3 study. Ophthalmology, **121** : 475-483, 2014.

特集／眼科における薬物療法パーフェクトガイド

角結膜疾患
# アレルギー性結膜炎

佐竹良之*

**Key Words：** ヒスタミン$H_1$受容体拮抗薬($H_1$-antihistamines)，メディエーター遊離抑制薬(mast cell stabilizers)，免疫抑制剤(immunosuppressive drug)，初期療法(preseasonal allergy treatment)，点眼アドヒアランス(allergic medication adherence)

**Abstract：** アレルギー性結膜疾患に対する薬物療法は，抗原特異的免疫療法のような根治的治療ではなく，あくまでも発症予防と症状の軽減を目的とした対症療法である．薬物療法を効果的に実践するには，病態の把握だけでなく点眼薬の特徴を十分に理解することが重要となる．原因となる抗原の種類，症状が出やすい場所(屋内か屋外か)，抗原量が増加しやすい季節(時期)などを把握し，さらに病態形成がヒスタミンによるものか，それとも結膜組織へ浸潤した炎症細胞の活性化によるものなのかを判断する．また，適切な点眼薬の処方には，点眼薬の薬効だけではなくその点眼薬の効果的な使い方まで理解することが重要となる．

## はじめに

アレルギー性結膜疾患(allergic conjunctival disease：ACD)は，日常診療で診察する機会が多い疾患の1つで，結膜の炎症にとどまらず生活の質(QOL)，社会活動や労働生産性にも深く影響を及ぼす疾患である．近年，抗原特異的免疫療法が食物アレルギーや耳鼻科領域でのスギ花粉症に対する唯一の根治的治療法として臨床応用されているが，眼科領域ではまだ普及しておらず，点眼薬を中心とした薬物療法が治療の主体となっている．薬物療法を進めるうえで，アレルギー性結膜疾患の病態の把握，病態に即した点眼薬の選択とその適切な使い方が重要となってくる．

## 病態

アレルギー性結膜疾患は眼アレルギー疾患の総称であり，結膜の増殖性変化，アトピー性皮膚炎の合併，異物などによる機械的刺激の有無により，アレルギー性結膜炎(季節性，通年性)，春季カタル，アトピー性角結膜炎，巨大乳頭結膜炎に分類される．

### 1．季節性アレルギー性結膜炎(seasonal allergic conjunctivitis：SAC)

花粉症のように毎年決まった時期に発症するアレルギー性結膜炎で，結膜に増殖性変化を伴わない．感作された多量の抗原に曝露されることでマスト細胞からヒスタミンが脱顆粒で遊離され，知覚神経終末や毛細血管などに存在するヒスタミン$H_1$受容体と結合することで眼瘙痒感，血管拡張や血管透過性亢進による急性の結膜充血・浮腫(図1)が惹起される．花粉症の原因としてスギ花粉が最も多く，樹木花粉は風媒花であり，その飛散距離は広範囲にわたることから屋外全般で花粉に曝露される．一方，カモガヤなどイネ科の植物やヨモギ，ブタクサなどの雑草類の花粉は，その飛散距離は短く限定されることから局地的な発症が多くなる．

---

* Yoshiyuki SATAKE, 〒272-8513 市川市菅野5-11-13 東京歯科大学市川総合病院眼科，講師

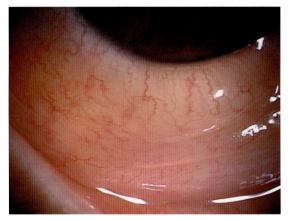

図 1. 季節性アレルギー性結膜炎：急性浮腫・充血

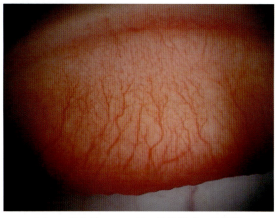

図 2. 通年性アレルギー性結膜炎：瞼結膜

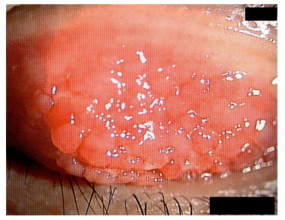

図 3. 春季カタル：巨大乳頭増殖

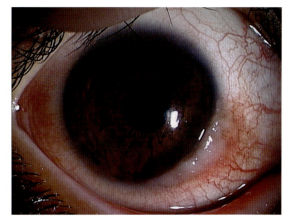

図 4. 春季カタル：輪部腫脹

### 2．通年性アレルギー性結膜炎（perennial allergic conjunctivitis：PAC）

季節あるいは気候の変化により多少の増悪や寛解があるものの 1 年を通して発症するアレルギー性結膜炎であり，ハウスダストやダニなどの室内抗原を原因として発症する．アトピー性皮膚炎などは合併しない．臨床所見は季節性アレルギー性結膜炎と比べて乏しく（図 2），その診断が困難なことが多い．

### 3．春季カタル（vernal keratoconjunctivitis：VKC）

重症で難治性のアレルギー性結膜疾患で，眼瞼結膜に巨大乳頭の増殖性変化を認める眼瞼型（図 3），輪部結膜の腫脹を認める輪部型（図 4），両病変が併発する混合型がある．10 歳前後の男子に発症することが多く，青年期に自然寛解することもある．アトピー性皮膚炎の合併も多い．自覚症状は，眼瘙痒感，眼脂，流涙だけでなく眼痛，異物感，羞明など角膜病変に起因する症状も呈する．角膜上皮障害は，瞼結膜の強い炎症が角膜に波及することが原因であり，眼瞼結膜と向かいあう上方の角膜に生じることが多い．軽症のものから点状表層角膜症（superficial punctate keratopathy：SPK），落屑様角膜上皮障害（exfoliative corneal epitheliopathy：図 5），シールド潰瘍（shield ulcer 楯型潰瘍：図 6），角膜プラーク（corneal plaque：図 7）などがある．後述のアトピー性角結膜炎と同様に原因抗原はハウスダスト，ダニなどの室内抗原が多い．これらの室内抗原は，高温・多湿の時期，つまり初夏から晩秋まで長期にわたり抗原量が増加するため，この時期は症状が増悪しやすいハイシーズンである．

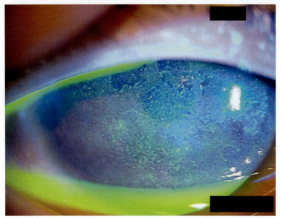

図 5. 落屑様角膜上皮障害

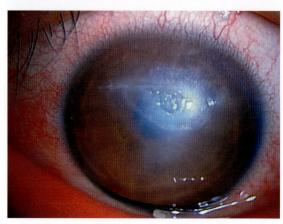

図 6. シールド潰瘍

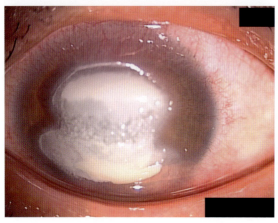

図 7. 角膜プラーク

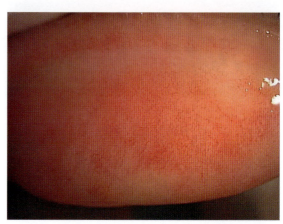

図 8. アトピー性角結膜炎：ビロード状の瞼結膜

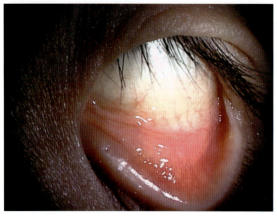

図 9. アトピー性角結膜炎：結膜嚢短縮

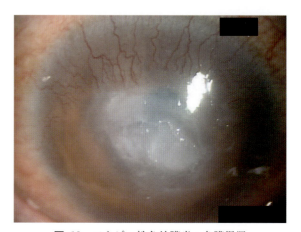

図 10. アトピー性角結膜炎：角膜混濁

### 4. アトピー性角結膜炎（atopic keratoconjunctivitis：AKC）

顔面のアトピー性皮膚炎に伴う慢性アレルギー性疾患で，春季カタルのような巨大乳頭の増殖性変化を伴うものと伴わないものがある（図8）．結膜の炎症が遷延化することで，結膜下組織の線維化による結膜嚢短縮（図9），角膜への血管侵入や実質混濁（図10）なども併発する．原因抗原はアトピー性皮膚炎と同様にハウスダスト，ダニが多い．通年性アレルギー性結膜炎と同じ抗原で発症する

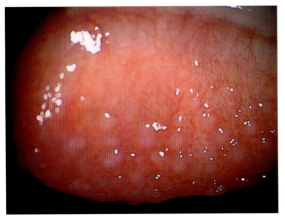

図 11. CL による巨大乳頭

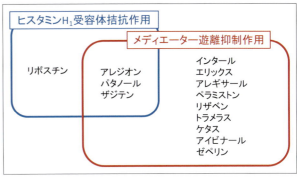

図 12. 抗アレルギー点眼薬

が，顔面のアトピー性皮膚炎の合併により目をよく擦ることから病態が重症化する．アトピー性皮膚炎に合併する白内障，円錐角膜，網膜剥離なども眼をよく擦ることに起因する．

## 5. 巨大乳頭性結膜炎（giant papillary conjunctivitis：GPC）

コンタクトレンズ（CL），義眼，手術用縫合糸などの機械的刺激によって生じる眼瞼結膜の乳頭増殖が特徴である．CL 装用，義眼装用，縫合糸がみられる症例で眼瘙痒感，異物感，眼脂，結膜充血，乳頭増殖を認めることで臨床診断は容易である．CL によるものは contact lens related papillary conjunctivitis（CLPC）で，最も重症なものが巨大乳頭結膜炎である（図 11）．発症機序にはいまだ不明な点が多く，CL など異物と瞼結膜との接触による機械的刺激説と異物に吸着した蛋白などによるアレルギー説がある．巨大乳頭は春季カタルと類似するが，乳頭の形状が異なることや角膜上皮障害をほとんど伴わない点で鑑別となる．

## 点眼薬の種類

アレルギー性結膜疾患の治療に用いる点眼薬には，抗アレルギー点眼薬，ステロイド点眼薬，免疫抑制点眼薬がある．

### 1. 抗アレルギー点眼薬

抗アレルギー点眼薬は，すべてのアレルギー性結膜疾患の第一選択薬で，ヒスタミン $H_1$ 受容体拮抗作用もしくはメディエーター遊離抑制作用を有するもの，この両方の作用を有するものがある（図 12）．

#### a）ヒスタミン $H_1$ 受容体拮抗薬

ヒスタミン $H_1$ 受容体拮抗薬は，ヒスタミンと拮抗してヒスタミン $H_1$ 受容体との結合を選択的に阻害することで眼瘙痒感，結膜の充血や浮腫などの症状を軽減する（アンタゴニスト）．また，ヒスタミン $H_1$ 受容体拮抗薬の中でも塩酸エピナスチンはヒスタミン $H_1$ 受容体を抑制的に刺激し，ヒスタミン $H_1$ 受容体の発現自体を減少させる（インバースアゴニスト）．効果の発現は即効性であり，季節性アレルギー性結膜のようにヒスタミンが関与する疾患で早急に症状を軽減したい場合に適している．

#### b）メディエーター遊離抑制薬

メディエーター遊離抑制薬は，マスト細胞からのヒスタミン遊離（脱顆粒）の抑制や細胞膜からのプロスタグランジンやロイコトリエンなどケミカルメディエーターの産生を抑制する．さらに，その他の炎症細胞の結膜組織への浸潤やその活性化を抑制する効果も有する．メディエーター遊離抑制作用のある点眼薬にはメディエーター遊離抑制作用単独のもの（トラニラスト，クロモグリク酸ナトリウムなど）とヒスタミン $H_1$ 受容体拮抗作用も有するもの（エピナスチン塩酸塩，オロパタジン塩酸塩）があり，マスト細胞の脱顆粒抑制効果は前者のほうが優れている．効果の発現は緩徐で，数日間継続して点眼することで効果が現れる．病態形成に炎症細胞が関与する慢性のアレルギー性結膜疾患の治療や季節性アレルギー性結膜炎での初期療法などに有効で，ある程度の期間を継続して点眼し続けることで抗アレルギー作用だけでは

なく発症予防効果も期待できる.

## 2．ステロイド

ステロイドは,炎症細胞の結膜組織への浸潤やその活性化の抑制,血管透過性抑制など広汎な抗炎症作用を示す.抗アレルギー点眼薬で効果が不十分の場合,春季カタルやアトピー性角結膜炎で上皮障害(図5)を併発するほど瞼結膜の炎症が強い状況で併用する.副作用として眼圧上昇や感染症の誘発,白内障があり,特に小児や若年者ではその頻度が高くなるため長期投与は避ける.

## 3．免疫抑制剤

免疫抑制剤はカルシニューリン阻害剤ともいわれ,細胞内シグナル伝達に関与するカルシニューリンを抑制し,アレルギー炎症の司令塔であるT細胞からのサイトカイン産生を抑制することでその影響下にある炎症細胞の働きも制御する.点眼薬の効果はステロイドのような即効性ではなく,点眼薬を継続使用することで効果が現れる.適応疾患は,抗アレルギー点眼薬での治療効果が不十分な場合の春季カタルやアトピー性角結膜炎となる.ステロイドとは異なり眼圧上昇など重篤な副作用はほとんどない.

## 点眼治療

アレルギー性結膜疾患ではアレルギー炎症の場が結膜にあるので,その治療は結膜組織移行性の観点から,全身投与ではなく点眼治療が主体となる.

### 1．季節性アレルギー性結膜炎

季節性アレルギー性結膜炎の薬物療法には,花粉飛散前から治療を始める初期療法と発症後の点眼治療がある.

#### a)初期療法

初期療法は花粉飛散予測日の1～2週間前もしくは症状を少しでも自覚した時点から抗アレルギー薬を点眼することで花粉飛散ピーク時の症状軽減を期待する予防的治療法である.発症前の粘膜では,症状を自覚しないほどの微量の花粉の曝露でもすでに炎症細胞浸潤とその活性化が起きており(最小持続炎症:minimal persistent inflam-mation),この時期に繰り返し花粉抗原に曝露されると,症状発現に必要な抗原閾値が低下して結果として粘膜の過敏性が亢進するといわれている(プライム効果).つまり発症前から積極的に抗アレルギー点眼治療を開始することで,花粉本格飛散時期をできる限り症状を軽減して乗り切ることを目的としている.点眼薬は,ヒスタミンの関与よりも炎症細胞の活性化が病態の主体であるため,メディエーター遊離抑制作用のある点眼薬を選択する.

#### b)本格飛散時期

すでに発症している眼瘙痒感や結膜の充血・浮腫などには,速やかな症状軽減が得られるヒスタミン$H_1$受容体拮抗薬が第一選択となる.メディエーター遊離抑制薬でも同等の治療効果は得られるが,その効果の発現は緩徐で数日間の継続した点眼が必要である.花粉飛散量が多く症状が強い時期には眼圧上昇に留意しながらステロイド点眼薬を併用する.

#### c)セルフケア(抗原回避)

アレルギー疾患は抗原と接触しなければ発症しないため,上述の薬物療法と併せて抗原回避も積極的に行う.ダニ,ハウスダストのような室内抗原の場合には室内の環境整備が重要となるが,花粉など屋外抗原では眼表面など粘膜への花粉の飛入を防ぐために花粉防止眼鏡やマスクの装着が有効である.

### 2．通年性アレルギー性結膜炎

抗アレルギー点眼薬が第一選択となる.原因抗原はハウスダスト,ダニなどの室内抗原のため慢性に経過することから,初期療法のように発症予防も期待できるメディエーター遊離抑制作用のある点眼薬を継続的に使用したほうが効果的である.治療効果が不十分な場合には,抗アレルギー点眼薬の種類を変更するかステロイド点眼薬を併用する.

### 3．春季カタル,アトピー性角結膜炎

#### a)点眼薬の選択

瞼結膜の巨大乳頭などの増殖性変化は,線維芽

細胞の増生と浸潤した炎症細胞の活性化が長期間遷延していることを意味するため，炎症細胞の活性化抑制に効果があるメディエーター抑制作用のある点眼薬が第一選択薬となる．しかし，結膜の炎症が強くメディエーター遊離抑制薬のみでは十分な効果が得られないことが多いため免疫抑制点眼薬を追加する．原因抗原であるハウスダスト，ダニは寝具に多いことから就寝中に目を擦ることで病態が増悪するため，免疫抑制点眼薬は就寝直前と起床直後に点眼するのがより効果的である．

### b）併発症

これらの疾患では角膜上皮障害（図5）を伴うことが多い．上皮化促進としてヒアルロン酸製剤などドライアイ治療薬や感染予防の抗菌点眼薬を追加しがちになるが，予防的な目的での点眼薬の種類が増えるとかえって点眼アドヒアランスが低下する．角膜上皮障害は瞼結膜の強い炎症の存在を意味するため，瞼結膜の炎症を抑えるステロイド点眼薬を短期間追加し，角膜上皮障害が改善したらステロイド点眼はすぐ中止する．ただし，遷延化する上皮障害は角膜感染症のリスクでもある．感染を示唆する病巣を認めるときや結膜感染症が疑われる時は，鏡検や培養検査を実施し感染症に対する適切な点眼薬中心で治療を行う．またアトピー性皮膚炎を合併している場合には角膜ヘルペスの頻度も高くなる（図13）．上皮型の場合にはステロイドや免疫抑制点眼薬を中止とし抗ウイルス薬の投与を行い，実質型の場合にはその病態に免疫が関与するため点眼は変更せずに必要に応じて抗ウイルス薬を追加する．

### c）点眼アドヒアランス

すべてのアレルギー性結膜疾患に共通したことではあるが，たとえ薬物治療で症状が改善してもアレルギー疾患そのものが完治したわけではない．あくまでも点眼薬でアレルギー炎症をコントロールしているにすぎず，原因抗原量が多い時期の点眼中止は高率に症状の増悪につながる．そのため，患者に疾患の特徴と点眼の継続の重要性を十分に説明し，抗原量が多い期間の点眼アドヒア

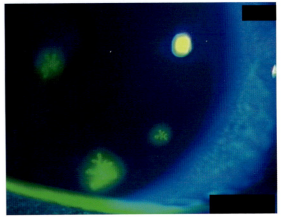

図13．角膜ヘルペス

ランスを保つことが重要である．

### d）点眼薬の減量

点眼薬の漸減は低温・乾燥で抗原量が減少する冬季に行うのが安全である．点眼回数を減らしても症状の増悪がないことを確認しながら中止とし，気候が暖かくなってきたら症状が出る前から点眼を再開もしくは点眼回数を増やして対応する．

## 巨大乳頭結膜炎

治療は，CLが原因の場合，CLPCの誘因となる汚れの付着を最小限にするためこすり洗いなどのレンズケアの徹底から開始し，抗アレルギー点眼薬の処方，1日交換型CLへの種類の変更などで対応し，乳頭径が拡大しCLが曇ったり上方へ引き上げられる場合は，CL装用を中止とステロイド点眼薬を追加する．CL以外の異物が原因の場合には，薬物療法ではなく，基本的には原因となる異物の除去となる．縫合糸が原因の場合には，可能なら糸の先端が結膜組織で被覆されるのを待つ．義眼が原因の場合には，義眼の新調や種類の変更を検討する．

## おわりに

近年，有効な点眼薬が多くなり以前ほど治療に難渋することは減少した．しかし，患者数の増加，発症年齢の低年齢化，病態の多様化に伴い，薬物療法も安全かつ効果的に行う必要がある．

特集／眼科における薬物療法パーフェクトガイド

緑内障

# 原発開放隅角緑内障（狭義）の治療

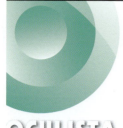

川瀬和秀*

**Key Words :** 原発開放隅角緑内障（狭義）の診断（diagnosis of primary open angle glaucoma），緑内障診療ガイドライン（guidelines for glaucoma），緑内障治療薬の種類と特徴（types and characteristics of treatments for glaucoma），配合剤の使用法（usage of combination ophthalmic solution），目標眼圧の設定と調整（setting and adjustment of target intraocular pressure），QOV・QOL の維持（maintain for quality of vision (QOV) and quality of life (QOL)）

**Abstract :** 原発開放隅角緑内障（広義）は便宜上，無治療眼圧が 21 mmHg 以上の原発開放隅角緑内障（狭義）と，それ以下の正常眼圧緑内障に分けられる．原発開放隅角緑内障（狭義）は，視神経障害の原因が高眼圧であると理解されているため，眼圧下降治療が中心となる．しかし，治療開始時には視野障害の部位や視力の障害程度が緑内障性視神経症の障害程度と合うかどうかを見極め，その他の疾患を鑑別したうえで治療を開始することが大切である．眼圧下降治療は，無治療眼圧と視野障害程度などをもとに目標眼圧を設定し，点眼薬を中心として行われる．多くの場合，視野障害の進行が抑制できる目標眼圧に達するため点眼薬の種類が増え続ける．このため医師は，その薬理作用と副作用を十分に理解したうえで最良の組み合わせを調合する必要がある．緑内障の治療は一生続くため，最終目的は quality of vision (QOV) と quality of life (QOL) の維持であることを念頭に先を見据えた治療を心掛けたい．

## はじめに

緑内障は，原発開放隅角緑内障（狭義と正常眼圧緑内障）と原発閉塞隅角緑内障および発達緑内障と続発緑内障の 4 つに分類されている．これらは基本的に病態生理が異なるため，おのずと治療法も異なってくる．しかし，実際の診療では明確に分類できないことを理解しておくことが大切である．つまり，混合緑内障のように原発開放隅角緑内障と原発閉塞隅角緑内障が混在している状態や，高齢者の原発開放隅角緑内障の隅角所見が発達緑内障様であったり，原発開放隅角緑内障と診断されていた症例にぶどう膜炎が発症して続発緑内障に変更されたりすることは稀ではない．また，現状でも原発開放隅角緑内障（狭義）と正常眼圧緑内障は明確に分けられるものではないとされている．さらに，緑内障自体の有病率が高いことや OCT の普及による緑内障性視神経障害が簡単に確認可能となり，緑内障と診断される症例は急増している．しかし，治療開始前の的確な病型診断や他の疾患の十分な鑑別を怠ると不必要な治療や思わぬ疾患に遭遇する可能性があることも忘れてはいけない．

## 原発開放隅角緑内障（狭義）

### 1．疾患の概要

#### a）原発開放隅角緑内障（狭義）(primary open angle glaucoma)

緑内障の本態は進行性の網膜神経節細胞の消失とそれに対応した視野異常である緑内障性視神経

---

\* Kazuhide KAWASE, 〒501-1194　岐阜市柳戸 1-1　岐阜大学大学院医学系研究科眼科学，臨床教授

症(glaucomatous optic neuropathy：GON)であるとしている．この中で，基本的に眼圧上昇ないし視神経障害の原因を他の疾患に求めることができないものを原発緑内障とし，原発緑内障は，原発開放隅角緑内障(広義)と原発閉塞隅角緑内障に分けている．視神経の眼圧に対する脆弱性には個体差があり，特定の眼圧値により原発開放隅角緑内障と正常眼圧緑内障を分離できないが，臨床の場では便宜的に高眼圧群と正常眼圧群に区別される．多治見スタディの対象者眼圧分布[1]によると，右 14.6±2.7，左 14.5±2.7 mmHg(平均±標準偏差)であり，正常眼圧を平均値±2標準偏差で定義すると，正常上限は 19.9〜20.0 mmHg となるため，日本人において眼圧 20 mmHg を境に原発開放隅角緑内障(狭義)と正常眼圧緑内障に分けるとされている(つまり日内変動を含めて眼圧 20 mmHg 以下が正常眼圧緑内障)．原発開放隅角緑内障(広義)は，慢性進行性の視神経症であり，視神経乳頭と網膜神経線維層に形態的特徴(視神経乳頭辺縁部の菲薄化，網膜神経線維層欠損)を有し，他の疾患や先天異常を欠く病型である．また，隅角鏡検査にて，周辺虹彩前癒着や過剰な色素沈着，隅角結節などの所見を認めず正常開放隅角であることが大切である[2]．

### b) 高眼圧症(ocular hypertension：OH)

眼圧など房水動態の点では原発開放隅角緑内障と共通する特徴を有しながら，視神経の特徴的形態変化ならびに視野異常の存在を欠く病型である．原発開放隅角緑内障の前段階とする考えと，視神経の眼圧抵抗性の強い症例とする考え方がある．OHTS (the ocular hypertension treatment study)では，5年間の経過観察期間においてPOAG の累積発症率が無治療で 9.5%，薬物治療群では 4.4% であったと報告している[3]．つまり，無治療で経過観察すると OH の約 10% は視野障害をきたすことになる．このため治療開始時期を適切に判断することが大切である．

### c) 混合型緑内障(mixed glaucoma)

混合型緑内障という言葉は，いわゆる成書には項目として掲載されていない．しかし，緑内障診療ガイドライン第3版では，緑内障の分類において原発緑内障の原発開放隅角緑内障(広義)，原発閉塞隅角緑内障の次に3番目の病型として混合型緑内障(mixed glaucoma)が記載されており，原発開放隅角緑内障と原発閉塞隅角緑内障の合併例とされている．このため，混合型緑内障という用語を用いるべきではないという意見もあり，臨床で遭遇する POAG と PACG のどちらにも分類できないタイプの緑内障に対して使用される用語であり，原発開放隅角緑内障に原発閉塞隅角緑内障の瞳孔ブロックを合併したものとされている．原発開放隅角で経過観察されている場合も，定期的に隅角検査を行う必要がある．特に正常眼圧緑内障で，点眼治療にもかかわらず眼圧が高くなってきた場合や視野障害が進行してきた場合において隅角検査を行い，線維柱帯への虹彩色素沈着やテント状 PAS などが認められた場合は混合型として閉塞隅角緑内障に対する治療も検討する．隅角が開大していても，色素沈着等による眼圧上昇を認め，視野障害が進行する場合は，混合型緑内障への移行を考える必要がある．

## 2. 診 断

### a) 原発開放隅角緑内障(狭義)の診断

日本人の平均眼圧は，男性で 14.6±2.7 mmHg，女性で 14.5±2.5 mmHg であるが POAG 全体では 15.4±2.8 mmHg と正常との差が 1 mmHg もなく，世界的にも低い[4]ことが報告された．また，眼圧は日内変動，日々変動，季節変動などさまざまな要因により変動する．眼圧の季節変動は，冬はカテコラミンが上昇してβ受容体を介して眼圧を上昇させるとされており，正常眼で 0.9±1.5 mmHg，高眼圧症で 1.4±2.0 mmHg，POAG で 1.2±2.3 mmHg と大きいが，NTG では 0.9±1.4 mmHg と正常と同程度と報告されている[5]．さらに1日の日内変動幅は座位でも平均 4 mmHg で緑内障では 6 mmHg 以上と報告されており[6]，夜間の仰臥位は座位に比べ 4〜5 mmHg 上昇し，正常<PAC<OAG の順に上昇

幅が大きくなると報告されており[7],さらに高い眼圧となると考えられる.このため,特定の眼圧により,原発開放隅角緑内障を分類することは非常に難しい.すなわち,原発開放隅角緑内障(広義)であることが確定した後,その場で眼圧のレベルによって原発開放隅角緑内障(狭義)と正常眼圧緑内障に分類することは困難である.しかし,日常診療における点眼治療の選択や目標眼圧設定において,眼圧下降を主体とするか神経保護や血流改善を主体とするかを考えるうえで,ある程度の目安となる値として無治療時眼圧が 21 mmHg 以上であること以外に,時々 20 mmHg を超える,常に 10 mmHg 前後であるなどは重要なデータとなる.また,患者の無治療眼圧は治療前しか測定できないため,よほどの高眼圧か視野障害末期例を除き,一定期間に複数回の無治療眼圧測定を行い,最高値が 21 mmHg を超えることや,無治療時の平均眼圧レベルや眼圧変動の程度を確認しておくことが重要である.

### 3. 鑑別診断

#### a) 近視性視神経乳頭

近視性視神経の場合,緑内障による視神経障害の評価が難しい.つまり,傾斜乳頭などによる鼻側の陥凹縁が比較的厚い場合や,豹紋状眼底などにより網膜神経線維層欠損を確認しにくい場合,さらには脈絡膜萎縮や黄斑部の障害により視野障害に比べ視力障害を早期に認める症例がある.これらの場合に緑内障を疑うポイントとしては,眼圧が比較的高い時(基本的には 21 mmHg 以上),視神経乳頭陥凹拡大,乳頭出血や神経線維層欠損を認める時や,小乳頭や近視性乳頭で評価が難しい時などである.

#### b) 原発開放隅角緑内障以外の疾患

視神経障害と視野障害を認めても緑内障とは確定できない.まずは,細隙灯顕微鏡所見や隅角検査により,狭隅角や続発緑内障を除外する.その後,緑内障性視神経症や網膜神経線維層欠損と視野障害の部位が一致しない時や水平線をまたぐ視野障害を認める時は眼底に対応する糖尿病網膜症や網脈絡膜萎縮や網膜色素変性症や上方視神経定型性(superior segmental optic disc hypoplasia:SSOH)などの先天異常を,垂直線による 1/4 や 1/2 半盲を認める時は,視路,頭蓋内疾患などを,中心視野障害がないにもかかわらず視力低下を認める時は,視路疾患や視神経炎などを鑑別する必要がある.

### 4. 薬物治療の種類

緑内障治療の目的は視機能を維持することである.原発開放隅角緑内障では,眼圧下降が唯一確実な治療方法とされている.眼圧下降療法には薬剤治療,レーザー治療,流出路手術,濾過手術,毛様体破壊術があり,それぞれの適応と眼圧下降効果および合併症を理解して症例の病型と病期などを考慮して最適な方法を行う必要がある.しかし,緑内障の治療で最も重要な方法はやはり薬物治療である.薬物治療には,点眼治療と内服薬・注射薬がある.内服薬・注射薬は手術に移行あるいは急性期をしのぐための一時的な使用であり,緑内障治療のほとんどは点眼薬による治療となる.

#### a) 点眼薬

現在販売されている緑内障点眼薬は,薬理作用別に 8 種類である(表 1)[8)9)].緑内障薬物療法は,各々の患者の目標眼圧に基づいて,単剤から開始して,薬物の変更あるいは追加を行う.現状では,プロスタグランジン(以下,PG)関連薬が最も強い眼圧下降作用を有するため,第一選択薬とされている.しかし,実際には,病期,無治療時眼圧,年齢,家族歴や乳頭出血の有無などの患者の背景と点眼薬の副作用や眼圧下降効果を勘案して点眼薬を検討する.現在市販されている薬剤の種類は多岐にわたるが,効果と副作用および配合剤の有無を考えると PG 関連薬(表 2),交感神経 $\beta$ 遮断薬(表 3)[10)],炭酸脱水酵素阻害薬のトライアングルを基本に,交感神経 $\alpha_2$ 作動薬,ROCK 阻害薬,交感神経 $\alpha_1$ 遮断薬,副交感神経刺激薬のいずれかを 1,2 種類追加する方法が一般的となる(図 1).また,イオンチャンネル開放薬は作用機序的には

表 1. 薬理作用別緑内障治療薬（文献 8, 9 より）

| 薬理作用 | 一般名 | 房水流出促進 ぶどう膜強膜流出路 | 房水流出促進 線維柱帯経路 | 房水産生抑制 | a：副作用　b：慎重投与　c：禁忌 |
|---|---|---|---|---|---|
| PG 関連薬 | | | | | |
| プロスト系 | ラタノプロスト<br>トラボプロスト<br>タフルプロスト<br>ビマトプロスト | ○<br>○<br>○<br>○ | －<br>－<br>－<br>○ | －<br>－<br>－<br>－ | a：眼瞼・虹彩色素沈着，眼瞼部多毛，眼瞼陥凹，結膜充血，黄斑浮腫　他<br>b：ヘルペス既往眼，無水晶体眼，ぶどう膜炎や術後眼圧上昇眼 |
| イオンチャンネル開放型 | ウノプロストン | ○ | ○ | － | a：結膜充血，眼刺激感，眼瞼・虹彩色素沈着，眼瞼部多毛 |
| 交感神経作動 | | | | | |
| α₂作動 | ブリモニジン | － | ○ | ○ | a：結膜炎，アレルギー性結膜炎，眠気，めまい　他<br>c：2 歳未満の乳幼児 |
| 交感神経遮断薬 | | | | | |
| α₁遮断 | ブナゾシン | ○ | － | － | a：軽度結膜充血　他 |
| β遮断 | チモロール<br>カルテオロール<br>レボブノロール<br>ベタキソロール | －<br>－<br>－<br>－ | －<br>－<br>－<br>－ | ○<br>○<br>○<br>○ | a：角膜上皮障害・眼瞼炎，徐脈・喘息発作　他<br>c：喘息患者・慢性閉塞性肺疾患 |
| αβ遮断 | ニプラジロール | ○ | － | ○ | a：β遮断薬に準ずる |
| 副交感神経刺激 | ピロカルピン | － | ○ | － | a：縮瞳，近視化，ムスカリン作用，虹彩後癒着，白内障　他<br>b：ぶどう膜炎<br>c：気管支喘息，悪性緑内障，妊娠 |
| 炭酸脱水酵素阻害 | ドルゾラミド<br>ブリンゾラミド | －<br>－ | －<br>－ | ○<br>○ | a：眼刺激感，結膜充血，霧視　他<br>b：角膜内皮障害患者，妊婦 |
| ROCK 阻害 | リパスジル | － | ○ | － | a：結膜充血，アレルギー性結膜炎　他 |
| その他 | | | | | |
| 炭酸脱水酵素阻害 | アセタゾラミド | － | － | ○ | 表 5 参照 |
| 高張浸透圧薬* | マニトール<br>グリセリン<br>イソソルビド | －<br>－<br>－ | －<br>－<br>－ | －<br>－<br>－ | a：めまい，悪心，嘔吐，下痢<br>b：糖尿病患者，腎機能障害患者 |

＊：眼圧下降作用機序は浸透圧による硝子体からの水分移動による硝子体内容の減少

表 2. プロスタグランジン関連薬の特徴

| | ウノプロストン | ラタノプロスト | トラボプロスト | タフルプロスト | ビマトプロスト |
|---|---|---|---|---|---|
| 濃度 | 0.12% | 0.005% | 0.004% | 0.0015% | 0.03% |
| 系統 | プロストン系 | プロスト系 | プロスト系 | プロスト系 | プロスト系 |
| 投与回数 | 1日2回 | 1日1回 | 1日1回 | 1日1回 | 1日1回 |
| 保存条件 | 1～15℃遮光 | 2～8℃遮光 | 1～25℃ | 室温保存 | 室温保存 |
| 使用期限 | 3年 | 3年 | 18か月 | 3年 | 3年 |
| 眼圧下降 A＞B＞C＞D | D | B | B | C | A |
| 副作用 A＜B＜C＜D | 少ない | B | C | A | D |
| 防腐剤 | BAC 0.003% | BAC 0.02% | Sofzia | BAC 0.001% | BAC 0.005% |
| 特徴 | FP 受容体非依存性 | 眼圧下降と副作用のバランスが良い | 眼表面細胞障害少 | 眼血流改善作用強 | 眼圧下降作用強 |

表 3. 交感神経β遮断薬の特徴(文献10より)

|  | チモロール | カルテオロール | ベタキソロール | レボブノロール | ニプラジロール |
|---|---|---|---|---|---|
| β遮断作用 | 5 | 10 | 1 | 6 | 2 |
| $β_1$選択性 | − | − | ＋ | − | − |
| $α_1$遮断作用 | − | − | − | ＋/− | ＋ |
| ISA* | − | ＋ | − | − | − |
| 局所麻酔作用 | ＋ | − | ＋＋ | ＋ | ＋ |
| 心拍数低下 | ＋＋ | ＋＋ | ＋ | ＋＋ | ＋ |
| 気管支抵抗増大 | ＋＋ | ＋＋ | ＋/− | ＋＋ | ＋ |

＊ISA：内因性交感神経刺激様作用

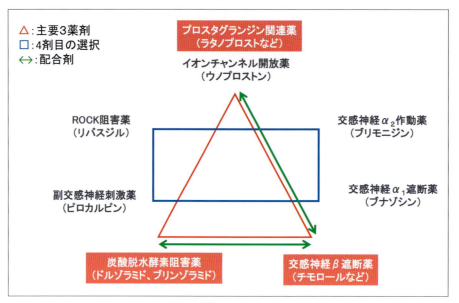

図 1. 緑内障治療薬の選択

プロスタグランジン関連薬から分かれている．このため併用を認めている県もある．また，PG関連薬との併用による眼圧下降効果の報告もある[11]が，併用による眼圧上昇の報告[12]もあり，一般的にはまだ併用のコンセンサスは得られていないと考えている．

**b）点眼配合剤**

現在，緑内障の治療薬は前述したように薬理作用別に8種類あり，多剤併用がほとんどとなる．アドヒアランスを向上させるため，配合剤の使用も有用である．近年，配合剤の種類も増加しており，それぞれの特徴を理解して適切な使用が必要となる(表4)．基本的に配合剤は2つのグループに分けられる．

**（i）PG関連薬＋交感神経β遮断薬**

PG関連薬の房水流出増加とβ遮断薬の房水産生抑制の効果が期待できる．多くのPG関連薬が夜の点眼(眼瞼色素沈着抑制のため入浴前)が推奨されているが，β遮断薬の配合により徐脈などの全身副作用の影響を考え，朝1回点眼が推奨されている．また，PG関連薬配合剤はβ遮断薬としてチモロールが使用されていたが，2017年には持続化剤が添加されたISA(内因性交感神経刺激様)作用を有するカルテオロールとラタノプロストの配合剤が発売されたため，角膜障害軽減・眼圧下降効果の維持や全身副作用の軽減などの効果が期待される．

**（ii）炭酸脱水酵素阻害薬＋交感神経β遮断薬**

ドルゾラミドとチモロールの配合剤であるコソ

表 4. 緑内障治療薬 配合剤の種類(国内)

|  |  | PG 関連薬＋β遮断薬 | | | | CAI＋β遮断薬 | |
|---|---|---|---|---|---|---|---|
|  |  | ミケルナ | ザラカム | デュオトラバ | タプコム | コソプト | アゾルガ |
| 有効成分 | β遮断薬 | 持続性カルテオロール塩酸塩 2% | チモロールマレイン酸塩 0.5% | | | | |
| | PG or CAI | ラタノプロスト 0.005% | ラタノプロスト 0.005% | トラボプロスト 0.004% | タフルプロスト 0.0015% | ドルゾラミド塩酸塩 1% | ブリンゾラミド 1% |
| 作用機序 | | 房水産生抑制＋房水流出促進 | | | | 房水産生抑制 | |
| 用法 | | 1日1回点眼 | | | | 1日2回点眼 | |
| pH | | 6.0〜6.7 | 5.8〜6.2 | 6.5〜7.0 | 6.7〜7.2 | 5.5〜5.8 | 6.7〜7.7 |
| 貯蔵法 | | 室温 | 2〜8℃ | 室温 | 室温 | 室温 | 室温 |
| ベンザルコニウム塩化物(BAC) | | なし | あり | なし＊ | あり | あり＊＊ | あり |

＊POLYQUAD 含有
＊＊コソプトミニは防腐剤フリー

表 5. 炭酸脱水酵素阻害内服薬の副作用・慎重投与・禁忌(文献14 より改変)

| 副作用 | 慎重投与 | 禁忌 |
|---|---|---|
| 四肢の知覚異常（しびれ感）<br>多尿・頻尿<br>電解質異常<br>消化器症状（食欲不振，下痢，味覚異常，悪心，嘔吐，便秘）<br>頭痛，めまい，倦怠感<br>尿路結石，急性腎不全<br>肝機能障害<br>血糖値上昇・低下，尿糖<br>高尿酸血症<br>光線過敏症<br>発疹，発熱<br>再生不良性貧血，溶血性貧血<br>無顆粒球症，血小板減少性紫斑病<br>Stevens-Johnson 症候群<br>中毒性表皮壊死症 (TEN：toxisic epidermal necrolysis) | 肝疾患・肝機能障害<br><br>糖尿病<br><br>重篤な高炭酸ガス血症（閉塞性肺疾患）<br><br>重篤な冠動脈／脳動脈硬化<br><br>ジギタリス剤・糖質コルチコイド剤・ACTH 投与中<br><br>減塩療法中<br>高齢者・妊婦・小児 | 本剤の成分またはスルフォンアミド系薬剤に対する過敏症<br>高度の肝機能障害・肝硬変<br>無尿・急性腎不全・重篤な腎障害<br>高塩素血症性アシドーシス<br>低ナトリウム血症<br>低カリウム血症<br>副腎機能不全<br>Addison 病 |

プト®とブリンゾラミドとチモロールの配合剤のアゾルガ®が使用可能である．ドルゾラミドが3回点眼であったがコソプト®は2回点眼となりブリンゾラミドの2回点眼と点眼回数の差がなくなった．しかし，単剤の特徴がそのまま残るため，コソプト®は刺激感が強くアゾルガ®は異物感が強いと報告されている[13]．それぞれの特徴を理解して症例に合った点眼を使用する．

c) その他の薬剤

複数の点眼薬を使用しても眼圧コントロールが不能な場合は，炭酸脱水酵素阻害薬の内服や高浸透圧剤の点滴注射や内服を行う（表1）．

(i) 炭酸脱水酵素阻害薬

アセタゾラミド1錠 250 mg を1日 250〜1,000 mg が使用される．点眼薬と異なり，全身状態への配慮や全身副作用の対応が必要となる（表5）[14]．このため，長期間の内服を行う場合には，低カリウム血症予防のため，アセタゾラミド 250 mg に対して塩化カリウム（スローケー®1錠 600 mg）や L-アスパラギン酸カリウム（アスパラカリウム®1錠 300 mg）600 mg 程度の併用処方や，代謝性アシドーシス補正・尿路結石予防のため，クエン酸カリウム1日3g の併用が行われる．連用の場合には腎機能に関して定期的な血液・尿検査を行い，血尿・結晶尿・乏尿などが出現した場合

は投与を中止する．

### （ⅱ）注射薬

高浸透圧薬としてマンニトール，グリセロール，イソソルビドがある．眼圧下降を得るためには投与時間を短くすることが多く，内服薬以上に全身状態への配慮や副作用への対応が必要となる．

**マンニトール**：20％マンニトール溶液を1回1.0〜3.0 g/kgを30〜45分で点滴静注する．1日量は200 g（1,000 m$l$）までとする．眼圧が最低値に達するのは60〜90分後で眼圧下降の持続時間は4〜6時間である．

**グリセロール**：300〜500 m$l$を45〜90分で点滴静注する．点滴開始から10分後に眼圧下降が生じ，30〜135分後に最低眼圧に達する．効果持続時間は5時間である．

**イソソルビド**：70％溶液70〜140 m$l$を1日2〜3回に分けて投与する．投与後約1時間で最低眼圧に達し，効果持続時間は3〜5時間である．副作用には，アナフィラキシー，心不全，発熱，昏迷，下痢，頭痛，頭蓋内出血，脳梗塞，肺水腫，腎不全，死亡の報告があるが，めまい，悪心，嘔吐，下痢などが一般的である．マンニトールとグリセロールの眼圧下降効果はほぼ同等であるが，眼圧下降効果の発現はマンニトールが急速であるが，浸透圧利尿が強いため心不全，腎障害，電解質異常を生じやすい．一方，グリセロールは肝臓において代謝されるため腎障害が生じにくいため高齢者にはよいが糖尿病患者への使用には注意が必要である[15]．

## 5．薬物治療の手順

治療スケジュールは，基本的に「緑内障診療ガイドライン」に従って行う（図2）[16)17)]．

①症例の状態により可能な場合は無治療時眼圧の測定を行い，目標眼圧を設定して点眼治療を開始する．目標眼圧を設定する際に考慮すべき因子は緑内障病期，無治療眼圧レベル，年齢・余命，他眼の状況，家族歴，その他の危険因子である．

②第一選択薬から開始して，目標眼圧に達するように点眼薬の変更あるいは追加を行う．

③治療効果判定により治療の継続あるいは変更・追加治療を行う．

④必要に応じて目標眼圧の再評価を行う．目標眼圧の再評価の際に考慮するべき因子は，経過中の緑内障進行程度，治療による副作用の存在，QOL，アドヒアランス／コンプライアンス，その他の危険因子，目標眼圧達成のための得失のバランスなどである．

⑤耐容可能な最大限の点眼・内服治療によって眼圧のコントロールが不能で，かつ視野障害が進行する場合はレーザー治療・手術治療を検討する[2)16)]．

### （ⅰ）第一選択薬

一般的には強力な眼圧下降作用と1日1回の点眼回数，副作用が局所的である，昼夜の認知内変動に関係なく一定の眼圧下降効果が得られることからプロスト系PG関連薬が使用される．しかし比較的眼圧の低い場合は，若年者で片眼使用例，視野障害が軽度の場合などは，眼瞼色素沈着などの局所副作用を避けるため，$\beta$遮断薬や，$\alpha\beta$遮断薬，ウノプロストンなどの使用も考慮すべきである．

### （ⅱ）第二・三選択薬

第1剤として房水流出促進による強力な眼圧下降効果を有するPG関連薬を使用した場合は，房水産生抑制による眼圧下降効果と副作用などの関係で$\beta$遮断薬（$\alpha\beta$遮断薬）と炭酸脱水酵素阻害薬が使用されることが多い．どちらの薬剤もメタアナリシスでは同等の眼圧下降効果（炭酸脱水酵素阻害点眼薬：-2.68〜-2.98 mmHg，交感神経$\beta$遮断薬：-2.51〜-3.12 mmHg）が報告されている[18)]．また，2剤で十分な眼圧下降効果が期待できない場合は，単剤を3剤とするよりも，点眼回数の減少と角膜障害，アドヒアランスの向上などを考慮して，PG関連薬＋$\beta$遮断薬の配合剤と炭酸脱水酵素阻害薬，あるいはPG関連薬と$\beta$遮断薬＋炭酸脱水酵素阻害薬の配合剤が選択されることが多い．

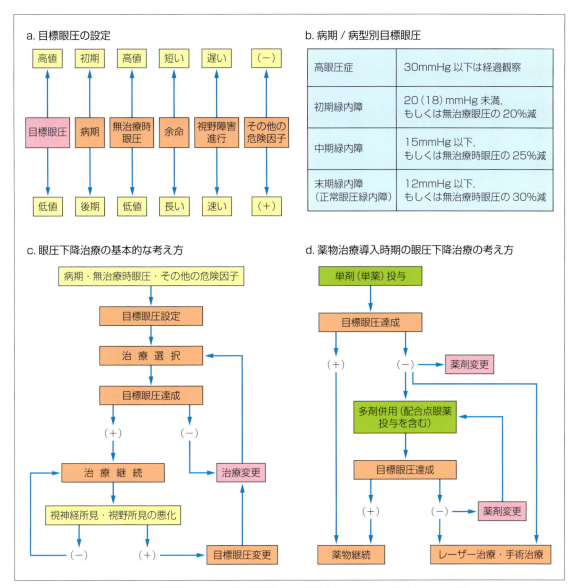

図 2. 原発開放隅角緑内障(狭義)の治療ガイドライン(文献 16, 17 より)

### (ⅲ) 第四選択薬

使用可能な PG 関連薬, 交感神経 β 遮断薬, 炭酸脱水酵素阻害薬の組み合わせにて十分な眼圧下降が得られない場合, 4 剤目として, 点眼回数が 2 回で全身副作用が少ない, 交感神経 $α_1$ 遮断薬, $α_2$ 作動薬あるいは ROCK 阻害薬の追加使用が一般的である. また, 作用機序の違いにより副交感神経刺激薬が著効を示す症例もあるため, 縮瞳による暗黒感や近視化などの副作用と 1 日 4 回の点眼回数が許容できれば, ピロカルピンの使用も検討すべきである. ピロカルピンは 0.5, 1, 2, 3, 4% の 5 種類の濃度があるが, 一般的には 2% か 1% が使用される. 眼圧下降効果は 60 分後から発現して 4~8 時間持続するため 1 日 3~4 回の点眼が必要となるが, 1 日 2 回点眼のピロカルピンとチモロールの配合剤の報告[19]もあり, 4 剤目, 5 剤目としての使用であれば 4 回点眼が難しい症例の場合には 2 回点眼も行っている.

### おわりに

緑内障治療の目的は眼圧をコントロールすることではなく, 患者が可能な範囲での quality of vision (QOV) と quality of life (QOL) の維持である. 現状では緑内障に対するエビデンスのある治療法

は眼圧下降のみである．しかし，賛否両論はあるが緑内障治療薬には神経保護や眼循環改善などの副次的な効果も報告されており，経過観察中は眼圧の上下だけでなく，このような希望のある効果を期待して患者の治療モチベーションを上げることも必要である．また，緑内障の治療は一生にわたるため末期の QOV や QOL の改善にも理解を示すことが大切である．

## 文　献

1) Iwase A, Suzuki Y, Araie M, et al：Tajimi Study Group, Japan Glaucoma Society. The prevalence of primary open-angle glaucoma in Japanese：the Tajimi Study. Ophthalmology, **111**(9)：1641-1648, 2004.
2) 日本緑内障学会緑内障診療ガイドライン作成委員会：緑内障診療ガイドライン第 3 版，日眼会誌，**116**：5-46, 2012.
3) Gordon MO, Beiser JA, Brandt JD, et al：The Ocular Hypertension Treatment Study：baseline factors that predict the onset of primary open-angle glaucoma. Arch Ophthalmol, **120**(6)：714-720, 2002.
4) Kawase K, Tomidokoro A, Araie M, et al：Tajimi Study Group.；Japan Glaucoma Society. Ocular and systemic factors related to intraocular pressure in Japanese adults：the Tajimi study. Br J Ophthalmol, **92**(9)：1175-1179, 2008.
5) 古賀貴久，谷原秀信：緑内障と眼圧の季節変動．臨眼, **55**(8)：1519-1522, 2001.
6) 狩野　廉，桑山泰明：正常眼圧緑内障の眼圧日内変動．日眼会誌，**107**(7)：375-379, 2003.
7) Sawada A, Yamamoto T：Comparison of posture-induced intraocular pressure changes in medically treated and surgically treated eyes with open-angle glaucoma. Invest Ophthalmol Vis Sci, **55**(1)：446-450, 2014.
8) 中村　誠：ガイドラインに準拠した薬物治療の考え方．All About 開放隅角緑内障(山本哲也，谷原秀信編)，医学書院, pp. 246-254, 2013.
9) 相原　一編：専門医のための眼科診療クオリファイ 11　緑内障薬物治療ガイド，中山書店, 2012.
10) 富所敦男，新家　真：交感神経遮断薬．緑内障(北澤克明監)，医学書院, pp. 330-338, 2004.
11) Stewart WC, Sharpe ED, Stewart JA, et al：Additive efficacy of unoprostone isopropyl 0.12%（rescula）to latanoprost 0.005%. Am J Ophthalmol, **131**(3)：339-344, 2001.
12) Herndon LW, Asrani SG, Williams GH, et al：Paradoxical intraocular pressure elevation after combined therapy with latanoprost and bimatoprost. Arch Ophthalmol, **120**(6)：847-849, 2002.
13) 永山幹夫，永山順子，本池庸一ほか：ドルゾラミド・チモロール配合点眼液とブリンゾラミド・チモロール配合点眼液の切り替え効果．あたらしい眼科, **32**：883-888, 2015.
14) 谷戸正樹：炭酸脱水酵素阻害薬／副作用とその対処．専門医のための眼科診療クオリファイ 11　緑内障薬物治療ガイド(相原　一編)，中山書店, pp. 159-163, 2012.
15) 結城賢弥：高浸透圧薬．専門医のための眼科診療クオリファイ 11　緑内障薬物治療ガイド(相原　一編)，中山書店, pp. 1183-1186, 2012.
16) 山本哲也：薬物治療ガイドライン／眼圧下降．専門医のための眼科診療クオリファイ 11　緑内障薬物治療ガイド(相原　一編)，中山書店, pp. 7-11, 2012.
17) 森　和彦：目標眼圧の設定．専門医のための眼科診療クオリファイ 11　緑内障薬物治療ガイド(相原　一編)，中山書店, pp. 17-20, 2012.
18) Tanna AP, Rademaker AW, Stewart WC, et al：Meta-analysis of the efficacy and safety of alpha2-adrenergic agonists, beta-adrenergic antagonists, and topical carbonic anhydrase inhibitors with prostaglandin analogs. Arch Ophthalmol, **128**(7)：825-833, 2010.
19) Kałuzny J, Sobecki R, Czechowicz-Janicka K, et al：Efficacy and safety of latanoprost versus pilocarpine/timolol maleate fixed combination in patients with primary open-angle glaucoma or ocular hypertension. Acta Ophthalmol, **86**(8)：860-865, 2008.

特集／眼科における薬物療法パーフェクトガイド

緑内障

# 正常眼圧緑内障の治療

雲井美帆[*1]　三木篤也[*2]

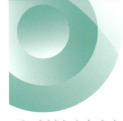

**Key Words :**　ベースライン眼圧(baseline intraocular pressure), 目標眼圧(target intraocular pressure), リスクファクター(risk factor), 副作用(side effect), アドヒアランス(adherence)

**Abstract :** 緑内障の治療目的は患者の視機能を維持することであり, 現在有効性が確立されている治療は眼圧下降のみである. 正常眼圧緑内障の治療の第一選択は薬物治療であり, さまざまな薬剤を組み合わせて治療を行う. 治療の際に重要なのがベースライン眼圧の把握と目標眼圧の設定である. 日日変動の影響を少なくするため3回以上の測定を行いベースライン眼圧を決定する. ベースライン眼圧, 重症度, リスクファクターなどの因子から目標眼圧を設定し, 点眼加療を開始する. 点眼開始後は眼圧下降効果, 副作用を経過観察しながら目標眼圧までの眼圧下降を行う. 目標眼圧到達後は緑内障の進行がないかを判定しながら, 目標眼圧, 点眼, 副作用などをその都度評価し直す必要がある. 緑内障点眼にはさまざまな作用機序のものがあり, それらをうまく組み合わせて治療を行うことが重要である.

## はじめに

　現在, 緑内障に対して有効とされているエビデンスのある治療は眼圧下降のみである. 緑内障の治療の第一選択は薬物治療とされているが[1], 正常眼圧緑内障においても, 治療の第一選択は薬物治療である. 薬物治療によって視野障害が進行しないような眼圧(健常眼圧)まで下降させることを目標とするが, その目標眼圧は人によってさまざまである. 正常眼圧緑内障患者においてベースライン眼圧から30％の眼圧下降で有意に視野障害進行を抑制したという報告があり[2], 20～30％の下降を目安とする. 目標眼圧はベースライン眼圧や重症度を考慮して決定し, 治療開始後は進行の有無を評価し, 適宜治療を変更する必要がある.

## 正常眼圧緑内障とは

　一般的に正常眼圧緑内障とは原発開放隅角緑内障(広義)のうち眼圧が常に21 mmHg以下のものである. 多治見スタディによると, 40歳以上の開放隅角緑内障の有病率は3.9％で3.6％が正常眼圧緑内障, 0.3％が狭義開放隅角緑内障であり, 日本人の開放隅角緑内障のうち最も多くを占めている[3]. 久米島スタディでも, 同年代の開放隅角緑内障は4.0％, 正常眼圧緑内障では3.3％で0.7％が狭義開放隅角緑内障であった[4]. 正常眼圧緑内障の確定診断は基本的に除外診断である. 具体的には続発緑内障, 閉塞隅角緑内障, 狭義開放隅角緑内障などを除外する. 他の眼圧上昇をきたす疾患がないことを確認することで続発緑内障を否定し, 隅角検査では開放隅角を確認し, 閉塞隅角緑内障の除外を行う. これらを除外することで正常眼圧緑内障と診断することができる.

[*1] Miho KUMOI, 〒540-0006　大阪市中央区法円坂2-1-14　国立病院機構大阪医療センター眼科
[*2] Atsuya MIKI, 〒565-0871　吹田市山田丘2-15　大阪大学医学部附属病院眼科, 講師

表 1. 目標眼圧の設定

| ベースライン眼圧 | 低 | 高 |
|---|---|---|
| リスクファクター | あり | なし |
| 中心角膜厚 | 薄 | 厚 |
| 重症度 | 重症 | 軽症 |
| 目標眼圧 | 低く | 高く |

## 治療戦略を立てる

正常眼圧緑内障の治療は眼圧下降を目標とするが,視機能を維持できる,または緑内障が進行しない眼圧(健常眼圧)は初診時には不明であり,推測する必要がある.初回治療開始時の目標眼圧はベースライン眼圧から20～30%の下降を目安とするが,重症度,リスクファクターなどの因子を考慮して表1のように設定する.

眼圧には日内変動,日日変動があるため外来で複数回(3回以上)眼圧を測定し,その平均をベースライン眼圧に設定するが,その値が低いほど健常眼圧が低いと考えられるため目標眼圧は低く設定する.また,病期の進行によっても視神経の眼圧への抵抗性が弱まると考えられるため,進行期には目標眼圧を低く設定する必要がある.具体的には目標眼圧は,Ⅰ期(ゴールドマン視野正常)で19 mmHg,Ⅱ期(孤立暗点,弓状暗点,鼻側階段のみ)で16 mmHg,Ⅲ期(視野欠損1/4以上)で14 mmHg[5]を目安とする.近視,家族歴,高齢なども リスクファクターであり,このようなリスクファクターがある症例では目標眼圧を低く設定する.中心角膜厚が薄いほど眼圧が過少評価されるため,目標眼圧をより低くする必要がある.円錐角膜など角膜が菲薄化している症例や角膜浮腫がある症例ではベースライン眼圧,眼圧の評価も注意が必要である.

## 治療薬

目標眼圧の設定後は治療薬を選択する.正常眼圧緑内障ではプロスタグランジン関連薬が第一選択薬となるが,眼や全身の合併症を考慮して適宜変更する.それぞれの薬物の特徴を以下に述べる.

プロスタグランジン関連薬は正常眼圧緑内障の第一選択薬である.ぶどう膜強膜流出路を介した房水流出促進によって眼圧を下降させ,単剤で20～30%程度の眼圧下降が可能である[6].点眼開始から効果の発現まで時間がかかることもあるので[7],点眼開始後1～3か月で効果を判定する.1日1回の点眼であり,血漿半減期が10数分と短いため全身の副作用が少ないとされているが,子宮収縮や血管収縮を起こす可能性があり妊婦への使用は避けたほうがよい.薬剤耐性が少なく,効果が減弱しにくいことも特徴である.

虹彩炎やぶどう膜炎では炎症再燃や眼圧上昇を起こす可能性があり,既往がある人には慎重な投与を行う必要がある.黄斑浮腫,薬剤性角膜障害,睫毛増加,睫毛乱生,色素沈着,上眼瞼溝深化などの副作用がある(表2).

第二,第三選択薬として交感神経β受容体遮断

表 2. 緑内障点眼副作用

| | 眼 | 全 身 |
|---|---|---|
| プロスタグランジン関連薬 | 虹彩炎,ぶどう膜炎,黄斑浮腫,薬剤性角膜障害,睫毛増加,睫毛乱生,色素沈着,上眼瞼溝深化 | めまい,頭痛など |
| β受容体遮断薬 | 角膜上皮障害,角膜局所麻酔作用 | 気道狭窄,脈拍低下(喘息には禁忌,心不全は慎重投与),耐糖能異常,倦怠,めまい,失神,インポテンス,幻覚,アレルギー |
| 炭酸脱水酵素阻害薬(点眼) | 角膜内皮障害 | 消化器症状,皮膚症状 |
| 炭酸脱水酵素阻害薬(内服) | 目のかすみ | 手足のしびれや胃腸障害,代謝性アシドーシス,尿路結石 |
| $α_2$受容体選択性交感神経刺激薬 | 充血,アレルギー,眼瞼炎 | めまい,貧血 |
| ROCK阻害薬 | 眼瞼炎 | まだ報告なし |

表 3. 配合点眼液

| プロスタグランジン関連薬<br>＋β受容体遮断薬 | デュオトラバ | トラボプロスト | ＋チモロールマレイン酸塩 |
|---|---|---|---|
| | ザラカム | ラタノプロスト | ＋チモロールマレイン酸塩 |
| | タプコム | タフルプロスト | ＋チモロールマレイン酸塩 |
| 炭酸脱水酵素阻害薬<br>＋β受容体遮断薬 | コソプト | ドルゾラミド塩酸塩 | ＋チモロールマレイン酸塩 |
| | アゾルガ | ブリンゾラミド | ＋チモロールマレイン酸塩 |

薬や炭酸脱水酵素阻害薬が挙げられる.

β受容体遮断薬は毛様体でのcAMP産生阻害によって房水産生を抑制し,眼圧を下降させるが,夜間の房水産生抑制効果が少なく,夜間の眼圧下降は少ない[8].1日1～2回の点眼で局所の副作用が少ないが,全身性副作用として気道狭窄があるため閉塞性呼吸器疾患(喘息)では禁忌である.また,脈拍低下をきたすため,心疾患(心不全,房室ブロック,徐脈)の患者では注意が必要である.そのほかにも耐糖能異常,倦怠,めまい,失神,インポテンス,幻覚,角膜上皮障害,アレルギーなどの副作用がある.母乳に移行しやすく,授乳中の使用は控えたほうがよい.また,長期の点眼継続によって効果の減弱がみられることがある.

炭酸脱水酵素阻害薬は毛様体上皮の炭酸脱水酵素を阻害し,房水産生を抑制し,眼圧を下降させる.内皮のポンプ機能も障害されるため角膜内皮障害のある人や術後患者には使用しづらい.1日2,3回の投与で全身的副作用は少ないとされているが,ラットで催奇形性が報告されており,妊婦には使用できない.

上記の3剤を用いて効果が出にくい場合にはその他の薬(ブリモニジン($\alpha_2$受容体選択性交感神経刺激薬),リパスジル(ROCK阻害薬)追加を検討する.ブリモニジンは交感神経$\alpha_2$受容体を選択的に刺激し,房水産生抑制とぶどう膜強膜流出路促進による眼圧下降を示す.小児では血液脳関門が未発達なため,徐脈などの重篤な副作用をきたす可能性があり使用できない.長期の点眼によって,充血,アレルギー,眼瞼炎などを起こすことがあり注意が必要である.また傾眠,眼瞼収縮,結膜蒼白化,散瞳,tachyphylaxis,ドライマウスなどの副作用もある.リパスジルはROCK阻害作用による線維柱帯流出路の促進によって眼圧を下降する.使用による眼瞼炎がみられることがあるが,全身的な副作用についてはあまり報告されていない.

1剤で眼圧下降効果が不十分なもの,進行があるものは多剤併用療法を行う.プロスタグランジンのみで効果不十分であればβ受容体遮断薬か炭酸脱水酵素阻害薬を追加する.交感神経β遮断薬と交感神経刺激薬の併用や経ぶどう膜強膜流出を増加するプロスタグランジン関連薬と経ぶどう膜強膜流出を減少するピロカルピンの併用などは相反する作用であり効果は少ない可能性もあるが,実際に使用して効果を確認する必要がある.ただし,同じ薬理作用の薬剤は併用すべきでなく,2種類の交感神経β遮断薬の併用や炭酸脱水酵素阻害薬の点眼,内服やプロスタグランジン関連薬内での併用がないように注意する必要がある.目標眼圧に到達できるように薬剤変更,追加を行う.

多剤併用が必要な症例に対しては,現在では配合剤を選択することも可能である.配合剤には現在,表3のようなものがある.配合剤の使用により,点眼回数が減少しアドヒアランスが改善する可能性があり,また経済的な負担の軽減にもなる.一方で,薬剤効果や副作用がいずれの薬剤が原因であるか不明瞭になる可能性があり,点眼を変更する際に問題になる場合がある.

点眼以外に眼圧下降内服薬も使用される.アセタゾラミドは経口炭酸脱水酵素阻害薬であり,低カリウム血症を起こすため,使用時にはカリウムもしくはクエン酸カリウムナトリウムの内服を併用する.手足のしびれや胃腸障害,代謝性アシドーシス,尿路結石などを起こす可能性があり,長期連用する場合は副作用の出現に注意する必要がある.また,腎障害肝障害患者や,尿路結石の既往がある患者への投与時には注意が必要である.

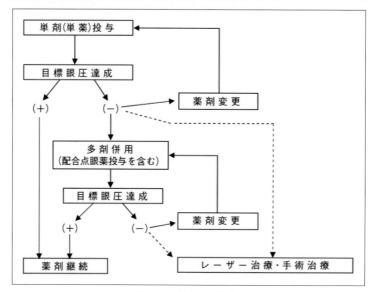

図 1. 眼圧下降治療

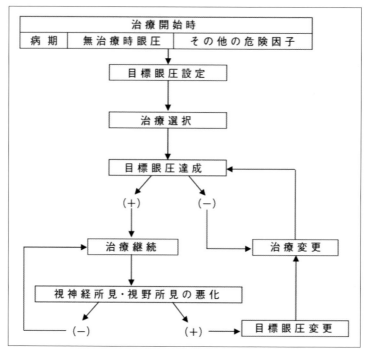

図 2. 眼圧下降治療方針

正常眼圧緑内障は眼圧非依存因子の影響も考えられるため，神経保護作用のある薬物開発が望まれるが，現在ヒトを対象とした臨床試験で緑内障に対する有効性が確立された神経保護薬剤は存在せず，エビデンスのある治療は眼圧下降のみである．今後の神経保護治療の開発が期待される．

### フォローアップ

薬剤開始後には効果判定が必要である．投与開始後の診察では，眼圧下降効果と合併症の有無を確認して現行の治療を継続するか，薬剤を変更，追加をするかを検討する(図1)．

眼圧については治療開始前のベースライン眼圧

と，点眼開始後の眼圧の2～3回の平均を比較して効果を判定する．目標眼圧に到達している場合は現行の薬剤を継続し，到達していない場合には，配合点眼薬を含む多剤併用療法を行う，または薬剤の変更を行う．プラスタグランジン関連薬で効果が不十分な場合は，β受容体遮断薬，炭酸脱水酵素阻害薬の追加，またはほかのプロスタグランジン関連薬への変更を検討する．

合併症については充血や炎症などのプロスタグランジンに共通の副作用で点眼継続が困難な場合は他の種類への変更を検討する．薬剤性角膜障害は主剤による毒性の場合と，防腐剤によるものがあり，ほかのプロスタグランジン関連薬への変更を考える．合併症なく目標眼圧に到達できるまで上記を繰り返す．

上記のようにして当初の目標眼圧が達成され，治療方針が決まったのちも，緑内障進行の有無を確認し，その結果によりさらに治療方針を見直す必要がある(図2)．緑内障進行の有無は，眼底，視野，OCTなどを用いて行われるが，最も標準的な方法は視野による進行判定である．治療開始数か月後に視野を再検し，進行の有無を確認する．MDスロープなどのトレンド解析とGPAなどのイベント解析により進行がみられる場合にはさらに目標眼圧を低く設定し直し点眼を追加または変更する．

治療効果を維持するためには，薬剤そのものの効果だけでなく，その薬剤が適切に使用されていること，すなわちアドヒアランスも重要であるので，患者のアドヒアランスを把握し，教育を行うことも必要である．1剤ではコンプライアンス良好な患者であっても点眼の種類が増加するとアドヒアランス不良になるという報告がある[9]．アドヒアランス不良例においては，点眼回数や本数によってアドヒアランスにも影響があるため，場合によって薬剤を変更するなどの対応により改善することも可能である．また，角膜上皮障害，充血，アレルギー，上眼瞼溝深化(deeping of upper eyelid sulcus：DUES)などの副作用は，薬剤開始当初にはみられていなくとも，経過中に発生することもあるので，点眼開始後の経過観察中にも常に副作用の有無を確認し，副作用がみられれば薬剤の変更を検討する．

## まとめ

正常眼圧緑内障に対しては，まず他の病型の緑内障の除外を行い診断する．正常眼圧緑内障と診断後にはベースライン眼圧の測定を行う．ベースライン眼圧から20～30％の下降を目安に病期，リスクファクターも考慮して，目標眼圧を設定する．治療は薬物治療が第一選択であり，中でもプロスタグランジン関連薬が第一選択薬である．第二，三選択薬であるβ受容体遮断薬，炭酸脱水酵素阻害薬やその他の点眼薬を用いて，目標眼圧までの下降を行う．点眼開始後は全身状態や眼局所の副作用，アドヒアランスを考慮しながら点眼薬の調整を行う．緑内障の進行についても定期的に検査を行い，必要に応じて目標眼圧の再設定を行う．

## 文　献

1) 日本緑内障学会：緑内障診療ガイドライン(第3版)．日眼会誌，**116**(1)：6-46，2012.

2) Danias J, Podos SM：Comparison of glaucomatous progression between untreatedpatients with normal-tension glaucoma and patients with therapeutically reducedintraocular pressures. The effectiveness of intraocular pressure reduction in thetreatment of normal-tension glaucoma. Am J Ophthalmol, **127**：623-625, 1999.
   *Summary*　正常眼圧緑内障の薬物治療でエビデンスのある臨床研究．

3) Iwase A, Suzuki Y, Araie M, et al：Tajimi Study Group, Japan Glaucoma Society. The prevalence of primary open-angle glaucoma in Japanese：the TajimiStudy. Ophthalmology, **111**：1641-1682, 2004.

4) Yamamoto S, Sawaguchi S, Iwase A, et al：Primary open-angle glaucoma in a population associated with high prevalence of primary angle-closure glaucoma：the Kumejima Study.

Ophthalmology, **121**：1558-1565, 2014.
5) 岩田和雄，難波克彦，阿部春樹ほか：低眼圧緑内障および原発開放隅角緑内障の病態と視神経障害機構．日眼会誌，**96**(12)：1501-1531, 1992.
6) Cheng JW, Cai JP, Wei RL：Meta-analysis of medical intervention for normal tension glaucoma. Ophthalmology, **116**：1243-1249, 2009.
7) Cheng JW, Wei RL：Meta-analysis of 13 randomized controlled trials comparing bimatoprost with latanoprost in patients with elevated intraocular pressure. Clin Ther, **30**：622-632, 2009.
8) Liu JH, Kripke DF, Weinreb RN：Comparison of the nocturnal effects of once-daily timolol and latanoprost on intraocular pressure. Am J Ophthalmol, **138**：389-395, 2004.
9) Robin AL, Novack GD, Covert DW, et al：Objective measurements of once-daily and adjunctive medication use. Am J Ophthalmol, **144**：533-540, 2007.

特集／眼科における薬物療法パーフェクトガイド

緑内障

# 原発閉塞隅角緑内障の治療

新垣淑邦[*1] 酒井 寛[*2]

**Key Words:** 原発閉塞隅角緑内障 (primary angle closure glaucoma), 急性原発閉塞隅角緑内障 (acute primary angle closure glaucoma), 薬物治療 (medical treatment), ピロカルピン (pilocarpine), ブリモニジン (brimonidine)

**Abstract:** 原発閉塞隅角緑内障の治療は, 隅角の閉塞を解除する手術治療法が第一選択とされ, 薬物治療法は手術を補足するものである. 急性発作 (急性原発閉塞隅角症) に対しては, 速やかな眼圧下降が必要であり, 高張浸透圧薬は硝子体の容積を縮小させるため, 最も眼圧下降効果を有する. また炭酸脱水酵素阻害薬の点滴または内服を併用し房水産生を抑制する. β遮断薬を含むほとんどの抗緑内障薬は併用可能である. 副交感作動薬であるピロカルピンは縮瞳作用があり, 線維柱帯からの房水流出の増加以外に虹彩根部が薄くなり隅角を開大させる効果を有する. 交感神経$α_2$作動薬であるブリモニジンにも弱い縮瞳作用がある. 発作時の強い炎症に対しては, ステロイド点眼を併用する. 薬物療法による隅角閉塞解除後には, 速やかに手術療法を行う. レーザー虹彩切開術により閉塞解除後における残余緑内障においては, 開放隅角緑内障に準じて眼圧下降を目的として薬物治療を行う.

## 閉塞隅角緑内障

### 1. 発症要因と病態

原発閉塞隅角緑内障 (primary angle closure glaucoma : PACG) は緑内障ガイドラインにおいて,「他の要因なく, 遺伝的背景, 加齢による前眼部形態の変化などで惹起される機能的, 器質的な隅角閉塞により眼圧上昇をきたし, 緑内障性視神経症に至る疾患」と提起されている. 解剖学的には, 前房が浅い, 角膜径が小さい, 角膜曲率が小さい, 眼軸が短い, 水晶体の前面曲率が小さい, 水晶体が厚い, 水晶体が前方に位置する, などの特徴があることが知られている. 治療の目的はそれら隅角閉塞の原因を解除することである. 隅角の閉塞機序には, a) 瞳孔ブロック機序, b) プラトー虹彩機序, c) 水晶体因子, d) 毛様体因子, があるが, それらが複合的に関与している. それら閉塞機序は, 前房深度, 眼軸長, 虹彩の厚さ, 形状, 水晶体の厚さ, 毛様体の位置など解剖学的な要素が影響しており, さらに加齢で水晶体厚が厚くなり浅前房をきたすことで隅角閉塞をきたす要因となる (図 1).

一方, 全身投与される薬物には, 閉塞隅角をきたすものも存在する. 気管支拡張吸入薬, うつ病の治療薬 (三環系抗うつ薬, selective serotonin reuptake inhibitor), 感冒薬, 筋弛緩薬, 抗てんかん薬 (トピラマート), 副交感神経遮断薬, 交感神経作動薬は, もともと閉塞隅角の素因を有する場合, 続発閉塞隅角緑内障の原因となりうる.

### 2. 薬物治療概論

PACG の治療としては, 上述した解剖学的な閉

---

[*1] Yoshikuni ARAKAKI, 〒903-0215 沖縄県中頭郡西原町上原 207 琉球大学医学部附属病院眼科
[*2] Hiroshi SAKAI, 同, 准教授

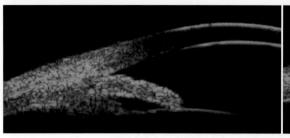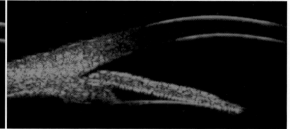

**図 1.** 明暗所での隅角閉塞（超音波生体顕微鏡：UBM）
a：(暗室での検査)隅角部で虹彩が厚く狭く，虹彩根部で角膜面に対し急峻に立ち上がるプラトー虹彩が存在する．
b：(明室での検査)縮瞳で，虹彩は菲薄化，隅角は開大している．

塞機序に対する外科治療を行うことが第一義となる．これは原発開放隅角緑内障の治療では薬物治療が中心であることと異なる点である．閉塞隅角緑内障における薬物治療の選択としては，瞳孔ブロックやプラトー虹彩など虹彩形状への作用，水晶体位置への影響，毛様体脈絡膜剝離の発現や増悪の影響について注意を要する．

薬物治療は，急性緑内障発作時での眼圧上昇を改善し，症状や所見を和らげる目的，あるいは外科的治療後の解剖学的閉塞隅角が解除された後に持続する眼圧上昇に対する眼圧下降目的で行われ，手術治療の補足するものである．実際の薬物の選択は，眼圧下降の強さのみでなく，縮瞳，房水産生抑制，ぶどう膜強膜流出路の増加など，作用機序を考慮して行われることが重要である(表1)．日常診療では治療のメリット，デメリットや有効性，安全性を考慮した結果，外科治療までのつなぎの治療として緑内障点眼薬を使用する場合も存在する．

## 原発閉塞隅角緑内障での薬物療法

### 1．病型における薬物治療

#### a）急性緑内障発作

急性原発閉塞隅角症(緑内障)(acute primary angle closure(glaucoma)：APAC(G))は，急激な眼圧上昇に伴う頭痛，眼痛，霧視，嘔気などの自覚症状を呈する．そのほかに検査所見では浅前房，角膜浮腫，中等度散瞳，毛様充血などが確認できる．急性発作時には，急激な眼圧上昇により虹彩は虚血になるため，対光反射は減弱，あるいは消失する．眼圧上昇が持続すると，短期間で重篤な視機能障害をきたすこともある．

薬物治療の位置づけとしては，可及的速やかに眼圧下降治療を目的として行われる．高張浸透圧薬は眼圧上昇を直接改善するのに最も有効な薬剤である．急速点滴静注により，血液の浸透圧を上げ細胞内液の水分を細胞外液に移行させる．すなわち，眼内の硝子体液を脈絡膜毛細血管に移行する作用を有するため，硝子体容積の減少によって眼圧下降作用を有する．同時に炭酸脱水素酵素阻害薬(アセタゾラミド)の内服または静注を行い，房水産生を抑制し眼圧を下降する．虹彩の虚血に至っていない発症初期には，ピロカルピン点眼単独治療でも縮瞳が得られ，虹彩根部の菲薄化により隅角が開放し眼圧下降が得られることもある．眼圧上昇が比較的長期に及び虹彩の虚血が著明な場合には，ピロカルピンでの縮瞳を得ることが困難となり，眼圧が下降しない状態になりうる．急性発作を再発する可能性もあるため，ピロカルピン点眼，高張浸透圧薬の点滴に加えて，房水産生を抑制するβ遮断薬を含む抗緑内障点眼薬は，散瞳作用を有する薬剤以外，そのほとんどが併用可能である．しかしながら，房水流出の促進するプロスタグランジン関連薬は隅角が閉塞した状態では薬物学的にも無効であることと，有効であった場合でも脈絡膜下液を増加させる可能性を考えると，第一選択薬とはならないと考える．また虹彩の虚血により前房内の炎症および続発する角膜の実質浮腫を生じることが多く，消炎のためにステロイド(ベタメタゾン)点眼を併用する．

薬物治療以外の初期治療として，海外では薬物治療と並行して前房穿刺を行う報告がある[1]．特

表 1. 薬理作用から見た PACG 治療薬：作用機序と注意点

| 分類 | | 薬剤 | 投与 | 作用機序 | 効果・効能 | 禁忌・副作用・注意点 |
|---|---|---|---|---|---|---|
| 副交感作動薬 | | ピロカルピン | 点眼 | 縮瞳<br>房水流出促進 | 虹彩菲薄化<br>隅角開大 | 禁：虹彩炎<br>注：喘息，虹彩後癒着，瞳孔ブロックの増強，悪性緑内障の増悪 |
| 高浸透圧利尿薬 | | マンニトール<br>グリセリン | 点滴<br>静注 | 硝子体容積の縮小 | 眼圧下降<br>隅角開大 | 禁：腎不全，心不全，糖尿病（グリセリン） |
| 交感神経作動薬 | 非選択性 | ジピベフリン | 点眼 | 房水産生抑制<br>房水流出促進 | | 注：散瞳 |
| | $\alpha_1$, $\alpha_2$作動薬 | アプラクロニジン | 点眼 | 房水産生抑制<br>房水流出促進 | レーザー後の一過性眼圧上昇の予防 | 注：散瞳 |
| | $\alpha_2$作動薬 | ブリモニジン | 点眼 | 房水流出促進<br>縮瞳 | 眼圧下降<br>弱い縮瞳による隅角開大 | 注：口渇<br>アレルギー性結膜炎 |
| 交感神経遮断薬 | $\beta$遮断薬 | ベタキサロール | 点眼 | 房水産生抑制 | 眼圧下降 | 禁：心不全，気管支喘息 |
| | | チモロール | 点眼 | | | |
| | | カルテオロール | 点眼 | | | |
| | | ニプラジロール | 点眼 | | | |
| | | レボブノロール | 点眼 | | | |
| 炭酸脱水酵素阻害薬 | | ドルゾラミド | 点眼 | 房水産生抑制 | 眼圧下降 | 禁：腎不全<br>注：角膜内皮減少 |
| | | ブリンゾラミド | 点眼 | | | |
| | | アセタゾラミド | 内服・静注 | | | |
| PG 関連薬 | | ラタノプロスト | 点眼 | 房水流出促進 | 眼圧下降 | 注：隅角が完全に閉塞している急性発作の場合は，理論上無効 |
| | | トラボプロスト | 点眼 | | | |
| | | タフルプロスト | 点眼 | | | |
| | | ビマトプロスト | 点眼 | | | |
| | | ウノプロストン | 点眼 | | | |

に前房穿刺による合併症もなく，速やかに眼痛や頭痛などの症状が改善し，24 時間以内の再発がなかった．また処置後 2 時間は眼圧が 21 mmHg 以下にコントロールが可能，24 時間以内は角膜の透見性も向上したとしている．しかしながら，眼内への処置となるため，感染の危険性には注意が必要で，また瞳孔ブロックを解除するわけではないため，レーザー虹彩切開術(laser iridotomy：LI)が行われるまでは眼圧下降薬の投与が必要である．

また同様に海外では初期治療としてアルゴンレーザー周辺虹彩形成術(ALPI またはレーザー虹彩形成術(LGP))を施行する報告がある[2]．角膜の混濁が改善し LI を施行する前に，既存治療であるピロカルピンの点眼，高張浸透圧液の点滴，炭酸脱水酵素阻害薬の内服を行う場合と，周辺虹彩の全周に隅角形成術を施行した群の比較では，治療開始後の早期(2 時間以内)での眼圧値は ALPI 群が有意に低値であったが，治療開始後 1 日では有意差はなかった．ALPI による特に大きな合併症もみられず，6 か月後の眼圧コントロールにおいても，薬物治療と有意差はみられなかったとされる[3]．これら海外での初期治療は，いずれも房水産生抑制の薬物治療の併用は必要であり，日本緑内障診療ガイドラインには記載されていない点においては留意を要する．

b）（慢性）原発閉塞隅角緑内障((chronic) PACG)

原発性の閉塞隅角があり，緑内障性視神経症を有する状態．手術を行わずに薬物治療を行った場

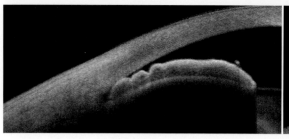
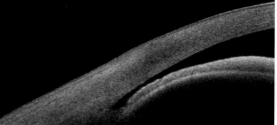

図 2. 瞳孔ブロックに対するピロカルピン点眼の効果(前眼部 OCT)
a:隅角部で虹彩が厚く,隅角は狭くなっている.虹彩の後面が前方に弯曲しており,瞳孔ブロックが存在する.
b:ピロカルピン点眼による縮瞳で,虹彩は菲薄化,隅角は開大している.虹彩がさらに前面へ弯曲し,瞳孔ブロックが増強している.

合,その眼圧コントロールは不良であることが指摘されている[4].薬物治療は,原則的には隅角開大を目的とした LI 後の眼圧コントロールを目的として行われる.LI 後も多くの PACG 眼で,追加治療や濾過手術が必要であったことから,PACG 眼では追加治療が必要と考えてよい[5].LI あるいは外科的虹彩切除術(peripheral iridectomy:PI)が行われ隅角閉塞が解除した後の残余緑内障に対する追加治療としての薬物治療では,開放隅角緑内障と同様にすべての抗緑内障薬の使用が可能である.残存する器質的隅角閉塞の有無,その範囲および眼圧レベルに応じて水晶体摘出術や濾過手術を中心とした緑内障手術治療を行う.

### c)原発閉塞隅角症(primary angle closure:PAC)

原発性の閉塞隅角があり,周辺虹彩前癒着(PAS)を形成,眼圧が上昇している,あるいはその両方を有する場合である.慢性閉塞閉塞隅角緑内障と同様,隅角を開大させる外科治療(LI または PI)を行うことが原則であり,その後も眼圧上昇が持続する場合は,開放隅角眼と同様にすべての薬物治療が可能である.LI 後におけるプロスタグランジン関連点眼薬は原発開放隅角眼に対するのと同様に眼圧下降効果が強く,第一選択薬として用いられることが多い[6].しかしながら,ピロカルピン点眼は散瞳不良,虹彩後癒着,白内障の進行,チン小帯の脆弱化が起こるため,長期使用は避けるべきである.

### 2.緑内障治療薬とその作用機序
#### a)副交感神経作動薬:ピロカルピン点眼

副交感刺激によって,縮瞳および眼圧下降作用,また毛様体筋の収縮により水晶体厚を上昇させ,調節作用を有する.分解酵素であるコリンエステラーゼによって速やかに失活するため,作用時間は短い.眼圧を下降作用は,線維柱帯間隙を開大し房水流出を増加する機序が関与すると考えられている.縮瞳作用は 6 時間以上持続する.PAC 眼,特に APAC 眼における瞳孔ブロック機序に対しては,縮瞳により隅角での周辺虹彩を伸展させ,瞳孔ブロックを解除し,眼圧下降作用を有するとされる(図 2).またアジアに多いプラトー虹彩機序に対しては,毛様体への影響には諸説あり議論が残るが,虹彩厚を薄くすることで隅角を開大し有用であることは明らかである[7].しかしながらピロカルピン点眼では毛様体輪状筋を収縮することで,調節作用(水晶体厚の増加)とともに濃度依存性に浅前房をきたすため,PAC 眼ではさらに眼圧上昇をきたすことが知られている[8].また長期間の使用により,瞳孔縁付近での虹彩裏面と水晶体前面の接触面積が増加し,虹彩後癒着の進行,後房圧上昇に伴い周辺虹彩前癒着や,急性発作を起こす危険性があることにも留意が必要である.

#### b)交感神経 $\alpha_2$ 作動薬:ブリモニジン点眼薬

アドレナリン $\alpha_2$ 受容体の選択的刺激により房水産生の抑制とぶどう膜流出路を増加させて眼圧を下降させるとされる.ブリモニジンは虹彩に存在する $\alpha_2$ 刺激により間接的に $\alpha_1$ 受容体を介する瞳孔散大筋の作用を抑制することで受動的な縮瞳

作用を有する．特に暗室では点眼6時間後でも有意に縮瞳するとされている[9]．その作用機序から調節（水晶体厚の増加）に影響せず，前房深度を低下することもない．開放隅角眼に対しては，前房深度に影響することなく縮瞳が得られ，隅角を開大すると報告されている[10]．眼圧下降作用としては，ピロカルピンと異なり，縮瞳による線維柱帯流出路を促進することによる機序の可能性もある．しかしながら，またピロカルピンに比べて縮瞳効果が小さいため，眼圧上昇や急性発作を予防できるかどうか不明である．隅角開大や房水流出量促進効果の有無を含め，急性発作に伴う眼圧上昇を予防できるのかなど閉塞隅角眼での研究も必要であると考える．

### c）そのほかの緑内障治療薬

房水産生抑制作用（β遮断薬，炭酸脱水酵素阻害薬）の緑内障点眼薬は，APAC眼に対する手術加療までの短期間の眼圧下降の目的で使用される．その場合，隅角閉塞の原因に対する外科治療が行われ，閉塞が解除されてないと眼圧は間歇的，慢性，または急性に上昇し，緑内障性視神経症が進行する可能性がある．房水流出促進薬（プロスタグランジン関連薬）はLIで隅角閉塞が解除されたPAC(G)眼において，房水産生抑制薬（β遮断薬，炭酸脱水酵素阻害薬）と同様に眼圧下降目的で使用される．しかしながら，LIのみでは隅角閉塞が進行し，眼圧コントロールに苦慮することもある．個々の症例に応じて薬物を追加して薬物治療を継続するのか，より隅角の開大に対して効果の強い白内障手術を施行するかの検討が必要である．

### 文 献

1) Lam DS, Chua JK, Tham CC, et al：Efficacy and safety of immediate anterior chamber paracentesis in the treatment of acute primary angle-closure glaucoma；A pilot study. Ophthalmology, **109**：64-70, 2002.
2) Lam DS, Lai JS, Tham CC, et al：Argon laser peripheral iridoplasty versus conventional systemic medical therapy in treatment of acute primary angle-closure glaucoma. Ophthalmology, **109**：1591-1596, 2002.
3) Lai JS, Tham CC, Chua JK, et al：To compare argon laser peripheral iridoplasty (ALPI) in against systemic medications in treatment of acute primary angle-closure：mid-term results. Eye, **20**：309-314, 2006.
4) 安田典子，景山万里子：原発閉塞隅角緑内障の予後（第二報）眼圧に対する長期薬物治療の効果．日眼会誌，**92**：1644-1649，1988.
5) Alsagoff M, Aung T, Ang LP, et al：Long-term clinical course of primary angle-closure glaucoma in an Asian population. Ophthalmology, **107**：2300-2304, 2000.
6) Sakai H, Shinjyo S, Nakamura Y, et al：Comparison of latanoprost monotherapy and combined therapy of 0.5% timolol and 1% dorzolamide in chronic primary angle closure glaucoma(CACG) in Japanese patients. J Ocul Pharmacol Ther, **21**：483-489, 2005.
   *Summary* 瞳孔ブロックが解除されたCACGに対する薬物治療の有用性を述べた文献．
7) Pavlin CJ, Foster FS：Plateau iris syndrome：changes in angle opening associated with dark, light, and pilocarpine administration. Am J Ophthalmol, **128**：288-291, 1999.
   *Summary* プラトー虹彩に対するピロカルピンの有用性を示す文献．
8) Mohamed Q, Fahey DK, Manners RM：Angle closure in fellow eye with prophylactic pilocarpine treatment. Br J Ophthalmol, **85**：1263, 2001.
9) McDonald JD 2nd, El-Moatassem Kotb AM, Decker BB：Effect of brimonidine tartrate ophthalmic solution 0.2% on pupil size in normal eyes under different luminance conditions. J Cataract Refract Surg, **27**：560-564, 2001.
10) Kim JM, Park KH, Kim CY, et al：Effect of brimonidine timolol fixed combination therapy on anterior segment configuration. Jpn J Ophthalmol, **55**：356-361, 2011.
    *Summary* ブリモニジンの瞳孔径と前房形状に及ぼす影響について述べた文献．
11) http://www.eugs.org/eng/egs_guidelines_download.asp

特集／眼科における薬物療法パーフェクトガイド

緑内障

# 続発緑内障の薬物療法

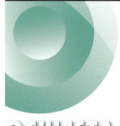

丸山和一*

**Key Words :** 落屑症候群 (exfoliation syndrome), ステロイド緑内障 (steroid induced glaucoma), ぶどう膜炎 (uveitis), ポスナー・シュロスマン症候群 (Posner Schlossman syndrome), 血管新生緑内障 (neovascular glaucoma)

**Abstract :** 続発緑内障は一般的な緑内障治療と異なり，原因疾患の治療も含めた薬物療法が必須となる．続発緑内障には種々の原因があるが，本稿では落屑症候群・ステロイド・ぶどう膜炎 (ウイルス虹彩炎などを含む) における眼圧下降に用いる薬剤について述べる．続発緑内障は高眼圧を維持することが多く，病態の進行が早いため，薬物治療よりも一般的には手術加療が必要となる症例が多い．眼圧をコントロールするには元の疾患の病勢を抑制することが大切であり，落屑症候群を除いては原疾患に対する治療が必要である．また持続する高度の高眼圧を呈する症例が多く，どの薬剤を選択するかというよりも，なるべく眼圧を下げ，視機能と視野を維持するには眼圧下降剤のフルコースが必要となる．ぶどう膜炎による続発緑内障では，非感染性のぶどう膜炎に対してはステロイド剤，感染性ぶどう膜炎には原因微生物に対する薬剤を併用する．本稿の最後には，近年開発された続発緑内障への治療応用が期待される ROCK 阻害剤について少し述べたいと考える．

## はじめに

続発性緑内障とは，他の眼疾患，全身疾患，外傷，薬物 (ステロイド) などが原因で眼圧上昇をきたす疾患であり，狭義の緑内障と異なり，高眼圧ではあるが緑内障性視神経障害を持たない症例を含める．

治療計画を立てるためには眼圧上昇の原因を検索することが最も重要である．続発緑内障には開放隅角型と閉塞隅角型の2つの型が存在し，薬物療法が用いられるのは開放隅角型がほとんどである．本稿では開放隅角型の続発緑内障に焦点をあて，薬物治療を中心に述べたいと思う．代表的な開放隅角型の続発緑内障として，落屑緑内障・ステロイド緑内障・非感染性ぶどう膜炎に伴うもの，感染性ぶどう膜炎に伴うもの，ポスナー・シュロスマン症候群，血管新生緑内障 (開放隅角期) が挙げられる．

## 落屑緑内障

落屑症候群はグリコサミノグリカンなどからなる落屑物質が心臓・肺・肝臓などの全身臓器に蓄積する疾患で，眼では瞳孔縁・水晶体前囊・チン (Zinn) 氏小帯・隅角などに白色のふけ状，顆粒状，膜状の落屑物質が沈着する (図 1-a). また隅角には色素沈着が強くなり，sampaolesi line を認めることがある (図 1-b). 水晶体を支えるチン氏小帯が脆弱で水晶体振盪がみられることもある．眼圧上昇を認めることが多く，その機序は落屑物質の線維柱帯沈着による流出路抵抗による開放隅角機序が多いが，水晶体振盪 (前進) による閉塞機序もある．眼圧の変動が他の緑内障と比べ大きく，緑

---

* Kazuichi MARUYAMA, 〒980-8574 仙台市青葉区星陵町 1-1 東北大学医学部眼科学教室, 講師

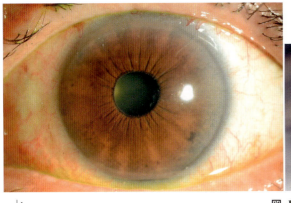 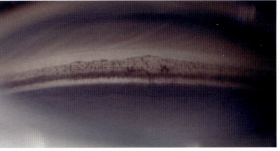

図 1.
a：瞳孔縁・水晶体上に白色の落屑物質を認める．
b：隅角に色素沈着(sampaolesi line)を認める．

内障の視野進行が最も早いといわれている．本病態は年齢に伴い増加する．落屑症候群の約 30％程度が緑内障を併発し，約半数が両眼性である．落屑がある症例では 5 年で 5％，10 年では 15％が発症する．このためこれらの患者には危険性を話して，眼科検査を定期的に受けるように指示することが重要である．

治療は薬物療法の場合は，原発開放隅角緑内障と同様で，一般的に抗緑内障薬であるプロスタグランジン製剤，β ブロッカー，炭酸脱水酵素阻害剤などを使用するが，薬物療法によるコントロールが困難である症例が多く，手術加療（レーザー治療を含む）が必要となることがある．しかし，近年房水流出路促進作用を有する ROCK 阻害剤が落屑症候群や以下に述べるステロイド緑内障に対して効果がある可能性が示唆されている．

## ステロイド緑内障

ステロイド緑内障の病態は線維柱帯への異常細胞基質の沈着（グリコサミノグリカンが沈着），多量の細胞外成分などの沈着により房水流出抵抗が増大することである．ステロイド点眼薬では健常者においても 30〜40％で数 mmHg 以上の眼圧上昇をきたす．しかしステロイド投与により眼圧が上昇するステロイドレスポンダーではさらに高頻度・高度に眼圧が上昇する．点眼以外でもステロイドレスポンダーはもちろん，小児のようなステロイドの影響を受けやすい年齢では，アトピー性皮膚炎などの皮膚科疾患に対する軟膏製剤や全身疾患であるネフローゼ症候群などに対する点滴・内服薬などの全身投与により上昇する．特に小児では 2〜4 週間で眼圧が上昇してくることがあり，ステロイドを使用中は定期的に眼圧検査をする必要がある．眼圧に配慮せずに長期使用すると緑内障を発症し，自覚症状が乏しいために（軽い霧視や頭重感）気が付かないうちに視野障害が進行する．投与期間が短期ならステロイド薬の中止により眼圧は下降するが，長期使用後なら薬物療法による眼圧下降は困難で，手術加療が必要になる症例もある．近年，ROCK 阻害剤が線維柱帯における異常細胞基質の沈着による房水流出路抵抗の減少を誘導し，眼圧を下降させることが報告されているため，ステロイド緑内障への新たな治療薬として期待されている．

## 非感染性ぶどう膜炎に伴う続発緑内障

ぶどう膜炎では血液眼関門の破綻により房水に蛋白や炎症産物が増加し，線維柱帯に蓄積，線維柱帯やシュレム管自体に炎症が起こり，さらには高度の炎症により前房出血をきたし開放隅角機序で眼圧が上昇する．また非感染性ぶどう膜炎では消炎のためのステロイド薬による眼圧上昇効果もある．このようにぶどう膜炎における眼圧上昇には多くの要素が関連し，眼圧の変動も大きいことが多々ある．

サルコイドーシスなどの非感染性・肉芽腫性ぶどう膜炎では隅角に結節を作り，周辺虹彩前癒着（図 2）を示すことが多い．またシュレム管内に肉

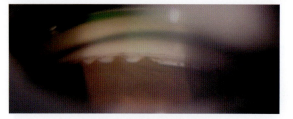

図 2.
隅角に台形状周辺部虹彩前癒着(PAS)を認める.

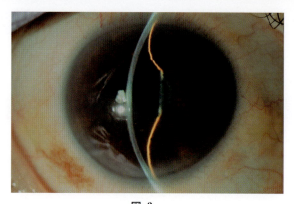

図 3.
水晶体と虹彩が癒着(虹彩後癒着)をきたし, iris bombé となり眼圧上昇をきたしている.

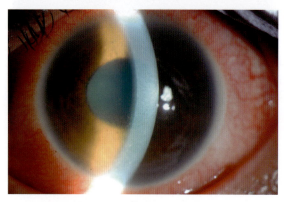

図 4.
高度の前眼部炎症(毛様充血)・角膜後面沈着物を認める. 前房水から VZV DNA を検出

芽腫が作られ流出路の狭窄または閉塞し前房水の排出が妨げられることがある. ベーチェット病などの非感染性・非肉芽性ぶどう膜炎では再発性前房蓄膿などの高度の炎症が認められ, その結果, 虹彩後癒着(iris bombé を誘導:図 3)や周辺虹彩前癒着をきたす. ベーチェット病で再発を繰り返す症例では生物学的製剤であるインフリキシマブやエタネルセプトなどの抗 TNF 阻害剤の使用を早期に考慮する. Vogt-Koyanagi-Harada 病(VKH)では脈絡膜炎症により毛様体が腫脹し水晶体を前方移動させ浅前房をきたし機械的に閉塞隅角型になることがあるため, 早期の消炎が必要になる. しかし治療を施行しても 20% ほどの症例で遷延型の VKH となり, 遷延する前房炎症により線維柱帯・シュレム管の機能障害が起こり眼圧上昇をきたす. この場合は肉芽形成や線維柱帯炎に対するステロイド治療や免疫抑制剤(シクロスポリン製剤など)を使用する. しかし, ステロイドをそれまでに多く使用しているのでステロイド緑内障との鑑別も必要となるが実際臨床の場面では判断が困難である.

ぶどう膜炎に伴う続発性緑内障の薬物治療はステロイド薬などによる消炎, 虹彩前・後癒着を防ぐため瞳孔の管理(トロピカミド), 抗緑内障薬による眼圧下降を行う. 抗緑内障薬は交感神経 β 遮断薬の点眼や炭酸脱水酵素阻害薬の点眼または内服, $α_2$ 受容体刺激薬(ブリモニジン), ROCK 阻害剤などによるが, それでも降圧できない場合は外科的治療が必要である.

## ウイルス性虹彩炎に伴う続発緑内障

ウイルス虹彩炎による続発緑内障は, ヘルペス属が原因となることが多い. 特に単純ヘルペスウイルスや帯状疱疹ウイルス(図 4), さらにはサイトメガロウイルス(CMV)による虹彩炎は高度な眼圧上昇をきたす. そのため適切な診断と治療が必要となる. 適切な診断を行うには, 前房水を使用した PCR 検査が必要であり, ウイルス性虹彩炎を疑った場合は早急に検査を施行することが重要である.

単純ヘルペスや帯状疱疹ウイルスによる炎症はかなり高度で, 角膜後面沈着物は豚脂様の時もあれば虹彩色素を含んだものが認められることが多い. ウイルスによる虹彩炎の眼圧上昇の機序は, 帯状疱疹ウイルスの場合は隅角癒着を引き起こすことがあるが, 隅角癒着がない症例では, 急性の線維柱帯炎と考えられておりどちらの症例でも房水の排出障害が原因として考えられている. 治療としては抗ウイルス剤とステロイドによる炎症抑制が重要である. 薬物治療に反応しない場合は,

手術加療となることがある．線維柱帯炎を起こしていることが多いことから，線維柱帯切開術を選択するよりも線維柱帯切除術を施行することが多い．

薬物治療として，帯状疱疹ウイルスによる虹彩炎(高眼圧を伴う場合)はバルトレックス1,000 mgを1日3回，プレドニゾロン20～30 mgを5日間，その後所見の軽快が得られれば500 mgを1日3回，プレドニンを10～20 mgに減量し，その後プレドニンは漸減していく．点眼としてはリンデロン点眼にゾビラックス眼軟膏5回／日で投与し，炎症が軽快後もゾビラックス眼軟膏の投与は継続する．単純ヘルペスの場合も同様で，初期の治療は帯状疱疹ウイルスによる虹彩炎と同じ治療を行うことが多い．虹彩炎の治療と並行して，抗緑内障薬による眼圧下降を行う．それでも降圧できない場合は炎症の活動性が低下するのを待って外科的治療が必要である．

## ポスナー・シュロスマン症候群

緑内障性毛様体炎とも呼ばれ，軽度の虹彩炎と高度な眼圧上昇を繰り返す特異な症状を呈する．片眼に軽度の視力低下や霧視感を主訴に発症する．前眼部所見として白色の豚脂様の角膜後面沈着物がみられるが(ときにcoin lesionが認められる)，前房細胞や毛様充血は軽度である．隅角は開放で癒着はなく僚眼に比べ色素沈着が少ないことが特徴である．発作時の眼圧は40～60 mmHg程度の高眼圧を呈する．近年発症にはCMV感染などの感染症が関与しているとも報告があるが，ウイルスDNAが検出できない症例もあり機序は不明である．ステロイド薬の点眼と眼圧下降薬またはCMVが確認されたら，抗ウイルス剤(ガンシクロビル)点眼，ときに抗ウイルス剤の内服・点滴の治療を行う．しかし，治療を行わなくても，約1か月以内に発作は改善されることがある．視野障害などを残さずに改善することが多いが，発作を繰り返す場合は視野障害が起こり，再発を繰り返すなら，外科的治療が必要な場合もある．

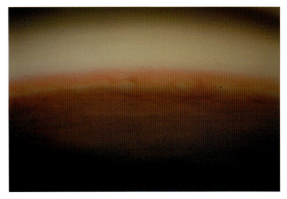

図 5.
隅角に新生血管を認める．虹彩前癒着はなく，開放隅角期である．

## 血管新生緑内障

増殖糖尿病網膜症，網膜静脈閉塞症，眼虚血症候群，ぶどう膜炎などの眼内虚血性疾患において，血管新生因子である血管内皮増殖因子 vascular endothelial growth factor (VEGF) が眼内に拡散し，瞳孔縁や隅角に新生血管を形成させる(図5)．新生血管は虹彩，隅角に進展し，その結果線維性血管膜を形成し，線維性血管膜が収縮し，虹彩を牽引し隅角に周辺虹彩前癒着を形成する．本疾患はしばしば眼圧上昇による眼痛，霧視で発症し，初診時に虹彩や隅角の新生血管，毛様充血，前房フレアが確認されるとかなりの重症であることが推測される．また，病態が進行すると虹彩新生血管による組織変化により瞳孔縁外反を観察されることがある．治療は眼内の虚血状態を改善させ，眼圧を低下させることが必要である．治療には十分な汎網膜光凝固を施行し，網膜の虚血部位を減少・消失させ，それらの部位から発生する血管新生因子を抑制する．ぶどう膜炎などの炎症性疾患ではステロイドなどの抗炎症治療も必要である．原因疾患の治療と同時に点眼・内服などの眼圧下降治療を組み合わせる．また近年 VEGF 中和抗体の硝子体内注射も対症療法としては有効である．特に開放隅角期に投与することで，新生血管による周辺虹彩前癒着を予防し，網膜の虚血状態に対して治療を行うことで高眼圧に移行することが抑制できる．しかし眼圧下降治療としてのピロカルピンなどの縮瞳薬は，むしろ眼炎症を助長し，

かつ虹彩が縮瞳したまま癒着し，後眼部の病態を確認することができないため禁忌である．

## 新規緑内障治療剤 ROCK 阻害剤の 続発緑内障への応用について

ROCK は低分子 GTP 結合蛋白 Rho の標的蛋白として同定されたセリン-スレオニン蛋白リン酸化酵素であり細胞の形態変化などのさまざまな生理機能に関与している．緑内障研究においても Rho/ROCK を阻害することで，線維柱帯部の細胞同士の間隙が広くなり線維柱帯部の房水流出路抵抗を低下させ，眼外への房水排出促進による眼圧低下作用がある．このように，臨床の現場では眼圧下降目的に使用されている．現在臨床にて使用されている ROCK 阻害剤はリパスジルであり，Kaneko らの研究で細胞骨格を変化させ，細胞を収縮させて丸くなり，線維柱帯細胞同士の接着を減少させて房水が細胞間隙を通りやすくなると考えられている．またシュレム管の細胞電荷も下げ，細胞同士の接着を下げて房水が通りやすくなるような作用があることも証明されている．

このようにリパスジルは房水流出路抵抗を低下させ，シュレム管内皮の房水の漏出を促進し，その結果眼圧が下がる機序を利用した薬剤である．このことから房水流出路抵抗が増加する，ステロイド緑内障や落屑症候群，ぶどう膜炎による続発性緑内障によって眼圧が上昇している症例では効果のある可能性がある．

## まとめ

続発緑内障は原因が多彩であり，まずは原因疾患を的確に診断し，治療することが重要である．しかし，ぶどう膜炎続発緑内障のようにステロイド使用後に眼圧が上昇するステロイド緑内障も存在するため，原疾患によるものかそれともステロイドによるものかを鑑別する必要がある．続発緑内障は最終的に手術加療が必要となることが多いため，薬物による眼圧コントロールだけでは完治が困難な印象がある．しかし，手術加療になるまでの間に少しでも眼圧を低く維持し，視神経へのダメージを少なくすることが薬物治療として必要であると考えられる．

特集/眼科における薬物療法パーフェクトガイド

ぶどう膜炎

# ベーチェット病

岩田大樹[*1] 北市伸義[*2]

Key Words: ベーチェット病(Behçet's disease), ぶどう膜炎(uveitis), インフリキシマブ(infliximab), 急性眼炎症発作(ocular attack), HLA

**Abstract**：ベーチェット病は口腔粘膜症状，眼症状，皮膚症状，外陰部症状を4主症状とする慢性再発性の全身性炎症性疾患である．ときに中枢神経，消化管，血管に病変を合併し，生命予後に影響を及ぼすこともある．ベーチェット病の病因はいまだに不明であり，発症には遺伝素因と環境因子の関与が考えられている．近年，本邦では患者数はやや減少傾向にあり，軽症者の割合が増加している．治療に関してはインフリキシマブなどに代表される生物学的製剤の出現により，以前と比べて視力を維持できる例が増えている．しかし治療に無反応もしくは炎症再燃をきたす難治症例も一定の割合で存在する．患者は青壮年での発症が多く，依然として失明率の高い疾患であり，社会的・医療経済的にも重要な疾患である．

## 疫学・背景

　ベーチェット病は口腔粘膜のアフタ性潰瘍，外陰部潰瘍，結節性紅斑などの皮膚症状，ぶどう膜炎などの眼症状を4主症状とする慢性再発性の全身性炎症性疾患である．1937年にトルコのイスタンブール大学皮膚科 Hulsi Behçet's 教授が初めて報告したことが病名の由来である．

　北緯30~45°のヨーロッパ，アジアに多くみられ，日本も好発地域である．特にシルクロードに沿って患者が多いことから別名「シルクロード病」とも呼ばれる．特定の遺伝要因に加えて，何らかの環境要因が関わって発症する多因子疾患と考えられている．

　全国規模のベーチェット病患者数の調査によると，患者数は1972年の調査開始[1]から年々増加してきたが，1990年以降は減少傾向にある．重篤な眼症状を有する患者は男性のほうに多い傾向がある．発症年齢は20~40歳代にピークがみられるが，最近の疫学調査では平均発症年齢は4歳ほど高齢化していた[2]．

## 病因

　ベーチェット病患者ではHLA(human leukocyte antigen：ヒト白血球抗原)-B51の保有頻度が50~70%と高く，なかでもHLA-B*5101が疾患関連遺伝子と考えられている[3]．日本人健常者のHLA-B*51対立遺伝子の保有頻度は約15%もあるが，実際にベーチェット病を発症するのはごく一部であることから，発症には外的要因やHLA-B*51対立遺伝子以外の疾患感受性遺伝子の関与が考えられる．HLAクラスI領域の詳細な多型解析により，日本人ではHLA-A*26保有者も本病の特に眼病変と相関しており，疾患感受性遺伝子の1つであると考えられている[4]．ベー

---

[*1] Daiju IWATA, 〒060-8638 札幌市北区北15条西7 北海道大学大学院医学研究科眼科
[*2] Nobuyoshi KITAICHI, 〒002-8072 北海道札幌市北区あいの里2条5丁目 北海道医療大学個体差医療科学センター眼科，教授/北海道大学病院，客員診療教授

**表 1. ベーチェット病の臨床診断基準**

```
1 主要項目
  (1) 主症状
    ①口腔粘膜の再発性アフタ性潰瘍
    ②皮膚症状
       (a) 結節性紅斑, (b) 皮下の血栓性静脈炎, (c) 毛嚢炎様皮疹, (d) 痤瘡様皮疹
       参考所見；皮膚の被刺激性亢進
    ③眼症状
       (a) 虹彩毛様体炎, (b) 網膜ぶどう膜炎(網脈絡膜炎),
       (c) 以下の所見があれば(a) (b)に準じる.
       (a) (b)を経過したと思われる虹彩後癒着, 水晶体上色素沈着, 網脈絡膜萎縮, 視神経萎縮, 併発白内障, 続発緑内障, 眼球癆
    ④外陰部潰瘍
  (2) 副症状
    ①変形や硬直を伴わない関節炎
    ②副睾丸炎
    ③回盲部潰瘍などの消化器病変
    ④血管病変
    ⑤中等度以上の中枢神経病変
  (3) 病型診断の基準
    ①完全型
       経過中に4主症状が出現したもの
    ②不全型
       (a) 経過中に3主症状, あるいは2主症状と2副症状が出現したもの
       (b) 経過中に定期的眼症状とその他の1主症状, あるいは2副症状が出現したもの
    ③疑い
       主症状の一部が出現するが不全型の条件は満たさないもの, および定型的な副症状が反復あるいは増悪するもの
    ④特殊型
       (a) 腸管ベーチェット病：腹痛, 潜血反応の有無を確認する
       (b) 血管ベーチェット病：大動脈, 小動脈, 大小静脈障害の別を確認する
       (c) 神経ベーチェット病：頭痛, 麻痺, 脳脊髄型, 精神症状など
```

チェット病の全ゲノム網羅的相関解析(genome-wide association study：GWAS)によると, HLA領域以外にIL10およびIL23R-IL12RB2の2遺伝子領域の single nucleotide polymorphism(SNP)が発症に強く相関し, これらの遺伝子変異を介した免疫応答が発症機序に関連している可能性が報告された[5].

IL-10はTh1免疫応答を抑制するサイトカインであるが, その発現低下によりTh1免疫応答は活性化する. IL-12受容体を介したIL-12に対する易刺激性が亢進することでTh1免疫応答は増強する. IL-23受容体はTh17細胞やマクロファージに発現し, Th17細胞は自己免疫疾患の発症, 感染防御に深く関与していることが知られている. IL-23受容体遺伝子の変異によりTh17細胞のIL-23に対する易刺激性が亢進し, 本病の病態形成に関与すると推測される. 疾患関連遺伝子の1つとして報告された endoreticulum aminopeptidase 1(ERAP1)はHLA-B5101と遺伝子相互作用を示すことから特に注目されるが[6], いずれにしても遺伝的素因ではHLA-B51が発症に圧倒的に強い相関を示す.

## 診 断

厚生労働省特定疾患ベーチェット病調査研究班による臨床診断基準(表1)に基づいて, 4つの主症状と5つの副症状から総合的に診断する. 4つの主症状がすべて出現したものは完全型である. 経過中に3つの主症状, あるいは2つの主症状と2つの副症状が出現したもの, 経過中に定期的眼症状とその他の1主症状もしくは2副症状が出現したものは不全型に分類される. 腸管型・血管型・神経型ベーチェット病の症状が伴う場合には特殊型となる. その他に不全型の条件を満たさない疑いに分類されるものもある. 全国疫学調査が継続的に行われており, 本邦では近年, 完全型の割合

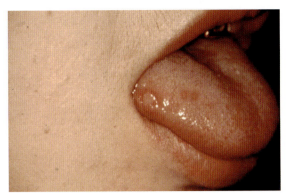

図 1. 口腔内アフタ性潰瘍

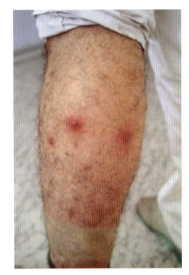

図 2. 結節性紅斑

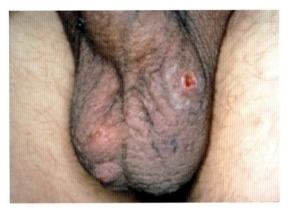

図 3. 外陰部潰瘍

の減少と各症状の軽症化がみられている．完全型の割合は 1972 年の全国疫学調査[1]では男性 50.8％，女性 38.7％，2009 年は男性が 27.9％，女性が 24.3％である[7]．

## 主症状

### 口腔粘膜の再発性アフタ性潰瘍

口唇，頬粘膜，舌，歯肉などの口腔粘膜に辺縁明瞭な有痛性潰瘍を生じる(図 1)．数 mm～2 cm 大までのアフタが多く，円形で黄白色の壊死を伴う．7～10 日で瘢痕を残さず治癒するが，再発を繰り返す．ベーチェット病の 90％以上に生じ，多くの場合は初発症状でもある．ベーチェット病の国際基準では 1 年間に 3 個以上アフタが生じる場合には本疾患を疑うことが提唱されている．

### 皮膚症状

結節性紅斑，皮下の血栓性静脈炎，毛囊炎様皮疹，痤瘡様皮疹などがみられる．結節性紅斑は四肢，特に下腿に好発する(図 2)．境界不鮮明な紅斑で直径 3～5 cm 程度の皮下に硬いしこりとして触知する．1～2 週間で瘢痕を残さずに短期間に治癒することが多い．血栓性静脈炎は四肢の皮下に索状の圧痛のあるしこりとして触れる．毛囊炎様皮疹はニキビ様の膿疱，痤瘡様皮疹は紅色丘疹が顔面，頸部，前胸部，背部などの通常の好発部位以外にも皮疹がみられる．

### 外陰部潰瘍

男性では陰嚢ときに陰茎に，女性では大小陰唇および膣壁などにみられる有痛性の境界明瞭な潰瘍で，60～70％の患者でみられる(図 3)．小児では成人より比較的頻度が低い[8]．

### 眼症状

急性の眼炎症発作を繰り返すことが特徴である．一度眼発作を起こすと，前眼部の炎症は数日～数週，後眼部の炎症は 1 週間～2, 3 か月持続する．眼発作は自然消退するが，炎症を繰り返すことにより，その後遺症が視機能障害へとつながる．

#### 1．眼発作期の症状

##### a）前眼部

再発性前房蓄膿性虹彩毛様体炎としてみられる．前房蓄膿はさらさらとしてニボーを形成することが多く，体位の変動により流動しやすい(図 4)．これに対して急性前部ぶどう膜炎では前房蓄膿の流動性が乏しいので鑑別のポイントになる．

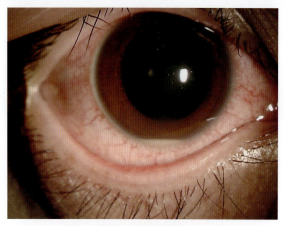

図 4. 前房蓄膿

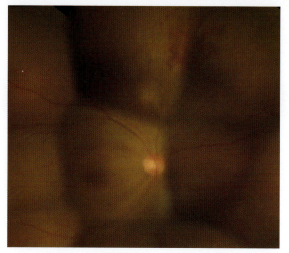

図 5. 眼炎症発作による網脈絡膜炎

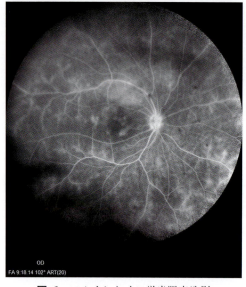

図 6. フルオレセイン蛍光眼底造影

前房蓄膿は1週間前後で消退する．角膜後面沈着物は微細なことが多く，豚脂様にはならない．虹彩後癒着をきたすこともあるため，瞳孔ブロックによる急激な眼圧上昇には注意を要する．その他に炎症後，水晶体上色素沈着や併発白内障などがみられることがある．

### b）後眼部

網膜白斑，網膜出血，網膜浮腫，網膜血管炎，硝子体混濁などの多彩な炎症所見がみられる（図5）．特徴としては，網膜血管周囲炎やびまん性の網膜毛細血管炎が挙げられる．視神経乳頭の発赤や浮腫，嚢胞様黄斑浮腫を合併することも多い．黄斑部を含む後極部に網膜滲出病巣を生じた場合は不可逆性の重篤な視機能障害となり得る．とき

に網膜新生血管を生じ，硝子体出血を起こすこともある．これらの評価にはフルオレセイン蛍光眼底造影検査が有用で，網膜血管周囲炎による血管壁の染色像や，網膜毛細血管炎からの広範にわたる蛍光漏出がシダ状蛍光漏出として検出される（図6）．閉塞性血管炎による網膜無血管領域，網膜新生血管からの蛍光漏出などもみられることがある．眼発作を繰り返すと最終的に網脈絡膜萎縮，網膜血管の白鞘化・白線化，視神経萎縮などが起こり，不可逆的な視力低下になることも多い．

最近，眼炎症発作の新たな評価システムとしてBehçet's disease ocular attack score 24（BOS24）が提唱された．眼発作の程度を24点満点でスコア化し，ベーチェット病眼炎症発作の活動性を評価することができる．評価の際に医師個人による重症度のバラツキが少なく，眼病変の活動性をある程度客観的に評価できる指標である[9]．

## 治療

ベーチェット病の眼症状に対しては，①眼炎症発作時に行う消炎治療，②眼炎症発作を抑制するための継続的な治療，③合併症に対する治療，を行う．

### 1．眼炎症発作に対する消炎

眼炎症発作時には，虹彩後癒着による急性緑内障発作などの合併症を回避し，かつ網脈絡膜炎による不可逆的な網膜障害の軽減を図るため，強力な消炎治療が必要である．前房蓄膿を伴うような

強い虹彩毛様体炎では点眼治療に加えてステロイド薬の結膜下注射を行う．虹彩毛様体炎では，眼炎症発作が強くても白内障や緑内障などの合併症がなければ，炎症の消退後には視力の改善が見込める．一方，眼発作が後極部で重篤な視力障害をきたす可能性が高い場合には，水溶性ステロイド薬の後部テノン囊下注射を連日行う．

## 2．眼炎症発作の抑制

網膜ぶどう膜炎型の眼炎症発作を繰り返すと網膜の機能が障害され，不可逆な視機能障害をきたす．そのため眼炎症発作の頻度・炎症の程度を減弱させるための継続的な眼炎症発作抑制療法を行う必要がある．これまでコルヒチンやシクロスポリンの内服が用いられてきた．近年登場した生物学的製剤は高い有効性を示すため，本疾患の治療の主流となりつつある．

### a）コルヒチン

白血球の遊走を抑制する作用を持ち，痛風の治療薬として用いられる．本邦ではベーチェット病の第一選択薬として用いられてきたが，有効性は部分的な改善が約60%の患者にみられる程度である[10)11)]．初期量として0.5～1.5 mg/日を使用する．副作用として，軟便や下痢などの胃腸障害，ミオパシー，顆粒球減少などがある．自覚症状の現れにくい副作用としては精子形成不全による男性不妊や頻度は低いが催奇形性があるため，内服治療中は避妊が勧められる．

### b）シクロスポリン

T細胞を選択的に阻害する免疫抑制薬でT細胞内のカルシニューリンを阻害する．有効性は著効39%，有効22%，やや有効11%，無効が28%とされている[12)]．シクロスポリンの吸収は個人差が大きいため，使用に際しては薬剤血中濃度のモニタリングを行う必要がある．通常，初期投与量は5 mg/kgを目安として1日2回に分けて内服とする．副作用は腎機能障害が最も多く，シクロスポリンの最低血中濃度トラフ値が150 ng/m*l*以上で維持されると発生頻度が高くなると報告されている．定期的な血液検査(血算，血液生化学的検査，シクロスポリンの血中濃度)，尿検査が必要である．神経ベーチェット様の中枢神経症状の発現頻度が上昇する．神経ベーチェット病には禁忌であり，疑わしい場合にも使用を避ける．

### c）抗TNF-α抗体：インフリキシマブ

腫瘍壊死因子(tumor necrosis factor：TNF)-αに対するキメラ型抗ヒトTNF-α単クローン抗体製剤で，①産生されたTNF-αに結合し，機能しないようにする中和作用，②産生細胞の膜表面に発現している膜結合型TNF-αに結合し，TNF-α産生細胞を破壊する作用，③標的細胞のTNFレセプターに結合したTNF-αを遊離させる作用により効果を発現すると考えられている．

2007年，インフリキシマブは世界で唯一，日本でベーチェット病の難治性ぶどう膜炎に対して保険適用となった．コルヒチン，シクロスポリン，ステロイド薬との併用に関する制限はないが，切り替えで投与するのが一般的である．投与量は5 mg/kgで0，2，6週，以後8週毎の点滴投与を継続する．コルヒチン，シクロスポリンと比較して眼炎症発作の抑制効果が非常に強い[13)]．視機能障害が懸念される重症例においては，早期に導入を検討する必要がある．しかしながら結核をはじめとする各種感染症，投与時反応などに十分に配慮しなくてはならない．導入にあたっては入念なスクリーニング検査を行うとともに，導入後も内科医師と連携して慎重な全身管理が必要である．

また，治療効果減弱例や無効例が10～20%程度でみられる．効果減弱例については再投与直前の眼炎症発作がみられることが多く，体内でインフリキシマブの消費が早くなっている可能性がある．一因として抗インフリキシマブ抗体(ATI)の出現が関与しているといわれている．B型肝炎キャリアなど感染症のためにインフリキシマブの導入ができない症例もあり，このような患者の治療も今後の課題の1つである．

他の抗TNF-α抗体であるアダリムマブやゴリムマブなどについては，保険適応のある関節リウマチなどの疾患で高い有効性が示されている．今

後本病においても治療効果が期待される.

### d）その他に有効性が報告されている治療

インターフェロン（IFN）-α-2a：ヒト遺伝子組み換え IFN-α-2a の皮下注射は，ドイツ，トルコなど海外で難治性ベーチェット病に用いられており，高い有効性が期待できる治療である[14]．しかし，治療開始時の熱発・関節痛などのインフルエンザ様症状，注射部位の発赤は必発であり，白血球減少が 40％で，脱毛は 24％にみられると報告されている．日本での保険適応はない．

### 3．合併症に対する治療

緑内障に対しては，眼圧下降剤の点眼あるいは内服薬を併用するが，十分な効果が得られない場合には線維柱帯切開術，線維柱帯切除術を行う．

手術後に眼炎症発作が誘発されやすいため，長期間眼炎症発作がみられない時期に手術を行うことが望ましく，手術適応は慎重に決定する必要がある．インフリキシマブ治療導入中の患者に対する手術施行時期に関して，明確なエビデンスはないが，投与後 4 週目頃に手術を行うことが望ましいとされている．

### 文　献

1) 清水　保, 山本　俊：ベーチェット病患者全国疫学調査成績. 特定疾患疫学調査協議会, 厚生省特定疾患ベーチェット病調査班. 1974.
2) 稲葉　裕：ベーチェット病全国疫学調査―臨床疫学像. 厚生労働科学研究費補助金（難治性疾患克服研究事業）研究報告書：ベーチェット病に関する調査研究　平成 16 年度総括・分担研究報告書. 91-94, 2005.
3) Gul A, Ohno S：HLA-B*51 and Behçet Disease. Ocul Immunol Inflamm, **20**：37-43, 2012.
4) Meguro A, Inoko H, Ota M, et al：Genetics of Behçet disease inside and outside the MHC. Ann Rheum Dis, **69**：747-754, 2010.
5) Mizuki N, Meguro A, Ota M, et al：Genome-wide association studies identify IL23R-IL12RB2 and IL10 as Behçet's disease susceptibility loci. Nat Genet, **42**：703-706, 2010.
6) Kirino Y, Bertsias G, Ishigatsubo Y, et al：Genome-wide association analysis identifies new susceptibility loci for Behçet's disease and epistasis between HLA-B*51 and ERAP1. Nat Genet, **45**：202-207, 2013.
7) Ohguro N, Sonoda KH, Takeuchi M, et al：The 2009 prospective multi-center epidemiologic survey of uveitis in Japan. Jpn J Ophthalmol, **56**：432-435, 2012.
8) Kitaichi N, Ohno S：Behçet disease in children. Int Ophthalmol Clin, **48**：87-91, 2008.
9) Kaburaki T, Namba K, Sonoda KH, et al：Behçet's disease ocular attack score 24：evaluation of ocular disease activity before and after initiation of infliximab. Jpn J Ophthalmol, **58**：120-130, 2014.
10) Matsumura N, Mizushima Y：Leucocyte movement and colchicine treatment in Behcet's disease. Lancet, **2**：813, 1975.
11) Kötter I, Dürk H, Saal J, et al：Therapy of Behçet's disease. Ger J Ophthalmol, **5**：92-97, 1996.
12) Kotake S, Ichiishi A, Kosaka S, et al：Low dose cyclosporin treatment for ocular lesions of Behçet's disease. Nihon Ganka Gakkai Zasshi, **96**：1290-1294, 1992.
13) Ohno S, Nakamura S, Hori S, et al：Efficacy, safety, and pharmacokinetics of multiple administration of infliximab in Behçet's disease with refractory uveoretinitis. J Rheumatol, **31**：1362-1368, 2004.
14) Kötter I, Zierhut M, Eckstein AK, et al：Human recombinant interferon alfa-2a for the treatment of Behçet's disease with sight threatening posterior or panuveitis. Br J Ophthalmol, **87**：423-431, 2003.

特集/眼科における薬物療法パーフェクトガイド

ぶどう膜炎
# Vogt-小柳-原田病

蕪城俊克*

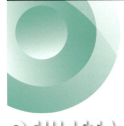

**Key Words**: Vogt-小柳-原田病（Vogt-Koyanagi-Harada disease），メラノサイト（melanocyte），自己免疫疾患（autoimmune disease），ステロイドパルス療法（corticosteroid pulse therapy），免疫抑制剤（immunosuppressants）

**Abstract**：Vogt-小柳-原田病はメラノサイトに対する自己免疫疾患と考えられている全身性炎症性疾患で，頭痛，耳鳴り，難聴，めまいなどに伴って両眼にびまん性網脈絡膜炎や視神経乳頭浮腫を起こす．滲出性網膜剝離を伴うタイプを漿液性網膜剝離型，網膜剝離を認めず視神経乳頭炎を主体とするタイプを視神経乳頭炎型と呼び，後者のほうが再燃を起こしやすい．急性期には蛍光眼底造影で早期像での点状蛍光漏出，後期像での造影剤の網膜下へのpooling，光干渉断層計での脈絡膜の著明な肥厚などがみられることが多く，本症に特徴的である．発症後なるべく早期にステロイド大量全身投与を行うことが推奨される．まずステロイドパルス療法あるいは大量漸減療法を行い，ステロイド内服に切り替えて，経過をみながら半年以上かけて漸減・中止する．ステロイド内服を減量すると再燃を繰り返す遷延例では，免疫抑制剤を併用してステロイド剤を減量する治療が行われる．

## はじめに

Vogt-小柳-原田病（Vogt-Koyanagi-Harada disease：以下，原田病）は，メラノサイトに対する自己免疫疾患が想定されている全身性炎症性疾患である．メラノサイトの分布する全身各所，つまり眼，毛髪，皮膚，内耳，髄膜に炎症所見が出現する．原田病の最初の報告は1906年スイスのVogtによる両眼の虹彩毛様体炎に引き続いて白髪，白毛化を起こした症例である[1]．続いて1914年に小柳らが両眼の虹彩炎に難聴，耳鳴り，脱毛，白髪を伴う症例を報告した[2]．さらに原田が1926年に網膜剝離を伴う両眼急性びまん性網脈絡膜炎を報告した[3]．その後，これらの疾患は症例数の増加に伴い同一疾患と考えられるようになり，Vogt-小柳-原田病と呼ばれるようになった．

本症は東洋人など有色人種に多く，白人には非常に稀である．米国での調査でも，白人での発症例は東洋人やアメリカインディアンとの混血であったと報告されている．

## 臨床像

原田病患者の約1/3には感冒様症状，頭痛，耳鳴などの前駆症状がある．前駆症状は眼症状発症の約1週間前に起きることが多い．

前駆症状に引き続いて，あるいは突発的に両眼性の視力低下，変視（ゆがんで見えること）が出現する．頭痛，項部痛，耳鳴り，めまい，難聴などの全身症状も増加する．髄液検査を行うと約9割の症例でリンパ球を主体とした髄液細胞増多がみられる．眼病変は両眼性の急性汎ぶどう膜炎を特

---

* Toshikatsu KABURAKI, 〒113-8655　東京都文京区本郷7-3-1　東京大学大学院医学系研究科眼科学，講師

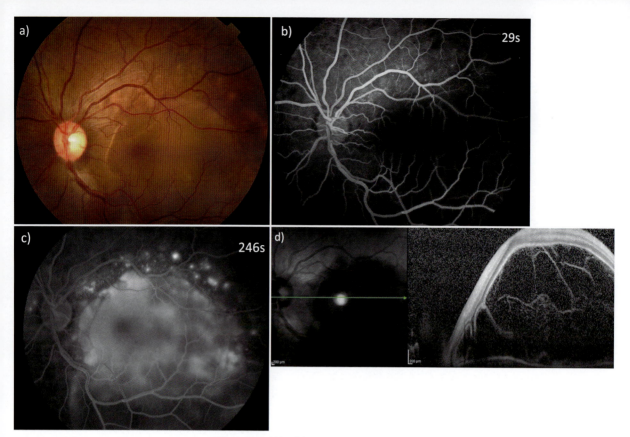

**図 1. 漿液性網膜剥離型の原田病の症例**
a：急性期には視神経乳頭周囲から黄斑部付近を中心に後極部網膜に漿液性網膜剥離がみられる．
b：蛍光眼底造影の早期像．造影早期から点状蛍光漏出がみられる．
c：b でみられた点状リークが拡大し，漿液性網膜剥離の範囲の網膜下に造影剤が貯留する像（pooling）がみられる．
d：光干渉断層計像．丈の高い漿液性網膜剥離の貯留液内には多数の炎症細胞とフィブリンの析出が観察されるが，網膜内への炎症細胞浸潤は乏しい．

徴とし，前眼部は豚脂様角膜裏面沈着物を伴う肉芽腫性虹彩毛様体炎，眼底はびまん性脈絡膜炎を主体とする．原田病によるぶどう膜炎のうち，明らかな滲出性網膜剥離を伴うタイプを漿液性網膜剥離型（図 1-a），明らかな網膜剥離を認めず視神経乳頭炎を主体とするタイプを視神経乳頭炎型（図 2-a）と呼ぶ．こうした眼所見は通常両眼性であるが，発症時期が両眼でずれる症例もある．片眼性で眼所見から原田病が疑われる症例では，1 週間程度無治療で経過をみて，僚眼にぶどう膜炎が発症するかを観察する．

発症後 2 か月を過ぎると炎症の自然消退とともに，晩期症状として脈絡膜の色素脱出による夕焼け状眼底を呈する．これは本疾患に特徴的な所見であるとされている．脱色素は角膜輪部，皮膚，毛髪にも及ぶ場合がある．網膜周辺部には斑状の萎縮巣が多数出現することも多い．ステロイド全身治療により，これらの晩期症状の頻度は減少する．

## 原　因

原田病は色素細胞のある場所（眼，内耳，髄膜，皮膚など）に炎症を起こし，炎症消退後に毛髪の白毛化を起こすことから，小柳が 1929 年にすでに本疾患と色素細胞との関連性を推測していた[4]．現在では，原田病はメラノサイト特異抗原に対する自己免疫疾患と考えられており，その抗原蛋白として tyrosinase related protein（TRP）-1，2，S-100 などのタンパク質が推測されている．それを示唆する根拠として，これらの蛋白が原田

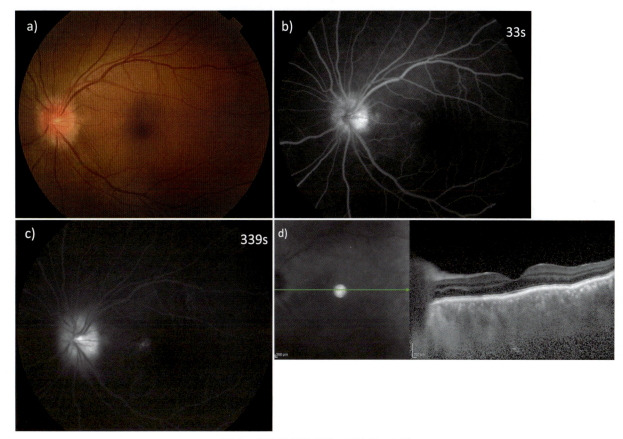

図 2. 視神経乳頭炎型の原田病の症例
a：急性期には視神経乳頭浮腫と後極部網膜に脈絡膜皺襞が観察されるが，漿液性網膜剝離はみられない．
b：蛍光眼底造影像．早期像において点状蛍光漏出はみられない．
c：同じく蛍光眼底造影の後期像．造影剤の pooling はみられない．
d：光干渉断層計では脈絡膜の肥厚や脈絡膜皺襞(色素上皮層の波打ち)がみられる．

病患者のリンパ球と反応してリンパ球の増殖を起こさせること[5)6)]，これらの蛋白をラットに能動免疫することで，原田病類似のぶどう膜炎を誘発できること[7)]，などが挙げられる．

原田病患者では，HLA-DR4 の頻度が対照人と比して有意に高く，HLA が本症発症に強く関連している．特に HLA-DR4 の中の 1 つの allele である HLA-DRB1*0405 allele の陽性率が全患者の約 95％を占め，しかもこの allele 陽性患者では炎症が遷延化する確率が高かった[8)]．

画像検査

原田病では，メラノサイトが豊富なぶどう膜(虹彩，毛様体，脈絡膜の総称)と網膜色素上皮に炎症の首座があるため，急性期には脈絡膜が肥厚する．特に漿液性網膜剝離型の症例では，色素上皮の障害により脈絡膜側の液性成分が網膜下に漏出して貯留するため，蛍光眼底造影で造影早期に点状蛍光漏出(図 1-b)，造影後期に造影剤の網膜下への pooling 像を呈する(図 1-c)．光干渉断層計(optical coherence tomography：OCT)では，この漿液性網膜剝離の程度や範囲を簡便に観察可能で，網膜下の貯留液内には炎症細胞が多数みられ，しばしばフィブリンの析出も観察されるが，網膜内への炎症細胞浸潤は乏しい(図 1-d)．また急性期には脈絡膜の著明な肥厚が観察され，本症に特徴的である．一方，視神経乳頭炎型の急性期では，検眼鏡的には視神経乳頭浮腫(ときに脈絡膜皺襞)は観察されるが，漿液性網膜剝離はみられず，蛍光眼底造影でも早期像での点状蛍光漏出や後期像での造影剤の pooling はみられない(図 2-b，c)．しかし，OCT で脈絡膜の肥厚や脈絡膜皺襞(色素上

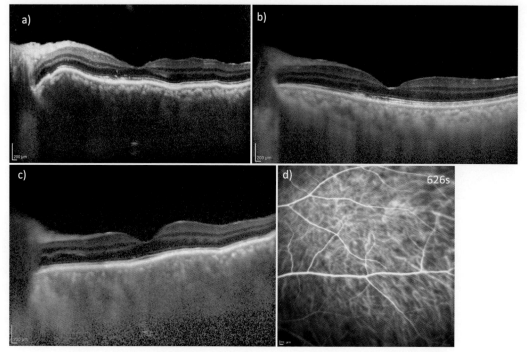

図 3. 原田病の脈絡膜肥厚の時間経過とインドシアニングリーン眼底造影像
a：急性期のステロイド治療開始前の光干渉断層計（OCT）像．脈絡膜は著明に肥厚している．
b：ステロイド大量点滴治療開始 1 か月後の OCT 像．脈絡膜厚は正常化している．
c：ぶどう膜炎の再燃時には脈絡膜厚の再肥厚がみられる．
d：原田病急性期のインドシアニングリーン蛍光眼底造影像．後期像で淡い低蛍光斑の多発が観察される．

皮層の波打ち）は観察される（図 2-d）．

近年の OCT 機器の進歩により，長波長レーザーを使用して深達度を高めたり（高侵達 OCT），深部の反射シグナルを増強したり（深部強調画像 OCT）することで脈絡膜の観察が可能になった．原田病では急性期には脈絡膜が著明に肥厚するが，ステロイド大量点滴治療により速やかに正常化する（図 3-a, b）[9]．また，原田病の再燃時には臨床的な再燃よりも約 1 か月前に脈絡膜厚の再肥厚がみられる（図 3-c）[10]．このことから，OCT による脈絡膜厚の継時的な観察は，原田病の病勢のモニタリングに有用である．

また，原田病の急性期および再燃時にはインドシアニングリーン蛍光眼底造影の後期像において淡い低蛍光斑の多発が観察される（図 3-d）[11]．これは脈絡膜毛細血管板の循環不全を反映しており，本症に特徴的な所見の 1 つである．

## 治 療

原田病はメラノサイトに対する自己免疫疾患と考えられており，発症後（視力低下の自覚後）なるべく早期にステロイド大量全身投与（ステロイドパルス療法または大量漸減療法）を行って，自己免疫反応を抑制し，網膜の組織障害を最小限にとどめ，炎症を慢性化させないことが推奨される．

急性期の治療としては，入院してステロイドパルス療法（図 4）または大量漸減療法（図 5）が行われることが多い．前者ではまずメチルプレドニゾロン（ソルメドロール®）1g 点滴を 3 日間行い，続いてプレドニゾロン内服 40 mg/日を 1 週間投与する．この時点で筆者らの施設では蛍光眼底造影を行い，点状蛍光漏出が消失しているかを確認する．点状蛍光漏出が消失していれば，退院してプレドニゾロン内服を継続し，経過をみながら半年以上かけてゆっくりと漸減・中止する．点状蛍光漏出が残存していれば，メチルプレドニゾロンの

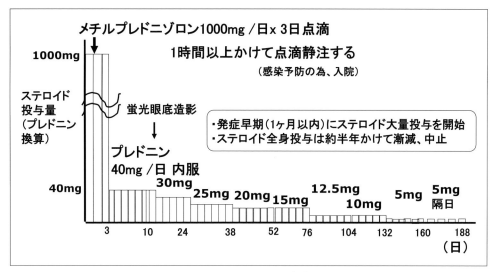

図 4. ステロイドパルス療法の例
メチルプレドニゾロン（ソルメドロール®）1 g 点滴を 3 日間行い，続いてプレドニゾロン内服 40 mg/日を 1 週間投与する．蛍光眼底造影で点状蛍光漏出が消失していれば，プレドニゾロン内服を継続し，経過をみながら半年以上かけてゆっくりと漸減・中止する．

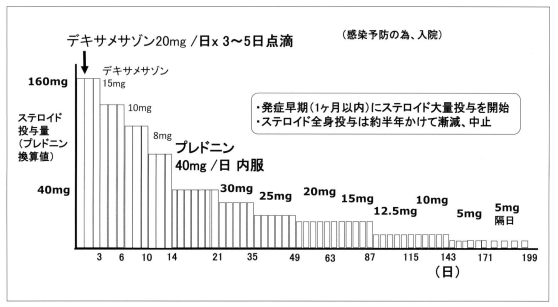

図 5. ステロイド大量漸減療法の例
デキサメタゾン（デカドロン®）またはベタメタゾン（リンデロン®）15～20 mg/日点滴から開始し，3～5 日ごとに投与量を漸減して，8 mg/日にまで減量する．その後は，プレドニゾロン内服 40 mg/日に切り替え，経過をみながら半年以上かけてゆっくりと漸減・中止する．

パルス療法をもう 1 クール（3 日間）行うことにしている．一方，大量漸減療法ではデキサメタゾン（デカドロン®）またはベタメタゾン（リンデロン®）15～20 mg/日点滴から開始し，3～5 日ごとに投与量を漸減して，8 mg/日まで減量する．その後は，プレドニゾロン内服 40 mg/日に切り替え，経過をみながら半年以上かけてゆっくりと漸減・中止する．パルス療法と大量漸減療法では原田病の再発・慢性化率に差はないとされているが，前者のほうが夕焼け状眼底になる症例が少ないと報告されている[12]．また，発症後なるべく早期に治療を開始することが大切であり，発症後 30 日以内

にステロイド大量点滴治療を開始したほうが, ぶどう膜炎が遷延化しにくいとされている[13]. 一方, 視神経乳頭型は漿液性網膜剥離型よりも再燃を起こしやすいと報告されている[14].

原田病はステロイド大量投与治療を行っても約35％の症例でぶどう膜炎の再燃・遷延化を起こす[14]. それら原田病の難治例の中には, ステロイド内服を減量すると再燃を繰り返す症例があり, 原田病の遷延例と呼ばれる. そのような症例では, ステロイド剤を長期間内服することとなり, 骨粗鬆症, 高血糖などの副作用が問題となる. そのため, ステロイド以外の免疫抑制剤を併用してステロイド剤を減量する治療が試みられる(steroid sparing therapy).

シクロスポリン(ネオーラル®)はT細胞の活性化を抑制する作用を持つ免疫抑制剤で, 2013年に「既存治療で効果不十分な非感染性ぶどう膜炎」に対して保険適応が認められた. 原田病の遷延例に対しては, 3～5 mg/kg/日を分2でステロイド剤と併用投与を開始し, ステロイド剤を先に減量する. 副作用には, 腎障害, 肝障害, 高血圧, 多毛, 歯肉肥厚などがある. 特に腎障害は不可逆的な障害を残しうるので注意が必要である. 次回投薬直前の最低血液中薬剤濃度(トラフレベル)が高いと腎障害が起きやすいため, トラフレベルが50～200 ng/m$l$になるように(長期にわたり使用する場合は150 ng/m$l$を超えないように)シクロスポリンの投与量を調節する必要がある.

アダリムマブ(ヒュミラ®)は, 炎症性サイトカインTNF-αに対する完全ヒト型モノクローナル抗体製剤で, 2016年9月に「既存治療で効果不十分な非感染性ぶどう膜炎」に対して保険適応が認められた. 通常80 mgを初回投与の後, 1週間後に40 mg, それ以降は2週間毎に40 mgを皮下注射で継続投与する薬剤である. モノクローナル抗体製剤は遺伝子組み換え技術を用いて, ヒトのmonoclonal抗体をマウス・ミエローマ細胞に作成させて産生される. アダリムマブは, マウス由来の異種タンパクを含まない完全ヒト型抗体であるため, 繰り返し投与しても中和抗体(ヒュミラに対する抗体)ができにくく, アナフィラキシーや中和抗体による効果減弱が起こりにくいと考えられている. 本邦では, 関節リウマチ, 乾癬, クローン病, 強直性脊椎炎, 若年性特発性関節炎(小児リウマチ), 腸管型ベーチェット病, 潰瘍性大腸炎でも認可されている. 原田病遷延例に対しても保険適応となることから, 今後はよい適応となるものと思われる. 使用法は, まずステロイド内服を増量して十分に眼内の消炎を得た後に, アダリムマブ併用投与を開始して, 経過をみながらステロイド剤を先に減量する.

## おわりに

原田病は急性期には比較的特徴のある臨床像を取るぶどう膜炎であり, 光干渉断層計が普及して脈絡膜厚の観察が可能となった現在, 診断は容易になったものと思われる. しかし, ステロイド大量投与治療を行っても, ステロイド内服を減量すると再燃を繰り返す遷延例がなお数多くみられる. シクロスポリンやアダリムマブなどの免疫抑制剤をどのように使用していくかが今後の課題であると思われる.

## 文献

1) Vogt A：Fruhzeitiges Ergauen der Zilien und Bemerkungen über den sogenannten plotzlichen Eintritt dieser Veranderung. Kline Mbl Augenheilkd, **44**：228-242, 1906.
2) 小柳美三：両眼の葡萄膜炎に伴う毛髪の脱落白変に就て. 日眼会誌, **18**：1188-1193, 1914.
3) 原田永之助：非化膿性脈絡膜炎の臨床知見遺補(急性瀰漫性脈絡膜炎に就いて). 日眼会誌, **30**：356-378, 1926.
4) Koyanagi Y：Dysakusis, alopecia und poliosis bei schwerer uveitis nict traumatischen Ursprungs. Klin Mbl Augenheilkd, **82**：194-211, 1929.
5) Gocho K, Kondo I, Yamaki K：Identification of autoreactive T cells in Vogt-Koyanagi-Harada disease. Invest Ophthalmol Vis Sci, **42**：2004-2009, 2001.

6) Gloddek B, Lassmann S, Gloddek J, et al：Role of S100beta as potential autoantigen in an autoimmune disease of the inner ear. J Neuroimmunol, **101**：39-46, 1999.

7) Yamaki K, Gocho K, Hayakawa K, et al：Tyrosinase family proteins are antigens specific to Vogt-Koyanagi-Harada disease. J Immunol, **165**：7323-7329, 2000.

8) Islam SM, Numaga J, Matsuki K, et al：Influence of HLA-DRB1 gene variation on the clinical course of Vogt-Koyanagi-Harada disease. Invest Ophthalmol Vis Sci, **35**(2)：752-756, 1994.

9) Nakai K, Gomi F, Ikuno Y, et al：Choroidal observations in Vogt-Koyanagi-Harada disease using high-penetration optical coherence tomography. Graefes Arch Clin Exp Ophthalmol, **250**(7)：1089-1095, 2012.

10) Tagawa Y, Namba K, Mizuuchi K, et al：Choroidal thickening prior to anterior recurrence in patients with Vogt-Koyanagi-Harada disease. Br J Ophthalmol, **100**(4)：473-477, 2016.

11) Herbort CP, Mantovani A, Bouchenaki N：Indocyanine green angiography in Vogt-Koyanagi-Harada disease：angiographic signs and utility in patient follow-up. Int Ophthalmol, **27**(2-3)：173-182, 2007.

12) 辻野奈緒子, 小竹 聡, 笹本洋一ほか．：遷延型原田病に関する検討. 臨眼, **52**：551-553, 1998.

13) 北明大洲, 寺山亜希子, 南場研一ほか：Vogt-小柳-原田新鮮例に対するステロイド大量療法とパルス療法の比較. 臨眼, **58**(3)：369-372, 2004.

14) Okunuki Y, Tsubota K, Kezuka T, et al：Differences in the clinical features of two types of Vogt-Koyanagi-Harada disease：serous retinal detachment and optic disc swelling. Jpn J Ophthalmol, **59**(2)：103-108, 2015.

経験豊富な眼科医が長年の日常診療の中で得た，教科書だけでは学び得ない
さまざまな診療の技を伝授するシリーズ

# 眼科診療マイスター

**シリーズ 全3巻 完結!!**

**編集**
飯田 知弘　東京女子医科大学眼科学教授
中澤 徹　東北大学大学院医学系研究科眼科学教授
堀 裕一　東邦大学医療センター大森病院眼科教授

眼科診療の基本知識から若手眼科医のお悩み解決Q&Aまで，
経験豊富な眼科医が伝授！

▶ 経験豊富な専門医によるコツ=「匠（マイスター）の技」を伝授し，
若手眼科医や開業医に向けて眼科診療の要を解説．

▶ 基本知識だけでなく，教科書だけでは学び得ない，
先生同士の会話から得た技や先輩から伝授された技も習得できる．

▶ 紙面は教科書スタイルで基本知識をしっかり網羅し，本文は
箇条書きで，図表や写真は必要不可欠なものを網羅．

▶ 各項目の最後には，若手眼科医が日常診療で疑問に思う点や
つまずきがちな点，今さら聞けないが知りたい点などについて，
Q&A形式で解説．日常診療の悩みを解決できる構成．

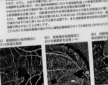

◆ B5変型判・300頁程度・オールカラー

## シリーズ（全3巻）の構成

### I．診察と検査

**目次** ●視機能：視力測定／調節検査／他 ●眼瞼：眼瞼診察の注意点／他 ●涙道：涙道内視鏡検査／他 ●角結膜：角膜形状解析／他 ●水晶体・白内障：眼軸長測定法／他 ●緑内障：各種眼圧検査／他 ●網膜疾患：眼底診察／OCT／他 ●ぶどう膜炎：細隙灯顕微鏡検査／他 ●小児眼科：小児診察のコツ／他 ●神経眼科，眼窩：眼球突出の検査と診断／他 ●ロービジョン, QOL：ロービジョン診察のコツ／他 ●医療文書の書き方

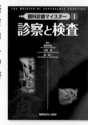

◆ 定価（本体9,000円+税）
336頁・写真550点，イラスト100点
ISBN978-4-7583-1626-2

### II．診断と治療

**目次** ●視機能：眼精疲労／老視／他 ●眼瞼：睫毛乱生／兎眼／他 ●涙道：涙小管炎／涙嚢炎／他 ●角結膜：アレルギー性結膜疾患／他 ●水晶体・白内障：白内障薬物治療／他 ●緑内障：病型別緑内障の診断と治療／他 ●網膜疾患：網膜硝子体界面症候群／他 ●ぶどう膜炎：非感染性ぶどう膜炎／他 ●小児眼科：小児の眼鏡処方／他 ●神経眼科，眼窩：視神経炎／他 ●ロービジョン：ロービジョンケアの実際／他

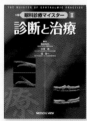

◆ 定価（本体9,000円+税）
332頁・写真550点，イラスト100点
ISBN978-4-7583-1627-9

### III．処置と手術手技

**目次** ●視機能：LASIK／他 ●眼瞼：眼瞼下垂手術／他 ●涙道：涙嚢鼻腔吻合術／他 ●角結膜：翼状片手術のコツ／他 ●水晶体・白内障：角膜混濁眼の白内障手術／他 ●緑内障：濾過手術／他 ●網膜疾患：硝子体手術における広角観察システム／他 ●ぶどう膜炎：細菌性眼内炎の硝子体手術／他 ●小児眼科：小児の外来処置／他 ●神経眼科・眼窩：眼窩腫瘍の生検・切除／他 ●ロービジョン：眼の再生医療／他

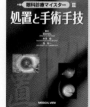

◆ 定価（本体9,000円+税）
264頁・写真500点，イラスト160点
ISBN978-4-7583-1628-6

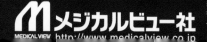

※ご注文、お問い合わせは最寄りの医書取扱店または直接弊社営業部まで。

〒162-0845 東京都新宿区市谷本村町2番30号
TEL.03(5228)2050 FAX.03(5228)2059
E-mail（営業部）eigyo@medicalview.co.jp

スマートフォンで
書籍の内容紹介や目次が
ご覧いただけます。

特集／眼科における薬物療法パーフェクトガイド

ぶどう膜炎

# サルコイドーシス

臼井嘉彦*

**Key Words**: サルコイドーシス (sarcoidosis), ぶどう膜炎 (uveitis), 副腎皮質ステロイド (corticosteroid), トリアムシノロンアセトニド (triamcinolone acetonide), 副作用 (side effect), 心サルコイドーシス (cardiac sarcoidosis)

**Abstract**: サルコイドーシスによるぶどう膜炎の臨床像は，前眼部炎症が主体のみの軽症例から，重篤な視機能障害をきたす重症な症例までさまざまであり，薬物療法も副腎皮質ステロイド薬の局所投与ならびに全身投与を基本としてさまざまな効果がある．さらに，サルコイドーシスは再発をきたしやすく，全身の合併症も生じるため，長期的な観点から眼病変および全身病変に気を配り視機能の維持を考慮する必要がある．特にサルコイドーシスによる高齢者では全身的な基礎疾患を有する割合が高いため，大量の副腎皮質ステロイド薬投与による全身疾患の悪化や副作用の出現に対し，十分に注意する必要がある．

## はじめに

サルコイドーシスは，非乾酪性類上皮細胞肉芽腫性病変を特徴とする，原因不明の全身性疾患である．本邦におけるぶどう膜炎の全国統計において 13.3% と最も高いぶどう膜炎の原因疾患であり[1]，サルコイドーシス患者のうち約 2/3 に眼病変を認める[2]．ぶどう膜炎以外にも，リンパ節，心臓，肺(図 1)，皮膚，肝臓，腎臓，骨などさまざまな臓器に病変が起こり得る．原因抗原としてアクネ菌 (*Propionibacterium acnes*) などが報告されているが[3]，確定には至っていない．その一方で，何らかの外来抗原や病原微生物の不顕性感染などにより体内で免疫反応が惹起される Th1 型の免疫反応とされており[4)5)]，また，生体側の要因の関与も報告されている[6)7)]．サルコイドーシスの発症は二峰性であり，好発年齢が 20 歳代と 50〜60 歳代のため，特に高齢化社会を迎える本邦では重要な

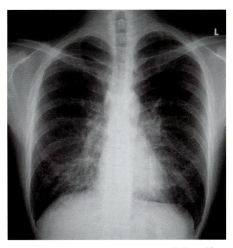

図 1. サルコイドーシスによる胸部 X 線写真
両側肺門部のリンパ節が腫脹している．

疾患である．サルコイドーシスにおける治療として，もともと日本サルコイドーシス／肉芽腫性疾患学会が，サルコイドーシスの治療方針を明文化しているが，軽症および中等度のサルコイドーシスに伴うぶどう膜炎であれば，まずは局所治療を

---

* Yoshihiko USUI, 〒160-0023 東京都新宿区西新宿 6-7-1 東京医科大学臨床医学系眼科学，講師

表 1. 眼サルコイドーシス　ステロイド剤全身投与の適応

| 以下のような活動性病変があり，視機能障害のおそれのある場合 |
| --- |
| 1）局所治療に抵抗する重篤な前眼部炎症<br>　　重症の虹彩毛様体炎，隅角または虹彩結節が大きく多数，あるいは虹彩上に新生血管を伴う場合<br>2）高度の硝子体混濁<br>3）広範な滲出性網脈絡膜炎および網膜血管炎<br>4）網膜無血管領域を伴わない網膜あるいは視神経乳頭新生血管<br>5）黄斑浮腫<br>6）視神経乳頭の浮腫，肉芽腫<br>7）脈絡膜肉芽腫 |

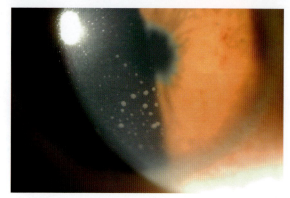

図 2. サルコイドーシスによる前眼部炎症
豚脂様角膜後面沈着物および虹彩後癒着がみられる．

中心とし，副腎皮質ステロイド薬の全身投与を行うに際しては，その適応と投与方法に関する基準が定められている（表1）[8]．臨床の現場では，局所投与であれ，全身投与であれ，長期的には副作用を認めることがあるので，慎重な投与が必要である．特に高齢者では副腎皮質ステロイド薬による副作用が出やすいため，投与後の眼科以外の全身所見への注意も必要である．本稿では，サルコイドーシスにおける現状の治療と問題点，そして今後の薬物療法の展望についても概説する．

**副腎皮質ステロイド治療局所投与**

上述のように副腎皮質ステロイド薬の全身投与は副作用が強いため，全身への副作用を軽減するためにも，まずは局所投与を試みるべきである．局所投与方法には，点眼，結膜下投与，テノン嚢下投与，硝子体投与がある．

前眼部を主体とした炎症であり，視機能が良好な症例では，リン酸ベタメタゾン（リンデロン®）点眼と瞳孔散瞳薬（ミドリン® Mやミドリン® P，アトロピン®など）による治療を行う．ステロイドの点眼は，長期的な点眼により，白内障や角膜感染症（細菌や真菌感染，上皮型角膜ヘルペスなど），角膜上皮障害などもきたすため注意が必要である．また，ステロイド点眼による影響もあるが，サルコイドーシスでは続発緑内障をきたしやすく，緑内障の治療に準じて点眼薬や炭酸脱水酵素阻害薬（ダイアモックス®）を処方することもある．一方で，抗菌薬点眼の併用については決まった見解が得られていない．

点眼のみで炎症の軽快が得られない場合や著明な前眼部炎症を伴う症例（図2）では，リンデロン® 2 mg 結膜下注射を施行することもある．

トリアムシノロンアセトニドの投与方法として，後部テノン嚢下投与と硝子体内投与があるが，併発白内障の進行や眼圧上昇などの合併症をきたすため，まずは前者を試みる．特にサルコイドーシスによる黄斑浮腫（図3）や硝子体混濁の強い症例（図4）では，副腎皮質ステロイド薬の全身投与の前にケナコルト®あるいはマキュエイド® 20 mg 後部テノン嚢下注射を何度か試みるべきである．

硝子体内投与として，通常低用量（1 mg）あるいは高用量（4 mg）のトリアムシノロンアセトニドが使用される．この薬剤は顆粒状の白濁液であるため，しばらく飛蚊症をきたす．効果も一時的なため，投与を行わなければならない患者は限定的である．本邦では承認されていないが，最近ではフルオシノロンアセトニドを封入した徐放性カプセル（ILUVIEN®）を眼内に挿入することで，ぶどう膜炎に効果があるとの報告[9]もあり，トリアムシノロンアセトニドやデキサメタゾン徐放製剤とともに今後の発展が期待される．

**副腎皮質ステロイド薬治療全身投与**

リンデロン®点眼やトリアムシノロンアセトニドテノン嚢下注射によっても，ぶどう膜炎が軽快しない場合は，副腎皮質ステロイド薬の全身投与

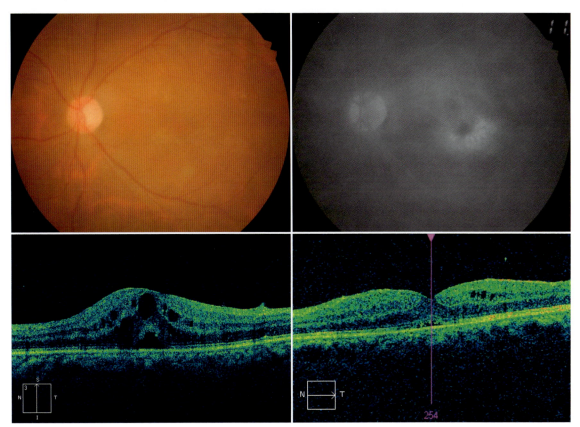

図 3. サルコイドーシスによる囊胞様黄斑浮腫（眼底写真，蛍光眼底造影写真，OCT 像）
眼底写真(a)では黄斑浮腫がみられ，蛍光眼底造影写真(b)では黄斑浮腫に一致して蛍光色素の貯留およびOCT(c)では著明な囊胞様黄斑浮腫がみられる．トリアムシノロンアセトニド（ケナコルト®）後部テノン囊下注射により黄斑浮腫は改善した(d)．

を選択する．具体的には，プレドニゾロン（プレドニン®）30〜40 mg/日から，重症例では 60 mg/日の内服を開始する．眼所見に合わせて漸減することが基本であるが，初期投与期間として 2 週間から 1 か月継続する．その後は 1〜2 か月ごとに 5〜10 mg ずつ減量し，約 3 か月〜1 年かけて適宜漸減していく．漸減中に，ステロイドの副作用や副腎機能（ACTH およびコルチゾール）のチェックもあわせて行う．いったん鎮静化しても，炎症が再燃する症例が多いため，活動性の強い症例では 10〜15 mg/日を長くとり，眼所見を注意深く観察しながら慎重に減量していく．再燃および再発した症例では，初回投与量から再投与を行うか，再燃・再発しない維持量を設定する必要がある．すなわち，一定量以上のステロイドとしての薬理効果が期待できる 7〜15 mg/日以上を投与する．症例によっては全身投与が 1 年以上に及ぶこともあ

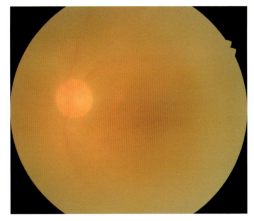

図 4. サルコイドーシスによる硝子体混濁
硝子体が混濁し，視神経乳頭や網膜血管の透見が不鮮明である．

り，中止できない症例も存在する．また，心サルコイドーシスは，本邦ではサルコイドーシスの死因の 77％を占めるため[10]，心サルコイドーシスを併存した場合は副腎皮質ステロイド薬の全身投与

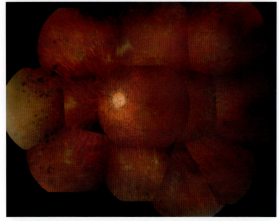

**図 5.** サルコイドーシスによる網脈絡膜萎縮
網膜周辺部に網脈絡膜萎縮および瘢痕がみられる.

が余儀なくされる.また,網膜萎縮病変(図5)を有し,高齢かつ罹病期間が長い患者では心サルコイドーシスを有する割合が多い[11].

## その他の薬物療法

### 1. 免疫抑制剤

副腎皮質ステロイド薬の副作用が強く投与量を増量できない症例,あるいは抵抗性の場合は,免疫抑制剤(シクロスポリン,シクロホスファミド,アザチオプリン,ミコフェノール酸,メトトレキサートなど)の投与を考慮する.ステロイド節約効果を期待して用いられることも多いが,明らかに免疫抑制療法が有効な症例は存在するものの,これらの薬剤を使うべきだというエビデンスはまだない.

### 2. 今後の薬物治療における展望

もともと2007年より,生物学的製剤である抗TNFα製剤インフリキシマブ(レミケード®)がベーチェット病のみに適応されていたが,2016年から認可された同様の抗TNFα製剤であるヒュミラ®が難治性非感染性ぶどう膜炎に適応となったため,副腎皮質ステロイド薬の全身投与などに抵抗性なサルコイドーシスに対する効果が期待される.また,抗TNFα製剤だけでなく,現在さまざまな自己免疫疾患で使用されている抗IL-6受容体抗体(トシリズマブ),抗IL-12/23p40抗体(ウステキヌマブ),抗IL-1受容体抗体(アナキンラ),抗JAK阻害抗体(トファシチニブ),

CTLA免疫グロブリン(アバタセプト)などの分子標的薬やエベロリムス(mTOR阻害剤)などの新規免疫抑制剤が症例によっては効果がある可能性も十分考えられる.さらに,原因抗原がアクネ菌(*Propionibacterium acnes*)だとする想定は,肉芽腫形成が炎症の治癒過程であり,副腎皮質ステロイド薬の全身投与で一時軽快しても,その後再発することを考えると根本的治療にはならないため頷ける.サルコイドーシスに起因するぶどう膜炎への抗菌薬治療の有用性に関する報告はないが,今後は原因抗原を除去する試みなども考慮されるべきであろう.今後の検討課題といえる.

## 最後に

サルコイドーシスは,眼病変のみならず全身病変をきたし,慢性の経過をたどることが多いため,長期的な視野に立って薬物療法の適応を決定することが,長期の視力予後および患者のQOLを維持するのに重要である[12].今後は,分子標的薬や免疫抑制剤などの新たな治療法の出現により,再発のないサルコイドーシスの薬物療法が誕生することを切に望む.

## 文 献

1) Goto H, Mochizuki M, Yamaki K, et al:Epidemiological survey of intraocular inflammation in Japan. Jpn J Ophthalmol, **51**:41-44, 2007.
2) 石岡伸一:サルコイドーシス.治療,**342**:142-143,1998.
3) Ishige I, Usui Y, Takemura T, et al:Quantitative PCR of mycobacterial and propionibacterial DNA in lymph nodes of Japanese patients with sarcoidosis. Lancet, **354**:120-123, 1999.
4) Moller DR, Forman JD, Liu MC, et al:Enhanced expression of IL-12 associated with Th1 cytokine profiles in active pulmonary sarcoidosis. J Immunol, **156**:4952-4960, 1996.
5) Takeuchi M, Oh-I K, Suzuki J, et al:Elevated serum levels of CXCL9/monokine induced by interferon-gamma and CXCL10/interferon-gamma-inducible protein-10 in ocular sarcoidosis. Invest Ophthamol Vis Sci, **47**:1063-1068, 2006.

*Summary* サルコイドーシスの病因に重要な Th1 型 CD4 陽性細胞の浸潤にケモカインである CXCL9 と CXCL10 が重要である.

6) Suzuki H, Ota M, Meguro A, et al：Genetic characterization and susceptibility for sarcoidosis in Japanese patients：risk factors of BTNL2 gene polymorphisms and HLA class Ⅱ alleles. Invest Ophthalmol Vis Sci, **53**：7109-7115, 2012.

7) Veltkamp M, van Moorsel CH, Rijkers GT, et al：Genetic variation in the Toll-like receptor gene cluster（TLR10-TLR1-TLR6）influences disease course in sarcoidosis. Tissue Angigens, **79**：25-32, 2012.

8) サルコイドーシス治療ガイドライン策定委員会：サルコイドーシス治療に関する見解―2003. 日眼会誌, **107**：113-121, 2003.
   *Summary* 2003 年に作られた治療指針であるが, 今もなおサルコイドーシスの治療のゴールドスタンダードである.

9) Reddy AK, Burkholder BM, Khan IR, et al：Iluvien implantation for uveitis and uveitic macular edema. Ocul Immunol Inflamm, **13**：1-2, 2016.

10) Iwai K, Sekiguti M, Hosoda Y, et al：Racial difference in cardiac sarcoidosis incidence observed at autopsy. Sarcoidosis, **11**：26-31, 1994.

11) Umazume A, Kezuka T, Okunuki Y, et al：Prediction of severe cardiac involvement by fundus lesion in sarcoidosis. Jpn J Ophthalmol, **58**：81-85, 2014.

12) Usui Y, Kaiser ED, See RF, et al：Update of ocular manifestations in sarcoidosis. Sarcoidosis Vasc Diffuse Lung Dis, **19**：167-175, 2002.

特集／眼科における薬物療法パーフェクトガイド

ぶどう膜炎

# 感染性ぶどう膜炎

八代成子*

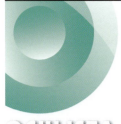

**Key Words :** 感染性ぶどう膜炎(infectious uveitis)，新興感染症(emerging infectious disease)，ヒトヘルペスウイルス(human herpes virus)，梅毒性ぶどう膜炎(syphilitic uveitis)，結核性ぶどう膜炎(ocular tuberculosis)

**Abstract :** 感染性ぶどう膜炎は原疾患の治療と眼内炎症の抑制，そのいずれかまたは両者が必要となる．ウイルス感染にはヒトヘルペスウイルス(HHV)感染による急性網膜壊死，サイトメガロウイルス網膜炎，HHV-6 関連ぶどう膜炎などがあり，抗ウイルス療法と免疫抑制を行う．ヒト T 細胞白血病ウイルス感染による HTLV-1 関連ぶどう膜炎や，風疹ウイルスに関連する Fuchs 虹彩異色性虹彩毛様体炎は免疫抑制が治療の主体となる．エボラ・ジカ・デングウイルスによる新興感染症もぶどう膜炎を発症するため，治療について検討が必要である．眼トキソプラズマ症は駆虫療法が，眼トキソカラ症は免疫抑制が治療の主体となる．梅毒性ぶどう膜炎やライム病，ワイル病などトレポネーマ感染症は抗生剤による治療が有効で，眼内から菌の同定が困難な結核性ぶどう膜炎は，抗結核薬治療試験を行い診断する．新興感染症を含め，各疾患における治療を確認しておく必要がある．

## はじめに

感染性ぶどう膜炎はぶどう膜炎を惹起する何らかの感染性疾患が存在するため，診断がつけば治療方針に悩むことはない．しかし実際の臨床では原疾患の治療に加え眼内炎症の抑制，すなわち感染と免疫のコントロールが必要となるため，困難な治療を強いられることも多い．本稿では感染性ぶどう膜炎の薬物療法について概説する．

## 感染性ぶどう膜炎を引き起こす疾患(表 1)

### 1．ウイルス感染症

a）ヒトヘルペスウイルス(human herpes virus：HHV)群

（i）急性網膜壊死／進行性網膜外層壊死

HHV-1, 2 は一般名単純ヘルペス 1, 2 型(herpes simplex virus 1, 2：HSV-1, 2)として知られており，水痘・帯状疱疹ウイルス(herpes zoster virus：VZV)として知られている HHV-3 とともに急性網膜壊死(acute retinal necrosis：ARN)を，また後天性免疫不全症候群(acquired immunodeficiency syndrome：AIDS)など免疫力の極端に低下した宿主においては，ごく稀にウイルスによる直接的な障害が網膜外層から急激に生じるため，出血や滲出斑を伴わず急激な網膜壊死に至る進行性網膜外層壊死(progressive outer retinal necrosis：PORN)を引き起こす[1]．ARN は American Uveitis Society の定める診断基準[2]をもとに，本邦では新たな診断基準[3]が作成された．ARN の治療の概要を表 2 に示す．アシクロビル耐性が考えられる場合には thymidine kinase を介さないガンシクロビルの硝子体注射を併用することもある．PORN の多くは帯状疱疹が先行し，長期治療によるアシクロビル耐性が出現している可能性が

* Shigeko YASHIRO，〒162-8655　東京都新宿区戸山 1-21-1　国立国際医療研究センター眼科

表 1. 感染性ぶどう膜炎を引き起こす疾患

| ウイルス | 発症する網脈絡膜疾患 |
|---|---|
| ・ヒトヘルペスウイルス：human herpes virus (HHV)<br>　HHV-1 (単純ヘルペスウイルス：HSV-1)<br>　HHV-2 (単純ヘルペスウイルス：HSV-2)<br>　HHV-3 (水痘・帯状疱疹ウイルス：VZV)<br>　HHV-4 (Epstein Barr ウイルス：EBV)<br>　HHV-5 (サイトメガロウイルス：CMV)<br>　HHV-6A, HHV-6B,<br>　HHV-7<br>　HHV-8 (カポジ肉腫ウイルス：KSHV)<br>・ヒト T 細胞白血病ウイルス：<br>　human T-cell lymphotropic virus type 1 (HTLV-1)<br>・その他<br>　rubella (風疹ウイルス)<br>　Ebola virus (エボラウイルス)<br>　Zika virus (ジカウイルス)<br>　dengue virus (デングウイルス) | ARN/PORN (免疫不全患者のみ)<br><br><br>EB ウイルス関連ぶどう膜炎<br>CMV 網膜炎／IRU<br>HHV-6 関連ぶどう膜炎／視神経炎<br>HHV-7 関連視神経炎<br>HHV-8 関連ぶどう膜炎<br>HAU<br><br><br>Fuchs 虹彩異色性虹彩毛様体炎？<br>新興感染症<br>(ぶどう膜炎に関する報告が散見されつつある) |
| 原虫・寄生虫 | |
| ・*Toxoplasma gondii* (トキソプラズマ原虫)<br>・*Toxocara canis* (イヌ回虫)<br>・*Toxocara cati* (ネコ回虫) | 眼トキソプラズマ症<br>眼トキソカラ症 |
| 細　菌 | |
| ・*Treponema pallidum* (梅毒トレポネーマ)<br>・*Mycobacterium tuberculosis* (結核菌)<br>・*Bartonella henselae* (バルトネラ菌)<br>・*Borrelia burgdorferi* (他 *B. garinii*, *B. afzelli*)<br>・*Leptspirae* (レプトスピラ)<br>・*Mycobacterium leprae* (らい菌) | 梅毒性ぶどう膜炎<br>結核性ぶどう膜炎<br>猫ひっかき病 (視神経網膜炎)<br>ライム病<br>眼レプトスピラ症 (ワイル病)<br>ハンセン病によるぶどう膜炎 |
| 真　菌 | |
| ・*Histoplasma capsulatum* | 眼ヒストプラズマ症 |

表 2. 急性網膜壊死 (ARN) の治療

| 抗ウイルス療法 | 抗炎症 (免疫) 療法 |
|---|---|
| 初期療法 (2 週間：基本は①，不可なら②)<br>①アシクロビル (ゾビラックス®点滴静注用 250) 10 mg/kg 3 回/日　補液 200 m*l* に溶解し 1 時間以上かけて点滴静注<br>②バラシクロビル (バルトレックス®錠 500)<br>　6 錠分 3 内服<br>維持療法 (初期療法終了後 2 週間)<br>　バラシクロビル (バルトレックス®錠 500)<br>　6 錠分 3 内服 | ステロイド剤全身投与 (①または②)<br>①リンデロン®注 4 mg　8→6→4 mg (各 5 日) 生食 100 m*l* に溶解し点滴静注<br>②プレドニゾロン (プレドニン®錠 5 mg) 30 mg 7 日内服，以後 5 mg まで 5 mg/週ずつ漸減<br>ステロイド剤点眼<br>0.1%リンデロン® 6 回より適宜漸減 |
| 抗血栓療法 | その他 (瞳孔管理) |
| 低用量アスピリン (バイアスピリン®錠 100 mg)<br>　1 錠分 1 内服 | ミドリン P®またはミドリン M®　数回より適宜漸減 |

高いため，サイトメガロウイルス網膜炎に準じた治療を選択する．

(ⅱ) EB ウイルス関連ぶどう膜炎

HHV-4 は一般名 EB ウイルス (Epstein-barr virus：EBV) と呼ばれ，初感染では伝染性単核球や慢性活動性 EBV 感染症を，癌化によりバーキットリンパ腫を引き起こすことで知られている．成人の 8～9 割が不顕性感染をきたし，眼病変

表 3. CMV 網膜炎の治療

| 抗ウイルス療法 | 抗炎症(免疫)療法 |
|---|---|
| 初期療法(2～3週間:基本は全身投与①,不可なら②または③,必要に応じて眼局所投与④を追加もしくは単独投与,⑤は実際にはあまり施行されていない)<br>■全身投与<br>①ガンシクロビル(デノシン®点滴静注用 500 mg) 5 mg/kg　2回/日　補液 100 ml に溶解し 1 時間かけて点滴静注<br>②バルガンシクロビル(バリキサ® 450 mg) 2 錠分 2 内服<br>③ホスカルネット(点滴静注用ホスカビル®注 24 mg/ml) 90 mg/kg　2回/日 1 時間かけて点滴静注,または 60 mg　3回/日　2 時間かけて点滴静注<br>■眼局所投与(保険適応外)<br>④ガンシクロビル(デノシン®) 400 μg×2 回/週,または 800～1,200 μg×1 回 5 mg/kg(海外では 2,000 μg×1 回まで報告あり)<br>⑤ホスカルネット(ホスカビル®) 2,400 μg×2 回/週<br>維持療法(初期療法終了後,免疫能改善まで)<br>■全身投与<br>①ガンシクロビル(デノシン®) 5 mg/kg　1回/日<br>②バルガンシクロビル(バリキサ®) 1 錠分 1 内服<br>③ホスカルネット(ホスカビル®) 90 mg/kg　1回/日　1 時間かけて点滴静注<br>■眼局所投与(保険適応外)<br>④ガンシクロビル(デノシン®) 400 μg×1 回/週<br>⑤ホスカルネット(ホスカビル®) 2,400 μg×1 回/週 | ステロイド剤全身投与(免疫回復ぶどう膜炎:immune recovery uveitis に対し必要時に施行)<br>　プレドニゾロン® 30～60 mg　点滴静注または内服<br>ステロイド剤点眼(前眼部炎症+の場合)<br>　0.1%リンデロン® 4～6 回より適宜漸減 |
| | その他(瞳孔管理) |
| | ミドリン P®またはミドリン M®　数回より適宜漸減(一般的には強い前眼部炎症を生じることは少なく瞳孔管理は不要となることが多い) |

として結膜炎やぶどう膜炎を引き起こす.頻度は稀だが ARN 類似症例も報告され[4],ARN に準じた治療が必要となる.

### (iii) サイトメガロウイルス網膜炎/免疫回復ぶどう膜炎

HHV-5,一般名サイトメガロウイルス(cytomegalovirus:CMV)は,近年では CMV 角膜内皮炎[5]やポスナーシュロスマン症候群[6]の原因ウイルスとして健常者における感染が話題となったが,従来は AIDS や臓器移植後など免疫不全患者において,網膜全層の浮腫と壊死を主体とする特徴的な網膜炎を引き起こす日和見感染ウイルスとして知られている.治療の概要を表 3 に示す.副作用を考慮するとガンシクロビルの硝子体注射が眼科医にとって最も安全かつ確実に病巣を鎮静化させられる治療法だが,AIDS 患者においては多剤併用療法(antiretroviral therapy:ART)の出現により,細胞性免疫の恒久的な回復が可能となると,硝子体注射を施行する機会は激減した.一方で造血幹細胞移植などにおける免疫不全状態の患者では CMV 網膜炎の寛解と再燃を繰り返し,硝子体注射地獄と闘っている.CMV 網膜炎は細胞性免疫の障害に伴う日和見感染症であることから,本来の治療のゴールは抗 CMV 療法ではなく細胞性免疫の回復にあることは明らかである.

AIDS 患者に ART を開始すると,鎮静化した CMV 網膜炎既存眼に免疫回復ぶどう膜炎 immune recovery uveitis(IRU)と呼ばれる硝子体炎を生じる[7].CMV 網膜炎病巣辺縁の細胞内でわずかに複製される残存 CMV 抗原が,免疫反応によりぶどう膜炎を顕在化させるとの説が有力で,治療の基本はわずかに残存する病原体に対する抗 CMV 療法となるが,ときに ART の中断やステロイド剤による免疫反応の抑制が必要となることもある.

### (iv) HHV-6,7,8 関連ぶどう膜炎/視神経炎

HHV-6A,6B と HHV-7 は小児の突発性発疹の起因ウイルスとして知られており,両ウイルスは視神経炎を[8)9],また HHV-6 は汎ぶどう膜炎を生じるとの報告がある[10].Multiplex PCR を用いて眼内液から HHV-6 が検出されたとの報告もあり[11],今後注目すべきウイルスである.HHV-6 は thymidine kinase を持たないため,治療は CMV 網膜炎に準じた治療が必要となる.

HHV-8 は一般名カポジ肉腫関連ヘルペスウイルス(kaposi sarcoma associated herpes virus:KSHV)と呼ばれ,カポジ肉腫や悪性リンパ腫などの悪性腫瘍と関連するウイルスとして知られて

いる．ぶどう膜炎に関する報告はほとんどないが，重症のぶどう膜炎に対しインターフェロンαが奏効したとの報告もある[12]．

### b）ヒトT細胞白血病ウイルス関連ぶどう膜炎（human T-cell lymphotropic virus type 1 associated uveitis：HTLV-1 associated uveitis；HAU）

HTLV-1はレトロウイルス科に属するウイルスで，多くはキャリアとして一生を終えるが，0.1%程度が前眼部の非特異的な炎症を中心としたHAUを引き起こす．HTLV-1に対する根治的な治療はなく，非特異的な炎症反応に対するステロイド全身投与が主体となり，反応も良好である．

### c）その他のウイルス感染症

Fuchs虹彩異色性虹彩毛様体炎は虹彩異色，虹彩毛様体炎，白内障を3主徴とする疾患で，近年風疹ウイルス（rubella）との関連が示唆されている[13]．風疹ウイルスに対する治療薬は存在しないため，治療は免疫抑制のためのステロイド点眼がメインとなる．遷延性の変化をたどり，ステロイド緑内障の治療が必要となることもある．

エボラ出血熱は2014年のアウトブレイクが記憶に新しく，体液などを介してヒトからヒトへ感染し，集団感染では致死率90%に達するウイルス感染症である．発症から14週目に前房内からウイルスが検出されている[14]ことから，回復期のぶどう膜炎が問題となることは明確である．ジカ熱，デング熱はともに蚊を介して伝播する感染症で，ウイルスに対する治療法はなく，輸液や解熱鎮痛剤の投与にとどまる．ジカウイルス感染に伴うぶどう膜炎の報告はほとんどないが[15,16]，ギラン・バレー症候群など神経学的異常をきたすことがあり，長期的な視神経炎のモニタリングなどが必要になるかもしれない．デング熱は視神経炎や網脈絡膜炎を生じるが[17]，本邦では渡航者に限定した疾患で症例報告[18]が散見されるのみであった．しかし，2014年には東京都内でデング熱発症の報告がみられ，デングおよびジカウイルスに感受性があるヒトスジシマカは本邦に広く存在するため，問診に蚊刺歴の有無が必要となるかもしれない．

## 2．原虫・寄生虫感染症

### a）眼トキソプラズマ症

トキソプラズマ（*Toxoplasma gondii*）はネコを終宿主とする人畜共通感染症で，世界的には頻度の高い難治性感染症である．眼科領域では限局性の網脈絡膜炎や硝子体混濁などぶどう膜炎を呈する．治療を表4に示す．本邦では現在アセチルスピラマイシンとクリンダマイシンが認可されているが，世界的にはピリメタミン，スルファジアジン，ホリナート，および健常者においてはステロイドの併用療法が推奨されている．筆者らの施設でも後者を選択しており，今後ガイドラインの見直しが必要と思われる．トキソプラズマは囊子の状態で病巣部に存在し続けるため再発の頻度も高く，治癒後のフォローアップも重要である．

### b）眼トキソカラ症

眼トキソカラ症は，犬回虫（*Toxocara canis*）またはネコ回虫（*Toxocara cati*）の幼虫の排泄物や虫体に対する抗原抗体反応によりぶどう膜炎を生じる．本邦では比較的稀な疾患である．網膜周辺部の腫瘤，後極部の肉芽形成，索状の硝子体混濁などが特徴であるが，稀に前房蓄膿や硝子体混濁を生じることもある．ジエチルカルバマジン（スパトニン®）やアルベンダゾール（エスカゾール®）などの駆虫剤が存在するが，炎症の大元は抗原抗体反応であるため，ステロイドの全身または眼局所投与が治療の主体となる．虫体死滅により炎症が惹起されることがあるため，駆虫剤の投与は慎重に行う必要がある．

## 3．細菌感染症

### a）梅毒性ぶどう膜炎

スピロヘータ属の1つである*Treponema pallidum*（TP）の感染による全身感染症で，先天梅毒を除き古くから知られている性感染症の1つである．2010年以降急激な患者数の増加がみられ[19]，ヒト免疫不全ウイルス（human immunodeficiency virus：HIV）との混合感染患者が多い[20]．梅毒性ぶどう膜炎は虹彩炎，硝子体混濁，散在性網脈絡膜

表 4. 眼トキソプラズマ症の治療

| 抗トキソプラズマ療法 | 抗炎症(免疫)療法 |
|---|---|
| 初期療法(4〜6週:①が無効なら②)<br>維持療法(眼所見に応じて更に4〜6週追加)<br>①アセチルスピラマイシン(アセチルスピラマイシン®錠200) 4錠分4から6錠分6内服<br>②クリンダマイシン(ダラシン®カプセル150 mg) 4錠分4内服 | ステロイド剤全身投与(単独投与は禁)<br>　プレドニゾロン(プレドニン®錠5 mg) 30〜40 mg 7日内服,以後5〜10 mgまで5 mg/週ずつ漸減<br>ステロイド剤点眼<br>　0.1%リンデロン® 4〜6回より適宜漸減 |
| 抗トキソプラズマ療法(適応外使用) | その他(瞳孔管理) |
| (③〜⑤＋健常者はプレドニゾロン,免疫不全患者では⑥もあり)<br>③ピリメタミン(ダラプリム®研究班保管薬)<br>　200 mgをローディング　2日目より50〜75 mg/日(症状軽快してから1〜2週後まで)<br>④スルファジアジン(研究班保管薬) 1〜1.5 g/日(症状軽快してから1〜2週後まで)<br>⑤ホリナート(ロイコボリン®錠5 mg　適応外使用) 1回5〜20 mgを週3回(ピリメタミン中止後1週間まで継続)<br>⑥スルファメトキサゾール/トリメトプリム合剤(バクタ®配合錠) 4錠分2 | ミドリン P®またはミドリン M®　数回より適宜漸減 |

表 5. 梅毒性ぶどう膜炎の治療

| 駆梅療法 | 抗炎症(免疫)療法 |
|---|---|
| 初期療法(眼梅毒は神経梅毒に準じた治療が推奨されており可能なら①または②が望ましい)<br>①ベンジルペニシリンカリウム(結晶ペニシリン G カリウム®) 200〜400万単位/日を溶解液100 mlで溶解し×6回　10〜14日<br>　(＊海外では筋注単回投与が一般的)<br>②セフトリアキソン1 gを溶解液10 mlで溶解し1回×14日<br>③ベンジルペニシリンベンザチン(バイシリン®G 顆粒40万単位) 3錠分3内服(天然ペニシリン,内服ならこちらが望ましい)<br>またはアモキシシリン(サワシリン®錠250 mg) 6錠分3(＊通常量の1.5〜2倍)<br>時期に応じて2〜12週投与<br>④ミノサイクリン(ミノマイシン®カプセル100 mg) 2錠分2内服(ペニシリンアレルギーの場合) | ステロイド剤全身投与<br>　プレドニゾロン(プレドニン®錠5 mg) 30〜40 mgより経過をみながら適宜漸減<br>　＊Jarisch-Herxheimer 現象(駆梅に伴い死滅したトレポネーマに対するアレルギー反応)予防目的で併用<br>ステロイド剤点眼<br>　0.1%リンデロン® 4〜6回より適宜漸減 |
| | その他(瞳孔管理) |
| | ミドリン P®またはミドリン M®　数回より適宜漸減 |

炎,網膜血管炎,視神経炎など多彩な眼所見を呈し,梅毒血清反応が診断に重要である.治療を表5に示す.眼梅毒は神経梅毒に準じた治療が奨励されており,ペニシリンの点滴静注が第一選択となる[21)22)].視神経炎合併例や Jarisch-Herxheimer 現象予防目的でステロイド剤を併用する.軽度の虹彩炎で発症した場合,患者も眼科医も内服治療を選択したくなるが,中途半端な治療導入により患者の予後を増悪させ,感染の拡大を招くことのないよう,感染症科と相談のうえで治療を開始すべきである.

### b)結核性ぶどう膜炎

結核菌(*Mycobacterium tuberculosis*)の飛沫感染により肺から血行性に眼内に達すると,脈絡膜粟粒結核腫,結核腫,網膜血管炎など多彩な眼症状を呈する.結核菌の眼内からの同定は困難なため,全身検査所見に加え,診断的治療の有効性をもって診断する.治療を表6に示す.基本は抗結核療法となるが,炎症が著明な場合にステロイドの全身投与またはテノン嚢注射を追加する.抗結核薬は副作用や耐性菌の問題も多いため[23)],呼吸器内科と連携を取りながら治療を行うことが望ましい.

### c)その他の細菌感染

猫ひっかき病は *Bartonella henselae* 感染により星状斑を伴う視神経網膜炎をきたす.自然治癒傾向があるが,キノロン系,テトラサイクリン系,マクロライド系抗生剤が有効とされている.Bor-

表 6. 結核性ぶどう膜炎の治療

| 抗結核療法 | 抗炎症(免疫)療法 |
|---|---|
| ■抗結核薬治療試験<br>　(①+②:1〜2週で反応があれば初期療法に移行)<br>①イソニアジド(イスコチン®錠 100 mg) 3 錠分 3<br>②ベンフォチアミン/ピリドキシン塩酸塩/シアノコバラミン(ビタメジン®配合カプセル B50) 1 錠分 1(イソニアジド投与に伴う VitB₆欠乏に対し)<br>■初期療法(③-⑤+⑥無理なら⑦:2か月)<br>③イソニアジド(イスコチン®錠 100 mg) 3 錠分 3<br>④リファンピシン(リファジン®カプセル 150 mg) 3 錠分 1<br>⑤ピラジナミド(ピラマイド®原末) 1.5〜2.0 g 分 1〜3<br>⑥エタンブトール(エブトール® 250 mg 錠) 4 錠分 1 または 2<br>⑦ストレプトマイシン(硫酸ストレプトマイシン注射用 1 g) 1 日 1 g(力価)<br>　週 2〜3 回　筋肉内注射<br>■維持療法(③+④:4か月) | ステロイド剤全身投与<br>(炎症が重篤な場合のみ)<br>　プレドニゾロン® 10〜30 mg<br>　点滴静注または内服<br>ステロイド剤眼局所投与<br>1. テノン嚢注射(保険適応外)<br>　トリアムシノロン(ケナコルト-A®水濁液 40 mg/ml) 0.5 ml/1 回<br>　(保険適応外:病状に応じて追加)<br>2. 点眼<br>　0.1%リンデロン® 4〜6 回より適宜漸減 |
| | その他(瞳孔管理) |
| | ミドリン P®またはミドリン M®　数回より適宜漸減 |

relia burgdorferi はマダニ刺咬による感染でライム病を発症し，Leptspirae は保菌動物(ドブネズミ等)による汚染土壌等から経皮・経口感染でワイル病を発症する．ともにスピロヘータ症の 1 つで，ぶどう膜炎を引き起こす．治療はドキシサイクリンやセフトリアキソンなどペニシリン系薬剤が用いられる．ハンセン病は Mycobacterium leprae(らい菌)感染により生じ，リファンピシン，サルファ剤，クロファジミンにより制圧が可能な疾患である．診療にあたる眼科医はほとんどいないと思われるが，ぶどう膜炎を高頻度で合併することは認知しておく必要がある．

### 4. 真菌感染症

Candida albicans, Cryptococcus neoformans, Aspergillus fumigatus, Fusarium oxysporum などによる真菌感染症は眼内炎というカテゴリーで他稿に委ねたい．眼ヒストプラズマ症は Histoplasma capsulatum 感染により多発性脈絡膜炎をきたす疾患で，本邦では極めて稀な疾患であるが，結核性ぶどう膜炎や眼内悪性リンパ腫との鑑別を要することがあるため，知っておくべき疾患である．ほとんどが無症候性のため治療は不要だが，脈絡膜新生血管を生じる場合には抗 VEGF 療法の適応となる．

### おわりに

感染性ぶどう膜炎における治療のジレンマは，感染制御と免疫抑制という，ときに相反する治療を行わなければならないこと，そして完全な感染制御ができずに再発を繰り返すことだろう．東京オリンピックなどマスギャザリングの機会が増える中，新興感染症に伴うぶどう膜炎も増加すると予測され，これらの疾患も含め各疾患における治療を今一度確認しておく必要がある．

### 文　献

1) Forster DJ, Dugel PE, Frangieh GT, et al：Rapidly progressive outer retinal necrosis in the acquired immunodeficiency syndrome. Am J Ophthalmol, 110：341-348, 1990.
2) Holland GN：Standard diagnosis criteria for the acute retinal necrosis syndrome. Executive Committee of the American Uveitis Society. Am J Ophthalmol, 117：663-667, 1994.
3) Takase H, Okada AA, Goto H, et al：Development and validation of new diagnostic criteria for acute retinal necrosis. Jpn J Ophthalmol, 59：14-20, 2015.
4) Hershberger VS, Hutchins RK, Witte DP, et al：Epstein-Barr virus-related bilateral acute retinal necrosis in a patient with X-kinked lymphoproliferative disorder. Arch Ophthalmol, 121：1047-1049, 2003.
5) Koizumi N, Yamasaki K, Kawasaki S, et al：Cytomegalovirus in aqueous humor from an eye with corneal endothelitis. Am J Ophthalmol, 141：564-565, 2006.
6) Chee SP, Bacsal K, Jap A, et al：Clinical features of cytomegalovirus anterior uveitis in immunocompetent patients. Am J Ophthalmol, 145：834-

840, 2008.

7) Karavellas MP, Lowder CY, Macdonald JC, et al：Immune recovery vitritis associated with inactive cytomegalovirus retinitis：a new syndrome. Arch Ophthalmol, **116**：169-175, 1998.

8) Ogata N, Koike N, Yoshikawa T, et al：Human herpesvirus 6-associated uveitis with optic neuritis diagnosed by multiplex PCR. Jpn J Ophthalmol, **55**：502, 2011.

9) Yoshikawa T, Yoshida J, Hamaguchi M, et al：Human herpesvirus 7-associated meningitis and optic neuritis in a patient after allogeneic stem cell transplantation. J Med Virol, **70**：440-443, 2001.

10) Sugita S, Shimizu N, Kawaguchi T, et al：Identification of human herpesvirus 6 in a patient with severe unilateral panuveitis. Arch Ophthalmol, **125**：21426-21427, 2007.

11) Sugita S, Ogawa M, Shimizu N, et al：Use of polymerase chain reaction system for diagnosis of ocular infectious diseases. Ophthalmology, **120**：1761-1768, 2013.

12) Brasnu E, Wechsler B, Bron A, et al：Efficacy of interferon-alpha for the treatment of Kaposi's sarcoma herpesvirus-associated uveitis. Am J Ophthalmol, **140**：746-748, 2005.

13) Quentin CD, Reiber H：Fuchs heterochromic cyclitis：rubella virus antibodies and genome in aqueous humor. Am J Ophthalmol, **138**：46-54, 2004.

14) Varkey JB, Shantha JG, Crozier I, et al：Persistence of Ebola virus in ocular fluid during convalescence. N Engl J Med, **372**：2423-2427, 2015.

15) Furtado JM, Espósito DL, Klein TM, et al：Uveitis associated with Zika virus infection. New Engl J Med, **375**：394-396, 2016.

16) Miner JJ, Sene A, Richner JM, et al：Zika virus infection in mice causes pan-uveitis with shedding of virus in tears. Cell Reports, **16**：3208-3218, 2016.

17) Ng AW, Teoh SC：Dengue eye disease. Surv Ophthalmol, **60**：106-114, 2014.

18) 鹿内真美子，八代成子，武田憲夫ほか：眼病変を呈したデング出血熱の2例．眼紀，**55**：697-701, 2004.

19) 国立感染症研究所：梅毒2014年における報告数と疫学的特徴．IDWR, **47**, 2015.

20) Tsuboi M, Nishijima T, Yashiro S, et al：Prognosis of ocular syphilis in patients infected with HIV in the antiretroviral therapy era. Sex Transm Infect, Apr 4. 052568. doi：10：2016.

21) Janier M, Hegyi V, Dupin N, et al：2014 European guideline on the management of syphilis. J Eur Acad Dermatol Venereol, **27**, 2014.

22) Centers for disease control and prevention：Sexually transmitted diseases treatment guidelines, 2015. MMWR, **64**, 2015.

23) 日本結核病学会治療委員会：「結核医療の基準」の見直し―2014年．結核，**89**：683-690, 2014.

特集／眼科における薬物療法パーフェクトガイド

ぶどう膜炎
# 急性網膜壊死

岩橋千春[*1]　大黒信行[*2]

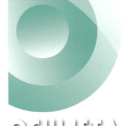

**Key Words:** 急性網膜壊死 (acute retinal necrosis), ヘルペスウイルス (herpes virus), アシクロビル (acyclovir), バラシクロビル (valacyclovir), ステロイド (corticosteroid)

**Abstract:** 急性網膜壊死の治療の目標はウイルスの増殖を阻害することで患眼の病気の進行を抑えるとともに，僚眼の発症を防ぐことであり，抗ヘルペス治療が現在の標準的な治療となっている．急性網膜壊死を疑ったら確定診断のために前房水からのヘルペスウイルス DNA の検出を行うことと並行して，可及的速やかに薬物治療を開始する．抗ヘルペス治療にはアシクロビルの経静脈あるいは経口投与，バラシクロビル，ファムシクロビルの経口投与があり，状況に応じて使い分ける．また，眼内炎症が強い場合には，抗ヘルペス治療と併せて消炎を目的としてステロイド点眼やステロイド内服を用いる．また，急性網膜壊死は抗ウイルス療法を行っても約 7 割が経過中に網膜剝離を発症するとされている．網膜剝離が発症すると視力予後低下につながるため網膜剝離発症を予防しようとする考え方に基づき，網膜光凝固術や網膜剝離発症前の予防的な硝子体手術が補助療法として行われている．

## 急性網膜壊死とは

急性網膜壊死 (acute retinal necrosis:ARN) は本邦の浦山らにより網膜動脈周囲炎と網膜剝離を伴う急性発症のぶどう膜炎を「桐沢型ぶどう膜炎」として 1971 年に最初に報告された疾患である[1]．HSV-1，HSV-2，VZV が原因であることが後にわかった[2]．ARN は 2009 年に日本眼炎症学会が調査を行った我が国におけるぶどう膜炎の原因疾患の調査において我が国のぶどう膜炎の 1.4% を占めるに過ぎず[3]，稀な疾患であるが，その名のとおり進行が早く視力予後不良の疾患であるため初診時の対応が非常に重要であり，臨床的にARN が強く疑われる場合には速やかに前房水を採取して，ウイルス DNA の検索を行う．

## 治療総論

### 1. 全身投与

ARN の全身治療の目標はウイルスの増殖を阻害することで患眼の病気の進行を抑えるとともに，僚眼の発症を防ぐことであり，抗ヘルペス治療が現在の標準的な治療となっている．1991 年にPalay らにより，アシクロビルの投与を行うと僚眼の ARN 発症率が 69.6% から 12.9% に低下したことが報告されている[4]．ARN に対する抗ヘルペス治療にはアシクロビルの経静脈あるいは経口投与，バラシクロビル，ファムシクロビルの経口投与がある．

バラシクロビルは 2000 年に，ファムシクロビルは 2008 年に発売され，消化管から吸収され肝臓でアシクロビルに変換されるプロドラッグであり，吸収効率が高いという特徴がある．バラシク

[*1] Chiharu IWAHASHI, 〒530-0005　大阪市北区中之島 5-3-20　住友病院眼科
[*2] Nobuyuki OHGURO, 〒553-0003　大阪市福島区福島 4-2-78　JCHO 大阪病院眼科，主任部長

ロビルの投与によりアシクロビルの経静脈投与と同程度の血中濃度を得ることができ,前向きの比較検討試験はないが,経口の抗ヘルペスウイルス剤は特に入院が難しい症例に対しアシクロビルの静脈内投与(8時間ごとの点滴が必要である)に替わる治療の選択肢となる可能性がある.Huynh らはバラシクロビル1gの1日3回経口投与により得られる硝子体腔内の薬剤濃度により,HSV-1,HSV-2,VZV の増殖阻害が可能であると報告している[5].また,実際の症例報告でもバラシクロビルの経口投与により患眼の病気の進行を抑えるとともに,僚眼の発症を防ぐことが可能であったと報告されている[6].

一方,ファムシクロビルの経口投与はバラシクロビルよりは報告が少ないものの,先述のバラシクロビル同様に,ファムシクロビル 500 mg の1日3回経口投与により得られる硝子体腔内の薬剤濃度により,HSV-1,HSV-2,VZV の増殖阻害が可能であり,実際にアシクロビル治療に抵抗性であった VZV-ARN に対してファムシクロビル500 mg の1日3回投与が有効であったという1例報告がある[7].また,Aizman らもバラシクロビル1gを1日3回あるいはファムシクロビル 500 mg を1日3回投与した8症例について効果が得られたと報告している[8].

なお,ヘルペスウイルスの種類によりアシクロビルに対する感受性は大きく異なるため個々の症例に応じて増量が必要である.また,後述するように発症初期に硝子体手術を行う場合には灌流液にアシクロビル 40 ng/m$l$ を添加するという報告もある[9].

## 2.補助療法

抗ウイルス療法と並行して,ステロイド,アスピリン,ワーファリン,予防的網膜光凝固術,予防的硝子体手術等が症例によっては補助療法として用いられる.これらの治療法の有用性についてはいずれもエビデンスは乏しく,補助療法についての前向き研究が今後待たれるが,冒頭にも述べたように頻度の低い疾患ゆえに困難であると思われる.

### a)ステロイド

ARN は壊死性,閉塞性の血管炎とともに前部ぶどう膜炎や硝子体炎などの強い炎症を伴うことが特徴である.消炎を目的として,ステロイド点眼やステロイド内服を用いることがあるが,ステロイド投与の時期が早すぎる場合や抗ウイルス療法を併用することなくステロイドを投与した場合にはウイルスを増殖させたり網膜症を進行させたりすることがあるので,投与にあたっては十分な注意が必要である.典型的にはステロイドは抗ウイルス療法開始後1~2日で開始する.プレドニゾロン換算で 40~60 mg/日の点滴あるいは内服から開始し漸減していく.前眼部の炎症を伴う症例では,ベタメタゾン(リンデロン®)点眼を併用し,場合によっては散瞳薬による瞳孔管理を行う.

### b)抗凝固(アスピリン,ヘパリン,ワーファリン)

ARN では血管の閉塞が起こり網膜虚血が生じる.ARN の患者で血小板凝集能の亢進がみられ,アスピリンの使用により良好な治療結果が得られたとの1例報告もある[10].その他の抗凝固療法としてヘパリンやワーファリンがあるが,使用を積極的に推奨するエビデンスはない.なお,これらを処方する際には全身に出血性の病気を合併していないかなど全身状態への留意を要する.

### c)網膜光凝固術・予防的硝子体手術

ARN は抗ウイルス療法を行っても約7割が経過中に網膜剥離を発症するとされている.網膜剥離が発症すると視力予後低下につながるため,網膜剥離発症を予防しようとする考え方に基づき,網膜光凝固術や網膜剥離発症前の予防的な硝子体手術が治療の選択肢として挙げられる.

### (i)網膜光凝固術

網膜光凝固術は光凝固を壊死網膜の後極側に行うことでその部位の網膜と脈絡膜の強固な癒着を促すという方法である.Lau らは ARN 22 症例に対して網膜光凝固術を行うことで網膜剥離の発症率を 80% から 35.3% に減らすことができたと報

告している[11]が，一方で，網膜凝固斑の近傍に網膜円孔が生じ網膜剝離発症予防につながらなかったとの報告[12]もある．網膜光凝固が可能な症例は硝子体混濁が軽度であり重症例は含まれない，すなわち網膜剝離の発症率が低いことが予想される症例に偏るため，網膜光凝固の是非の判断は非常に難しい．

### (ⅱ) 予防的硝子体手術

予防的硝子体手術についても前向き研究はなく是非の判断は難しいが，どのような症例にどのようなタイミングで硝子体手術を行うべきかを調べるために，我々は急性網膜壊死に対する硝子体手術の解剖学的，視機能的な治療効果およびそれに関わる因子を多施設の症例を集積して検討し，本邦での急性網膜壊死 104 症例の治療成績を 2012 年に報告した[13]ので次に概要を解説する．小切開硝子体手術が可能となった 2002 年以降 2008 年までに本邦の 9 施設を受診し 1 年以上の経過観察が可能であった急性網膜壊死 104 症例を対象として後ろ向きに検討した．1989 年に Holland らがサイトメガロウイルス網膜炎の治療におけるガンシクロビルの有効性を検討した報告[14]で用いた網膜病巣の進展度合いの評価方法に倣い，網膜をゾーン 1 (中心窩を中心として半径 3,000 μm の円の内側および視神経を中心として半径 1,500 μm の円の内側)，ゾーン 2 (ゾーン 1 から赤道境界部まで)，ゾーン 3 (赤道境界部から鋸状縁まで) と分類し，初診時にどのゾーンまで病変が進行しているかにより，対象症例を 3 つに分類した (図 1)．104 症例中，ゾーン 1 の症例が 22 例，ゾーン 2 の症例が 54 例，ゾーン 3 の症例が 25 例，硝子体混濁が強くゾーン分類が不可能であった症例が 3 例であり，約半数がゾーン 2 まで病変が進行している症例であった．予防的な硝子体手術が有用であるかどうかを検討するために，網膜剝離発症前に予防的硝子体手術を施行した 48 眼 (予防的硝子体手術群) と，予防的な硝子体手術は施行せずに薬物療法のみで経過を観察し，網膜剝離が発症した場合にはその後に硝子体手術を施行するという治療方

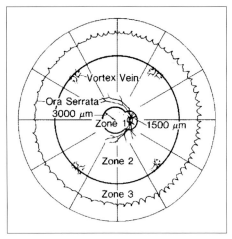

図 1．ゾーン分類 (文献 14 より抜粋)

針で加療した 56 眼 (経過観察群) に分けて後ろ向きに治療成績を検討した．その結果，ゾーン 3 の症例に限っては経過観察群のほうが予防的硝子体手術群と比べて有意に復位率が高く，網膜剝離予防のための硝子体手術の意味合いは低いと考えられた．このことから，ゾーン 3 の症例では薬物療法をしっかりと行うことが重要であると考えられる．逆に，ゾーン 1 とゾーン 2 の症例において，予防的な硝子体手術の施行の有無による復位率の違いはみられず，予防的硝子体手術は治療手段の 1 つと考えられた．なお，ゾーン 2 の症例の中で予防的硝子体手術により最終網膜復位が得られた症例は，網膜剝離を発症してから硝子体手術を行って最終網膜復位が得られた症例に比べて視力予後がよい傾向にあるので，ゾーン 2 まで病変が進行している症例に関しては予防的硝子体手術が視力予後向上に寄与する可能性があると考えられた．

### 治療例

この項では実際の症例を 2 症例提示して薬物治療および補助療法を具体的に紹介する．なお，ARN は初診時の壊死網膜の範囲，患者の免疫状態，年齢，原因ウイルスなどによりさまざまな経過をとるため，個々の症例に応じた治療が必要である．

### 1．薬物療法のみで加療をした HSV-ARN

症例は 40 歳，男性．右眼視力低下を主訴に初診．右眼初診時視力・眼圧は RV = (0.6)，RT = 16

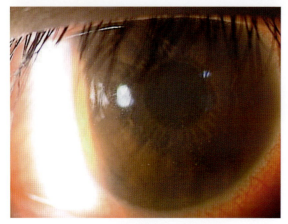

図 2. 症例 1：初診時の前眼部写真
毛様充血と白色の小さな KP を認める.

mmHg であった. 初診時の前眼部写真, 眼底写真, 造影写真を図 2〜4 に示す. 臨床所見より ARN あるいはトキソプラズマ網膜炎を疑い, 前房水採取を施行したところ, HSV-2 が陽性であり, バル

トレックス® 500 mg 6 錠 分 3(4 週間) およびプレドニン® 8 錠より治療を開始した. 薬物療法開始後, 徐々に病巣が固まっていき, 眼内炎症の鎮静化が得られた. なお, 消炎は炎症の状態をみながらプレドニン® 8 錠×2 週間, 6 錠×1 週間, 4 錠×1 週間, 2 錠×3 週間, 1 錠×2 週間と漸減した. 最終受診時 (初診より 4 か月後) の眼底写真を図 5 に示す. 最終視力は RV = (1.2), RT = 12 mmHg であった.

## 2. 予防的硝子体手術を施行した VZV-ARN

症例は 42 歳, 男性. 左眼の充血と霧視を主訴に近医受診, 眼底に滲出斑および出血を認めた. 左眼初診時視力・眼圧は LV = (0.5), LT = 12 mmHg であった. 初診時の前眼部所見・眼底写真を図 6, 7 に示す. 臨床所見より ARN を疑い, 前

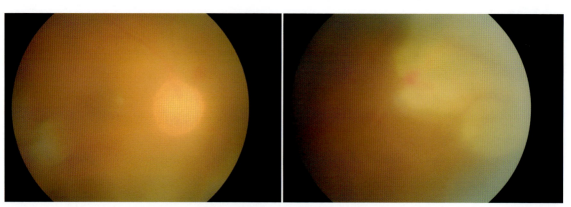

図 3. 症例 1：初診時の眼底写真
硝子体混濁と網膜の滲出斑, 出血がみられる.

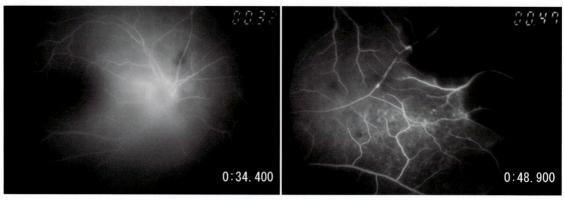

図 4. 症例 1：初診時のフルオレセイン造影写真
網膜血管炎を認める. 滲出斑の部位はブロックで黒く抜けている.

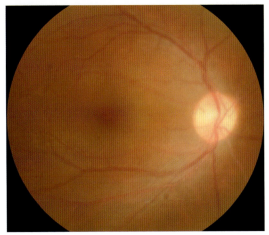

図 5. 症例 1：薬物治療後の眼底写真
治療開始 4 か月で硝子体混濁は改善し，炎症の鎮静化が得られている．

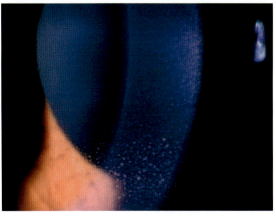

図 6. 症例 2：前眼部写真
下方に豚脂様の白色角膜後面沈着物を認める．

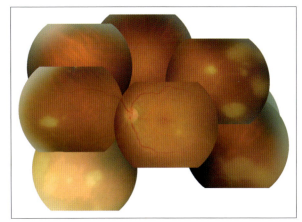

図 7. 症例 2：初診時の眼底写真
眼底周辺部に多数の白色滲出斑がみられる．

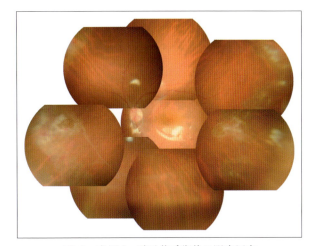

図 8. 症例 2：硝子体手術後の眼底写真
初診時に滲出斑を認めた部位は色素沈着を伴っている．シリコンオイルが挿入されている．

房水を採取すると同時にビクロックス® 750 mg×3/日で加療を開始した．数日後に判明した前房水生検の結果は VZV であった．この症例では網膜剝離や硝子体混濁は認めなかったが，初診より 8 日後に予防的な硝子体手術を施行した．術式は 25 G 硝子体切除術と水晶体再建術の併施（術中に内境界膜剝離，網膜切除術，網膜光凝固術を施行），シリコンオイルタンポナーデを行い術終了した．術中灌流液にビクロックス®を 40 ng/ml で添加し，術後の抗ウイルス療法はバルトレックス® 500 mg 6 錠 分 3（6 週間）で行った．また，消炎目的に初診後 3 日目よりプレドニン® 7 錠（35 mg）内服開始，炎症の状態をみながらプレドニン® 7 錠×2 週間，6 錠×2 週間，5 錠×2 週間，4 錠×2 週間，3 錠×2 週間，その後 1 錠と漸減した．硝子体手術後，徐々に眼内炎症の鎮静化が得られたために（図 8），初診より 3.5 か月後に硝子体手術を再施行し，混濁していた後囊の切除とシリコンオイル抜去を施行した．最終視力・眼圧は LV＝(1.0)，LT＝13 mmHg であった．

## 文 献

1) 浦山 晃，山田酉之，佐々木徹郎ほか：網膜動脈周囲炎と網膜剝離を伴う特異な片眼性ぶどう膜炎について．臨眼，**25**：607-617，1971．
2) Culberson WW, Blumenkranz MS, Haines H, et al：The acute retinal necrosis syndrome. Part 2：

Histopathology and etiology. Ophthalmology, **89**：1317-1325, 1982
3) Ohguro N, Sonoda KH, Takeuchi M, et al：The 2009 prospective multi-center epidemiologic survey of uveitis in Japan. Jpn J Ophthalmol, **56**：432-435, 2012.
4) Palay DA, Sternberg P Jr, Davis J, et al：Decrease in the risk of bilateral acute retinal necrosis syndrome by acyclovir therapy. Am J Ophthalmol, **112**：250-255, 1991.
5) Huynh TH, Johnson MW, Comer GM, et al：Vitreous penetration of orally administered valacyclovir. Am J Ophthalmol, **145**：682-686, 2008.
6) Aslanides IM, De Souza S, Wong DT, et al：Oral valacyclovir in the treatment of acute retinal necrosis syndrome. Retina, **22**：352-354, 2002.
7) Figueroa MS, Garabito I, Gutierrez C, et al：Famciclovir for the treatment of acute retinal necrosis (ARN) syndrome. Am J Ophthalmol, **123**：255-257, 1997.
8) Aizman A, Johnson MW, Elner SG：Treatment of acute retinal necrosis syndrome with oral antiviral medications. Ophthalmology, **114**：307-312, 2007.
9) Peyman GA, Goldberg MF, Uninsky E, et al：Vitrectomy and intravitreal antiviral drug therapy in acute retinal necrosis syndrome：report of two cases. Arch Ophthalmol, **102**：1618-1621, 1984.
10) Ando F, Kato M, Goto S, et al：Platelet function in bilateral acute retinal necrosis. Am J Ophthalmol, **96**：27-32, 1983.
11) Lau CH, Missotten T, Salzmann J, et al：Acute retinal necrosis features, management, and outcomes. Ophthalmology, **114**：756-762, 2007.
12) Tibbetts MD, Shah CP, Young LH, et al：Treatment of acute retinal necrosis. Ophthalmology, **117**：818-824, 2010.
13) Iwahashi-Shima C, Azumi A, Ohguro N, et al：Acute retinal necrosis：factors associated with anatomic and visual outcomes. Jpn J Ophthalmol, **57**：98-103, 2013.
14) Holland GN, Buhles WC Jr, Mastre B, et al：A controlled retrospective study of ganciclovir treatment for cytomegalovirus retinopathy. Use of a standardized system for the assessment of disease outcome. Arch Ophthalmol, **107**：1759-1766, 1989.

特集／眼科における薬物療法パーフェクトガイド

網膜疾患

# 加齢黄斑変性

古泉英貴*

**Key Words:** 加齢黄斑変性(age-related macular degeneration：AMD)，脈絡膜新生血管(choroidal neovascularization：CNV)，抗血管内皮増殖因子薬(anti-vascular endothelial growth factor agents：anti-VEGF agents)，網膜色素上皮萎縮(retinal pigment epithelium atrophy：RPE atrophy)，網膜下高輝度物質(subretinal hyperreflective material：SHRM)

**Abstract:** 滲出型加齢黄斑変性(AMD)の治療は抗血管内皮増殖因子薬(抗VEGF薬)の登場により，視力維持から視力改善を目指す時代へと飛躍的に進歩した．2012年の厚生労働省の治療指針策定後にも新規の抗VEGF薬が登場し，AMDにおける薬物治療の重要性は今後もますます高まっていくであろう．本稿では滲出型AMDに対する抗VEGF薬を用いたマネージメントを考えるうえで必要な事項，具体的には各種薬剤の特性や治療戦略，本邦における抗VEGF薬治療の位置づけ，そして治療後の視力予後に関わる因子につき解説する．

## はじめに

　加齢黄斑変性(AMD)は先進国の視覚障害の主要原因であり，本邦でも患者数は急速に増加している．AMDはドルーゼンや網膜色素上皮(RPE)異常を特徴とする早期AMDと，進行形である後期AMDに分類される．後期AMDは脈絡膜新生血管(CNV)を伴う滲出型AMDと，境界明瞭な網脈絡膜萎縮がみられる萎縮型AMDに大別される．

　本稿ではAMDに対する薬物療法として，現在滲出型AMDに対して第一選択とされることの多い抗血管内皮増殖因子薬(抗VEGF薬)治療を中心に解説する．大規模臨床試験のレビューを中心とした薬剤の種類と特徴に加えて，治療戦略の変遷，本邦における抗VEGF薬治療の位置づけ，そして長期視力予後を考えるうえで避けては通れない諸問題についても触れてみたい．

## 抗VEGF薬の種類と特徴

　現在眼科領域で使用可能な抗VEGF薬の中で，多くの臨床試験と日常診療における治療成績の報告があり，豊富なエビデンスを有するラニビズマブとアフリベルセプトについて概説する．

### 1．ラニビズマブ(ルセンティス®)

　ヒト化抗VEGF中和抗体Fabフラグメントであり，すべてのVEGF-Aのアイソフォームを阻害する．大規模臨床試験において高い視力改善効果が注目され，滲出型AMDの治療に広く用いられている．本邦では2009年2月に使用可能となり，長期予後を含め，現時点で最も高いエビデンスを有する薬剤であるといえる．

　ラニビズマブの海外での多施設二重盲検試験であるANCHOR試験[1](図1)やMARINA試験[2](図2)では毎月1回のラニビズマブ0.5 mg硝子体内注射を2年間(計24回)行ったところ，平均視力でANCHOR試験では10.7文字，MARINA試験では6.6文字の改善がみられた．本邦のラニ

---

* Hideki KOIZUMI，〒162-0062　東京都新宿区河田町8-1　東京女子医科大学眼科，講師

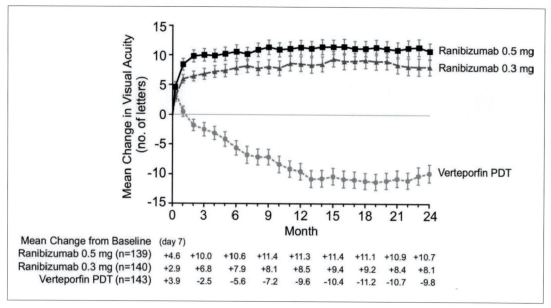

**図 1.** ANCHOR 試験（文献 1 より）
Predominantly classic CNV に対して PDT では平均視力は低下したが，ラニビズマブ 0.3 mg, 0.5 mg を毎月投与した両群では有意な視力改善がみられた．

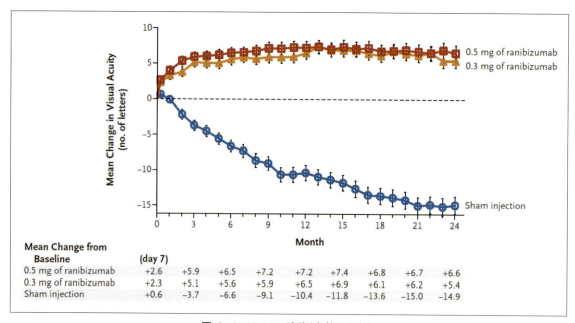

**図 2.** MARINA 試験（文献 2 より）
Minimally classic CNV および occult with no classic CNV に対してプラセボ群（シャム注射）と比較してラニビズマブ 0.3 mg, 0.5 mg 毎月投与した両群では有意な平均視力改善がみられた．

ビズマブに関する臨床試験である EXTEND-1 試験[3]（図 3）においても毎月 1 回の投与を 12 か月間継続することで，平均視力で 10.5 文字の改善がみられた．

その高い視力改善効果が注目されたラニビズマブであるが，毎月投与をすべての患者において継続することは現実的には不可能に近い．その後行われた PIER 試験[4]では治療導入期に月 1 回, 3 か月連続でラニビズマブを投与後，維持期に 3 か月に 1 回の投与を行ったところ，導入期に改善した平均視力は 12 か月後にはベースラインと同等にまで低下した．すなわち，機械的に維持期の投与

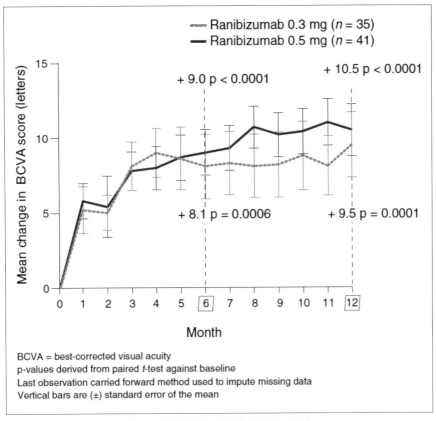

図 3. EXTEND-1 試験(文献 3 より)
プラセボ群はないがラニビズマブ 0.5 mg の毎月投与を行うことで視力の平均値(実線),中間値(破線)ともに有意な改善がみられた.

間隔を 3 か月に 1 回に延長しても視力改善効果は保てないことがわかった.そこで注目されたのが米国の PrONTO 試験[5](図 4)である.PrONTO 試験では治療導入期に月 1 回,3 か月連続でラニビズマブを投与し,その後は毎月経過観察のうえ,主に光干渉断層計(OCT)所見に基づき再投与を行う PRN(pro re nata,"必要に応じて"という意味のラテン語)と呼ばれる方式により追加投与を行った.PrONTO 試験は症例数が 40 例と少ないのが欠点ではあるが,24 か月間で 9.9 回(5.0 回/年)と明らかに少ない投与回数にも関わらず,平均 11.1 文字と毎月投与の場合と同等の視力改善効果がみられたと報告されている.以降,ラニビズマブを用いた抗 VEGF 薬治療において,本邦においてもこの PrONTO 試験に準拠した PRN 方式によるマネージメントが多くの施設で採用された.

## 2.アフリベルセプト(VEGF Trap-Eye,アイリーア®)

本邦では 2012 年 11 月より滲出型 AMD に対し使用が開始された最も新しい抗 VEGF 薬である.可溶化した VEGF 受容体の人工合成物であり,VEGF への高い親和性を有することが知られている.従来の抗 VEGF 薬でのターゲットであった VEGF-A に加えて,胎盤成長因子(PlGF)や VEGF-B にも結合する.アフリベルセプトに関する多施設二重盲検試験である VIEW 試験[6](図 5)は北米での VIEW 1 試験とヨーロッパ,アジア太平洋,日本,ラテンアメリカでの VIEW 2 試験から成り,同じプロトコールで行われた.VIEW 試験では症例を 4 群,すなわち,①アフリベルセプト 2 mg を 4 週毎,②アフリベルセプト 0.5 mg を 4 週毎,③アフリベルセプト 2 mg を最初の 3 回毎月投与後,8 週毎,④ラニビズマブ 0.5 mg を 4 週毎,を比較したものである.52 週目に主評価

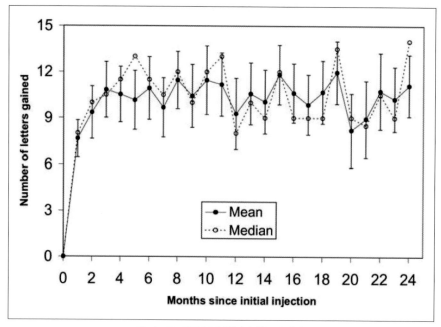

図 4. PrONTO 試験(文献 5 より)
ラニビズマブ 0.5 mg を治療導入期に月 1 回, 3 か月連続投与後, 主に OCT を用いた基準で必要に応じて(PRN)投与追加を行ったところ, 24 か月で 9.9 回と少ない治療回数で視力の平均値(実線), 中間値(破線)ともに毎月投与の場合と同程度の改善が得られた.

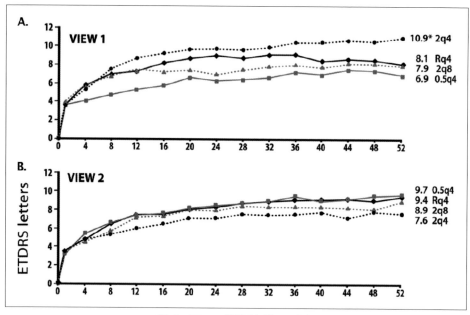

図 5. VIEW 試験(文献 6 より)
北米で行われた VIEW 1 試験とヨーロッパ, アジア太平洋, 日本, ラテンアメリカで行われた VIEW 2 試験において, 52 週目の時点でアフリベルセプト 2 mg を 4 週毎に投与した群(2q4), アフリベルセプト 0.5 mg を 4 週毎に投与した群(0.5q4), アフリベルセプト 2 mg を最初の 3 回 4 週毎投与後, 8 週毎に投与した群(2q8), のいずれにおいてもラニビズマブ 0.5 mg を 4 週毎に投与した群(Rq4)と同等の平均視力の改善が得られた.

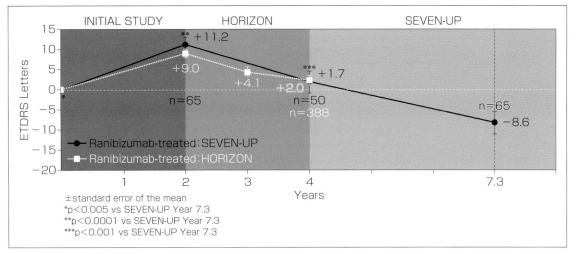

図 6. SEVEN-UP 試験（文献 7 より）
2 年間ラニビズマブの毎月投与を行い平均視力の改善が得られた ANCHOR 試験，MARINA 試験の後，厳格でない PRN 方式に移行して追加投与を行っても，視力改善効果は維持できなかった．

項目である視力が改善した割合では，すべてのアフリベルセプト群においてラニビズマブ群と比較して非劣勢が認められた．平均視力でもアフリベルセプト 2 mg を最初の 3 回毎月投与後，8 週毎に投与を行っても 12 か月後に 8.4 文字の改善がみられ，視力改善に毎月の投与を必要としない可能性が示唆された．

### 抗 VEGF 薬を用いた治療戦略の変遷

大規模臨床試験において有効性の示された抗 VEGF 薬の投与スケジュール，具体的にはラニビズマブでの毎月投与，アフリベルセプトでの隔月投与は言うまでもなく画一的な方法であり，個別化医療の観点からは好まれないことが多い．本邦でもラニビズマブが使用可能となった後は先述の如く，OCT 所見などを参考に必要に応じて追加投与を行う PRN 方式が主流であった．しかしながら ANCHOR 試験，MARINA 試験，それらの延長の HORIZON 試験後の長期経過をフォローした SEVEN-UP 試験[7]（図 6）において示されたように，PRN では基本的に毎月診察のうえ，厳しい再投与基準に基づいた追加投与を行わないと長期的に視力が維持できないことが明らかとなった．PRN では疾患活動性の再燃がみられてから追加投与を行うため，治療のタイミングが遅れがちになるというデメリットがある．その問題を克服する対応策として Treat & Extend と呼ばれる治療戦略が注目された[8]．Treat & Extend では病状が安定していれば通院および投与間隔を延長し，疾患活動性が再燃した際にはその間隔を短縮しながら，抗 VEGF 薬の継続投与を行う．毎月投与や隔月投与といった固定投与とは異なり，個々の病状に合わせて投与回数を増減可能な，個別化医療の側面を併せ持つ方法である．疾患活動性を認めない時期にも継続投与を行うため，PRN と比較して投与回数が多くなる可能性はあるが，出血性合併症を伴う再発など，重篤な視機能低下を引き起こすリスクは減少することが想定され，筆者も現時点では最も理に適った方法であると考えている．

### 本邦における抗 VEGF 薬療法の位置づけ

それでは滲出型 AMD であればすべての症例で抗 VEGF 薬療法を第一選択と考えて差し支えないのであろうか？　治療戦略を考えるうえで忘れてはならないのは，欧米を中心とした海外での治療成績のデータをそのまま本邦での治療に反映できない，ということである．本邦においては滲出型 AMD のマネージメントを考慮する場合に，インドシアニングリーン蛍光眼底造影（IA）などの臨床所見から典型 AMD，ポリープ状脈絡膜血管症（PCV），網膜血管腫状増殖（RAP）に分類する

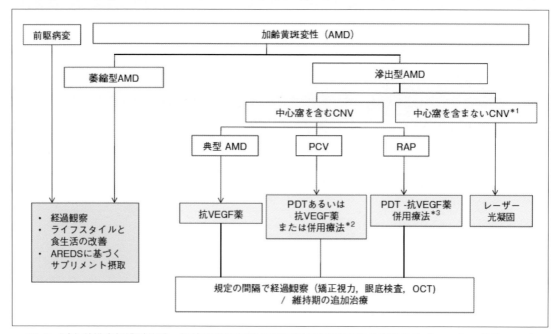

**図 7.** 厚生労働省網膜脈絡膜・視神経萎縮症調査研究班加齢黄斑変性治療指針作成ワーキンググループによる加齢黄斑変性の治療指針(文献 9 より)

付記
* 1：特に中心窩外 CNV のことを指す．傍中心窩 CNV に対しては，治療者自身の判断で中心窩を含む CNV に準じて治療を適宜選択する．
* 2：視力 0.5 以下の症例では，PDT を含む治療法(PDT 単独または PDT-抗 VEGF 薬併用療法)が推奨される．視力 0.6 以上の症例では抗 VEGF 薬単独療法を考慮する．
* 3：治療回数の少ない PDT-抗 VEGF 薬併用療法が主として推奨される．視力良好眼では抗 VEGF 薬単独療法も考慮してよい．

略語
CNV：脈絡膜新生血管，PCV：ポリープ状脈絡膜血管症，RAP：網膜血管腫状増殖，VEGF：血管内皮増殖因子，PDT：光線力学的療法，OCT：光干渉断層計，AREDS：Age-Related Eye Disease Study

のが通例となっており，これらのサブタイプは治療に対する反応が異なるため重要である．

2012 年に発表された厚生労働省研究班による「加齢黄斑変性の治療指針」[9] (図 7) によれば，まず CNV の存在部位により，中心窩を含まない CNV ではレーザー光凝固を行うことが推奨されている．中心窩を含む CNV では，典型 AMD に対しては抗 VEGF 薬療法が第一選択とされている．PCV は特徴的なポリープ状の形状を有する新生血管網を有し，抗 VEGF 薬療法ではポリープ状病巣の閉塞効果が弱いことから，視力(0.5)以下の症例に対しては光線力学的療法(PDT)を含む治療法，視力(0.6)以上の症例では抗 VEGF 薬療法も考慮するとされている．高頻度の再発がみられ難治性である RAP に対しては，PDT と抗 VEGF 薬の併用療法が推奨されている．しかし，この治療指針は以降に使用可能となったアフリベルセプトの治療成績を勘案していないことに注意が必要である．

アフリベルセプトは本邦でも実地臨床における治療成績の報告が相次ぎ，過去の抗 VEGF 薬治療に対する反応不良例に対しても滲出性変化の改善が得られること[10]，PCV でのポリープ状病巣の閉塞率がラニビズマブと比較しても高いことなどが報告されている[11] (図 8)．したがって，2012 年の治療指針策定時と比較しても，滲出型 AMD に対する抗 VEGF 薬治療の役割はますます大きくなっていると考えられる．

### 抗 VEGF 薬治療の視力予後に関わる因子

近年，抗 VEGF 薬治療の視力予後に関わる因子として，RPE 萎縮と瘢痕形成が注目されてい

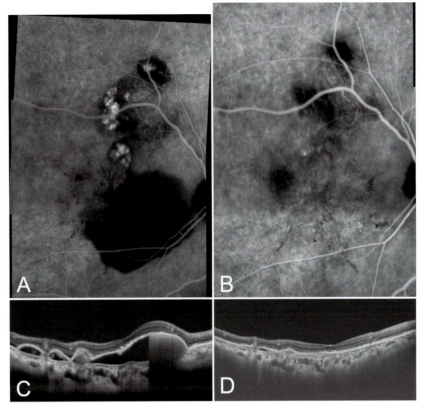

図 8. PCV に対するアフリベルセプト治療
79 歳, 女性. PCV. 治療前の IA(A)では特徴的なポリープ状病巣による多数の過蛍光所見がみられるが, アフリベルセプト治療開始 12 か月後(B)にはポリープ状病巣がすべて消失している. OCT でも治療前(C)にみられた色素上皮剝離は 12 か月後(D)には平坦化している.

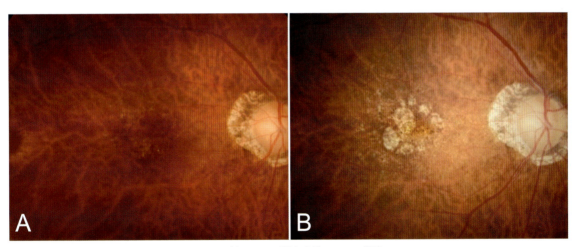

図 9. 抗 VEGF 薬治療後の RPE 萎縮
75 歳, 男性. RAP. 治療前(A)と比較してアフリベルセプト治療開始 26 か月後(B), 境界明瞭な RPE 萎縮が著明である.

る. 以下, 各々について解説する.

1. RPE 萎縮

近年, 抗 VEGF 薬療法の経過中に発生する RPE 萎縮が注目されている(図 9). ラニビズマブとベバシズマブ(アバスチン®)の比較対照試験である CATT 試験において, 2 年間に約 18.3% の

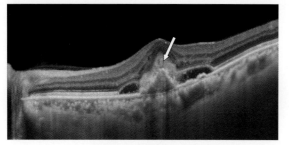

図 10. SHRM
OCT で網膜下に高輝度物質がみられる.

症例で治療開始前にみられなかった RPE 萎縮が発生したこと, 毎月投与群で PRN 群と比較して高頻度に RPE 萎縮発生がみられたことなどが報告されている[12]. RPE 萎縮は視力予後を規定する重要な因子であるが, RPE 萎縮発生が抗 VEGF 薬による影響か, 疾患自体の影響かという点に関してはまだ議論の余地がある[13].

### 2. 瘢痕形成

RPE 萎縮と同様に滲出型 AMD の視力予後を規定する因子として瘢痕形成がある. 瘢痕形成の危険因子として, OCT でみられる網膜下高輝度物質(SHRM)との関連が注目されている[14](図10). SHRM はフィブリンや出血, CNV, 線維性瘢痕などで構成されるが, 治療後に SHRM が残存すると有意に瘢痕形成をきたしやすく, 長期の視機能予後を考えるうえで重要である[15]. 今後はCNV に対する抗血管新生作用のみならず, 瘢痕形成を抑制可能な薬剤の登場が望まれる.

### おわりに

抗 VEGF 薬治療の登場により, 滲出型 AMD の治療は視力維持から視力改善を目指す時代へと飛躍的に進歩を遂げた. 今後も新規薬剤の開発により, 薬物治療の占める割合はますます大きくなってくるであろう. しかしながら現時点でも, すべての滲出型 AMD の症例で経過の如何によらず漫然と抗 VEGF 薬療法を行うことは慎むべきである. 治療抵抗例に関しては PDT を含む治療オプションをある程度の段階で検討すべきであろう. さらに全身合併症のリスクや経済的問題, 僚眼の状況など, 個々の症例によって最適な治療戦略は異なると考えられる. より治療効果の高い抗 VEGF 薬の登場で選択肢が増えた今, その功罪を十分に認識し, 患者一人ひとりが高い QOL を得るための治療戦略の構築が望まれる.

### 文 献

1) Brown DM, Michels M, Kaiser PK, et al : Ranibizumab versus verteporfin photodynamic therapy for neovascular age-related macular degeneration : Two-year results of the AN-CHOR study. Ophthalmology, **116** : 57-65 e5, 2009.

2) Rosenfeld PJ, Brown DM, Heier JS, et al : Ranibizumab for neovascular age-related macular degeneration. N Engl J Med, **355** : 1419-1431, 2006.

3) Tano Y, Ohji M : EXTEND-I : safety and efficacy of ranibizumab in Japanese patients with subfoveal choroidal neovascularization secondary to age-related macular degeneration. Acta Ophthalmol, **88** : 309-316, 2010.

4) Regillo CD, Brown DM, Abraham P, et al : Randomized, double-masked, sham-controlled trial of ranibizumab for neovascular age-related macular degeneration : PIER study year 1. Am J Ophthalmol, **145** : 239-248 e5, 2008.

5) Lalwani GA, Rosenfeld PJ, Fung AE, et al : A variable-dosing regimen with intravitreal ranibizumab for neovascular age-related macular degeneration : year 2 of the PrONTO Study. Am J Ophthalmol, **148** : 43-58 e1, 2009.

6) Heier JS, Brown DM, Chong V, et al : Intravitreal aflibercept (VEGF trap-eye) in wet age-related macular degeneration. Ophthalmology, **119** : 2537-2548, 2012.

7) Rofagha S, Bhisitkul RB, Boyer DS, et al : Seven-year outcomes in ranibizumab-treated patients in ANCHOR, MARINA, and HORIZON : a multicenter cohort study (SEVEN-UP). Ophthalmology, **120** : 2292-2299, 2013.

8) Spaide R : Ranibizumab according to need : a treatment for age-related macular degeneration. Am J Ophthalmol, **143** : 679-680, 2007.

9) Takahashi K, Ogura Y, Ishibashi T, et al : Treatment guidelines for age-related macular degeneration. Nippon Ganka Gakkai Zasshi, **116** : 1150-1155, 2012.

Summary 本邦でのAMD治療に関する現時点での最新ガイドラインであり,内容を十分理解しておく必要がある.

10) Kawashima Y, Oishi A, Tsujikawa A, et al：Effects of aflibercept for ranibizumab-resistant neovascular age-related macular degeneration and polypoidal choroidal vasculopathy. Graefes Arch Clin Exp Ophthalmol, **253**：1471-1477, 2015.

11) Yamamoto A, Okada AA, Kano M, et al：One-Year Results of Intravitreal Aflibercept for Polypoidal Choroidal Vasculopathy. Ophthalmology, **122**：1866-1872, 2015.
Summary PCVに対するアフリベルセプト治療に関する多施設研究であり,同治療がポリープ状病巣に対して高い閉塞効果を有することを示した重要な論文である.

12) Grunwald JE, Daniel E, Huang J, et al：Risk of geographic atrophy in the comparison of age-related macular degeneration treatments trials. Ophthalmology, **121**：150-161, 2014.

13) Bhisitkul RB, Mendes TS, Rofagha S, et al：Macular atrophy progression and 7-year vision outcomes in subjects from the ANCHOR, MARINA, and HORIZON studies：the SEVEN-UP study. Am J Ophthalmol, **159**：915-924 e2, 2015.

14) Keane PA, Patel PJ, Liakopoulos S, et al：Evaluation of age-related macular degeneration with optical coherence tomography. Surv Ophthalmol, **57**：389-414, 2012.

15) Willoughby AS, Ying GS, Toth CA, et al：Subretinal Hyperreflective Material in the Comparison of Age-Related Macular Degeneration Treatments Trials. Ophthalmology, **122**：1846-1853 e5, 2015.

特集/眼科における薬物療法パーフェクトガイド

網膜疾患
# 糖尿病黄斑浮腫

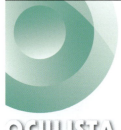

野田航介*

**Key Words:** 糖尿病網膜症（diabetic retinopathy），糖尿病黄斑浮腫（diabetic macular edema），抗 VEGF 療法（anti-VEGF therapy），硝子体注射（intravitreal injection），腎機能不全（renal failure）

**Abstract:** 糖尿病患者の視機能低下は，その ADL の自立，投薬の自己管理などにも直結することから糖尿病治療にも影響を及ぼす．そのため，糖尿病黄斑浮腫の治療は内科領域でも近年重要視されるようになっている．糖尿病黄斑浮腫の要因は複数存在するが，網膜血管の透過性亢進に伴う滲出性変化に対しては光凝固と薬物治療による治療が行われる．本稿では，糖尿病黄斑浮腫の薬物療法に主眼をおいて記述した．

## はじめに

糖尿病黄斑浮腫は，特にⅡ型糖尿病患者における視力低下の主要な原因である．糖尿病患者における視機能保持はその ADL の自立，内服薬やインスリンの自己管理にも直結することから糖尿病治療にも影響を及ぼすため，糖尿病黄斑浮腫の治療は内科領域でも近年重要視されるようになっている．

本症は，糖尿病網膜症によって黄斑部に生じる細胞外液貯留がその主な病態と考えられる．その要因は複数存在するが，主には硝子体や黄斑上膜などによる機械的な牽引と網膜血管の透過性亢進に伴う滲出性変化によるところが大きい．機械的な牽引が主因の場合は手術療法も治療アプローチとして有効である一方，血管透過性亢進に由来する浮腫は毛細血管瘤などからの局所的な漏出（局所性浮腫）とバリアー機能不全となった網膜血管からのびまん性の漏出（びまん性浮腫）によって形成されるため，それぞれ光凝固による毛細血管瘤凝固（直接光凝固），薬物治療による漏出抑制という方針となることが多い．その場合，局所性浮腫のみ，あるいはびまん性浮腫のみということはまずないため，光凝固と薬物療法の併用がほぼ全症例で必要となると考えられる．直接光凝固と薬物療法のどちらを先に行うべきか，格子状光凝固との組み合わせはどのようにすべきか，薬物療法単独では根治治療とならないのかなど議論すべき点は山積しているが，本稿では薬物療法に主眼をおいて記述する．また，全身性の要素が黄斑浮腫の原因と考えられる症例も存在するため，その点についても論じる．

## 糖尿病黄斑浮腫に対する薬物療法

### 1．眼局所療法

糖尿病黄斑浮腫に対する眼局所の薬物療法としては，抗血管内皮増殖因子（vascular endothelial growth factor：VEGF）製剤の硝子体内投与とステロイド製剤のテノン嚢下注射あるいは硝子体内投与がある．

#### a）抗 VEGF 療法
（ⅰ）抗 VEGF 製剤について

VEGF は，腫瘍研究から発見された血管新生や

---

* Kousuke NODA, 〒060-8638 札幌市北区北15条西7丁目 北海道大学大学院医学研究科医学専攻感覚器病講座眼科学分野，准教授

血管透過性亢進を担う糖タンパクである．その後の研究で，VEGF はそのアミノ酸配列の相同性から VEGF ファミリーと呼ばれる分子群を形成していることが明らかとなっている．哺乳類における VEGF ファミリーは VEGF-A～D および胎盤増殖因子(placental growth factor：PlGF)から構成されており[1]，我々が臨床において「VEGF」と呼んでいる分子が VEGF-A に相当する．VEGF-A が糖尿病黄斑浮腫の病態形成に関与していることについては多くの報告がある．VEGF-B は「血管生存」に関わる分子であると考えられているが[2]，糖尿病網膜症患者の硝子体中では増加しない[3]．一方，PlGF は血管新生を誘導すること，増殖糖尿病網膜症患者の硝子体や線維血管組織での発現増加が報告されており[4]，我々のグループも糖尿病黄斑浮腫患者の眼内において増加していることを示した[5]．これらの知見からは，VEGF-A と PlGF は糖尿病黄斑浮腫の病態機序に関与していると考えられる．

2016 年 12 月現在，本邦で糖尿病黄斑浮腫に対してその使用が認可されている抗 VEGF 製剤はラニビズマブ(ルセンティス®，2014 年 2 月適用追加)，アフリベルセプト(アイリーア®，2014 年 11 月適用追加)の 2 剤である．ラニビズマブは，VEGF に対するヒト化マウスモノクローナル抗体の Fab フラグメント(可変領域)を基本構造として作成されたタンパク製剤であり，非選択的に VEGF-A の全アイソフォームを阻害するように設計されている[6]．また，アフリベルセプトは 2 つの VEGF 受容体(VEGFR-1 と VEGFR-2)における VEGF 結合部位の細胞外ドメインの一部をヒト免疫グロブリンの Fc 部分と融合させた組み換え蛋白であり[7]，VEGF-A 以外に PlGF および VEGF-B に対する阻害効果を有する．アフリベルセプトは VEGF-A に対する親和性も高いため[8]，糖尿病黄斑浮腫治療におけるその優位性が期待される．

しかしながら興味深いことに，近年報告された糖尿病黄斑浮腫患者に対するベバシズマブ，ラニビズマブ，アフリベルセプト硝子体内投与の多施設共同無作為化比較試験(我が国ではベバシズマブは糖尿病黄斑浮腫に対して未認可)の結果では，1 年経過時の視力文字数の改善度はベバシズマブ群 9.7 文字，ラニビズマブ群 11.2 文字，アフリベルセプト群 13.3 文字であり，アフリベルセプト群の改善度が他の 2 剤と比較して統計学的有意差をもって良好というものであったが[9]，2 年経過時の改善文字数はベバシズマブ群 10.0 文字，ラニビズマブ群 12.3 文字，アフリベルセプト群 12.8 文字であり，1 年経過時に認められたアフリベルセプトのラニビズマブに対する優位性は消失していた[10]．本知見は，基礎医学的な観点からは製剤間に差があっても，その臨床的効果にはそれほど違いはないことを示しているのかもしれない．しかしその一方で，糖尿病網膜症患者はその全身的背景がさまざまであることや糖尿病黄斑浮腫の病因も多因子的であることから，さらに詳細な解析を行うことで各種製剤の効果の違いが明らかになる可能性もある．今後の解析報告を待ちたい．

### (ⅱ) 抗 VEGF 製剤の使用について

ラニビズマブあるいはアフリベルセプト硝子体内投与の第Ⅲ相大規模多施設二重盲検試験，それぞれ RISE and RIDE 試験[11]と VIVID/VISTA 試験[12]では，対照群に比較して抗 VEGF 製剤の糖尿病黄斑浮腫に対する有用な治療効果が報告されている．さらに，RISE and RIDE 試験の結果からはラニビズマブの硝子体内投与は後極部における硬性白斑の沈着を抑制すること[13]，網膜症を軽症化あるいはその進行を抑制すること[14]などが明らかとなった．これらのことは，VEGF-A が血管透過性亢進のみならず血管新生も含めた糖尿病網膜症の病態形成に重要な役割を演じていることから考えると理解しやすい．これらの報告によって，抗 VEGF 製剤の硝子体内投与が継続できれば，糖尿病黄斑浮腫治療のみならず，糖尿病網膜症そのものの進行阻止も十分可能性があることが示された．事実，米国では 2015 年 2 月に「糖尿病黄斑浮

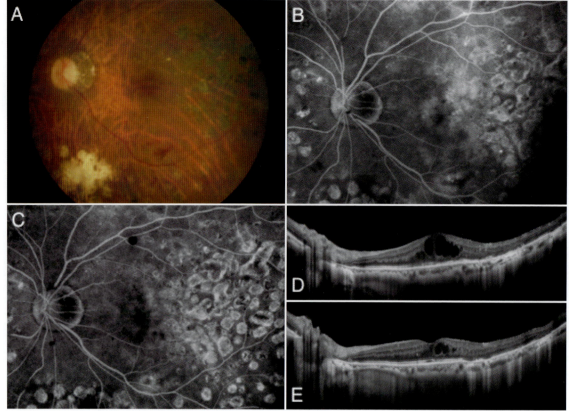

**図 1.** 抗 VEGF 製剤硝子体投与後に直接光凝固を施行した症例(64 歳,女性)
左眼の糖尿病黄斑浮腫の加療目的に紹介受診.左視力(0.4)
A：初診時眼底
B：フルオレセイン蛍光眼底造影(FA)で局所性浮腫を黄斑部耳側に認めたため,抗 VEGF 製剤硝子体投与(1 回)後に同部の毛細血管瘤に対して直接光凝固を施行
C：光凝固施行 6 か月後の FA.蛍光漏出の減少を認める.
D：初診時 OCT
E：光凝固施行 24 か月後の OCT.左(1.0)

腫を伴う糖尿病網膜症」治療にラニビズマブ硝子体内投与の適用追加が承認されている.

　しかしながら,本邦では実臨床において継続的に毎月あるいは隔月で抗 VEGF 製剤を投与し続けることはなかなか困難である.また,投与回数の増加は眼内炎のリスク増大,患者および施行する医療サイドの負担などさまざまな問題があり,現実的ではない.1つの対応策は,前述の光凝固と抗 VEGF 製剤硝子体内投与の併用ではないかと考える.既報では,ラニビズマブ硝子体内投与に局所光凝固を併施することによって注射回数を減らすことができ,視力改善度は同等であったと述べられている[15].実際の臨床でも,抗 VEGF 製剤投与後の直接光凝固を行うと抗 VEGF 製剤が眼内から消失していると考えられる時期でも浮腫が再燃してこない症例を経験する(図 1).今後,光凝固を用いて抗 VEGF 療法における硝子体内注射の回数を減らす検討がさらに行われるであろう.

　また,糖尿病黄斑浮腫は OCT で観察される形状によってスポンジ様網膜膨化,嚢胞様黄斑浮腫,漿液性網膜剝離の 3 つに分類されることが多いが,漿液性網膜剝離タイプは抗 VEGF 製剤に対する反応に乏しいことを示す報告がある[16].一方,RISE and RIDE 試験の post-hoc analysis ではラニビズマブ投与による視力改善の予測因子は漿液性網膜剝離の存在であったと報告され,さらに非治療群(シャム投与群)における視力予後不良の予

測因子もやはり漿液性網膜剝離の存在であったと記載されている[17]. 中心性漿液性脈絡網膜症などの症例では漿液性網膜剝離があっても急激な視力低下を生じないことが多いが, 糖尿病黄斑浮腫症例では進行性かつ不可逆性の視力低下につながる印象がある. 貯留する網膜下液の性状が糖尿病患者では血漿成分の変化によって異なるためであろうか. 網膜外層の形態が視力予後に相関することは他の網膜疾患でも報告されており, 抗 VEGF 製剤はその即効性を考えると漿液性網膜剝離症例にもまず投与してその効果を判定する必要があるかもしれない.

### b) ステロイド療法

糖尿病黄斑浮腫の病態基盤には low-grade inflammation と呼ばれる慢性的な炎症があり, 前述の VEGF に代表される血管新生誘導因子以外にも炎症性サイトカイン, 白血球接着分子, 蛋白分解酵素など多岐にわたる分子が関与している. そのため, ステロイド局所投与による抗炎症作用を介した糖尿病黄斑浮腫の治療は理論的なアプローチである. 2016 年 12 月現在, 本邦では持続性副腎皮質ステロイドであるトリアムシノロンアセトニド(マキュエイド®)の硝子体内投与(IVTA)が承認されている. トリアムシノロンアセトニドのテノン嚢下投与(STTA)は未承認であるが, IVTA に比較して眼内炎・白内障・緑内障などの副作用リスクが軽減できると考えられるため施行する施設も多い. STTA を施行する場合には, 結膜およびテノン嚢切開を行ったうえで鈍針を用いる方法と切開を行わない鋭針を用いる方法がある. 鋭針を用いる方法は眼球穿孔のリスクがあるため十分なトレーニングを受けた眼科医が行うべきだが, 鈍針を用いる方法に比べて前方への逆流が少ない, 線維化しないため同じ場所から何度でも投与できるなどの利点がある. 抗 VEGF 製剤が無効であった症例で STTA が有効であったという報告も散見されるため, 抗 VEGF 製剤に対する反応性が乏しい症例(特に眼内レンズ挿入眼)では STTA は積極的に考慮されてもよい治療法と考える.

## 2. 全身療法

糖尿病網膜症の危険因子として高血糖, 高血圧, 脂質異常などがあり, 糖尿病黄斑浮腫治療においても後述のごとく全身管理は重要である. 食事と運動を中心とした生活習慣の改善も含めて内科医の協力を仰ぐしかないが, 我々眼科医も最低限の知識を持って診療にあたる必要がある.

### a) 血 糖

数々の臨床研究によって強化インスリン療法を含めた厳格な血糖コントロールが網膜症の管理に不可欠であることは明らかである. さらに, 過去一定期間の血糖コントロールの効果が長期にわたり持続して網膜症を含めた血管合併症を抑制することが明らかになり, 網膜症進展抑制および糖尿病黄斑浮腫の治療として血糖管理はベースとなる. 血糖値をどこまで下げるかについて, ACCORD-Eye[18]では強化コントロール群(目標 HbA1c 6%未満, 1,429 名)と標準コントロール群(目標 HbA1c 7.0~7.9%, 1,427 名)を比較した. その 3 年成績では, 網膜症の進行が強化コントロール群において有意に減少したことから(7.3% vs 10.4%), 網膜症患者の血糖値を正常域レベルまで下げることの重要性が初めて確認された.

また, 経口血糖降下薬の種類によっては糖尿病黄斑浮腫の発症リスクに影響を及ぼす場合があることも我々眼科医は知っておく必要がある. チアゾリジン薬は peroxisome proliferator-activated receptorγ(PPARγ)のアゴニストであり, 脂肪細胞の分化制御を行うことでインスリン抵抗性改善による血糖低下作用や脂質改善作用などを行う薬剤である. しかしながら, 本薬剤は循環血漿量の増加, 体重増加および末梢性浮腫などを生じることも知られており[19)~21)], 糖尿病黄斑浮腫の発症率を増加させるとの報告がある[22)].

### b) 血 圧

UKPDS によりアンジオテンシン変換酵素(ACE)阻害薬(captopril)や β 遮断薬(atenolol)による厳格な血圧コントロールによって糖尿病網膜

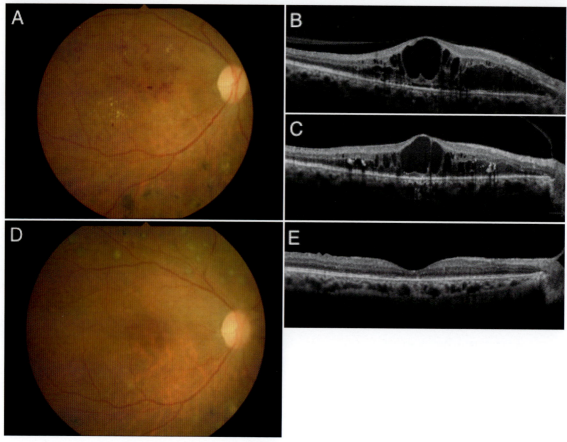

**図 2.** 透析導入後に糖尿病黄斑浮腫が消失した症例(54 歳,女性)
A,B:紹介受診時の右眼底および OCT 所見.軽度の漿液性網膜剝離を伴う糖尿病黄斑浮腫
C:抗 VEGF 製剤硝子体投与が 3 回施行され,後部硝子体剝離が生じるも糖尿病黄斑浮腫は残存.この後,腎不全に対する治療のために眼科外来への受診が中断
D,E:1 年 6 か月後に再受診した際の右眼底および OCT 所見.網膜出血や硬性白斑は消失し,OCT でも浮腫は消失.当科最終受診後は眼科では加療されていなかった.網膜外層障害のため,視力は(0.1)

症の発症・進行が有意に抑制されたため[23],高血圧は網膜症の発症・進行の危険因子とみなされている.血圧をどこまで下げるかについて,ACCRD-Eye[18]ではサイアザイド系利尿薬をベースに ACE 阻害薬,アンジオテンシン受容体拮抗薬(ARB),β遮断薬を用いて強化コントロール群(目標収縮期血圧 120 mmHg 未満,627 名)と標準コントロール群(目標収縮期血圧 140 mmHg 未満,616 名)を比較した.その結果,網膜症の進行はむしろ強化コントロール群で増加する傾向があったことから(10.4% vs 8.8%で有意差なし),網膜症にとって血圧の至適域または下限値の存在が示唆される.DR の病態には虚血などの微小循環不全を伴うことから,血圧を正常域レベルより下げる必要がないことは妥当な結果と考えられる.

c)腎機能

糖尿病性腎症の早期発見マーカーである微量アルブミン尿と糖尿病黄斑浮腫に相関を認めたとする報告がある[24].また,ループ利尿薬であるフロセミドの使用によって糖尿病黄斑浮腫が軽減した[25)26],あるいは腎移植や透析導入を契機に糖尿病黄斑浮腫が改善したとの報告「腎移植または血液透析導入を契機に糖尿病黄斑浮腫が改善した 5 症例」[27]がある.自験例でも,腎機能不全による体調不良のため眼科通院が中断され,透析導入後に眼科受診したところ,糖尿病黄斑浮腫が眼局所治療なしに消失していた(図 2).これらのことは,

糖尿病黄斑浮腫の病態には眼局所の病態よりも腎機能異常による血漿成分の変化の関与が大きい症例があることを示しており，我々眼科医は血液検査の値なども含めて糖尿病黄斑浮腫にあたる必要がある．

## おわりに

以上，糖尿病黄斑浮腫の眼局所薬物療法および全身的な要素について，最近の知見を含めて論じた．

## 文 献

1) Ellis LM, Hicklin DJ：VEGF-targeted therapy：mechanisms of anti-tumour activity. Nat Rev Cancer, **8**：579-591, 2008.
2) Li X, Kumar A, Zhang F, Lee C, et al：Complicated life, complicated VEGF-B. Trends Mol Med, **18**：119-127, 2012.
3) Kinoshita S, Noda K, Saito W, et al：Vitreous levels of vascular endothelial growth factor-B in proliferative diabetic retinopathy. Acta Ophthalmol, **94**：e521-e523, 2016.
4) Khaliq A, Foreman D, Ahmed A, et al：Increased expression of placenta growth factor in proliferative diabetic retinopathy. Lab Invest, **78**：109-116, 1998.
5) Ando R, Noda K, Namba S, et al：Aqueous humour levels of placental growth factor in diabetic retinopathy. Acta Ophthalmol, **92**：e245-246, 2014.
6) Ferrara N, Damico L, Shams N, et al：Development of ranibizumab, an anti-vascular endothelial growth factor antigen binding fragment, as therapy for neovascular age-related macular degeneration. Retina, **26**：859-870, 2006.
7) Holash J, Davis S, Papadopoulos N, et al：VEGF-Trap：a VEGF blocker with potent antitumor effects. Proc Nat Acad Sci USA, **99**：11393-11398, 2002.
8) Papadopoulos N, Martin J, Ruan Q, et al：Binding and neutralization of vascular endothelial growth factor (VEGF) and related ligands by VEGF Trap, ranibizumab and bevacizumab. Angiogenesis, **15**：171-185, 2012.
9) Diabetic Retinopathy Clinical Research N, Wells JA, Glassman AR, et al：Aflibercept, bevacizumab, or ranibizumab for diabetic macular edema. N Engl J Med, **372**：1193-1203, 2015.
10) Wells JA, Glassman AR, Ayala AR, et al：Aflibercept, bevacizumab, or ranibizumab for diabetic macular edema：two-year results from a comparative effectiveness randomized clinical trial. Ophthalmology, **123**：1351-1359, 2016.
11) Brown DM, Nguyen QD, Marcus DM, et al：Long-term outcomes of ranibizumab therapy for diabetic macular edema：the 36-month results from two phase Ⅲ trials：RISE and RIDE. Ophthalmology, **120**：2013-2022, 2013.
12) Brown DM, Schmidt-Erfurth U, Do DV, et al：Intravitreal aflibercept for diabetic macular edema：100-week results from the VISTA and VIVID studies. Ophthalmology, **122**：2044-2052, 2015.
13) Domalpally A, Ip MS, Ehrlich JS：Effects of intravitreal ranibizumab on retinal hard exudate in diabetic macular edema：findings from the RIDE and RISE phase Ⅲ clinical trials. Ophthalmology, **122**：779-786, 2015.
14) Ip MS, Domalpally A, Sun JK, et al：Long-term effects of therapy with ranibizumab on diabetic retinopathy severity and baseline risk factors for worsening retinopathy. Ophthalmology, **122**：367-374, 2015.
15) Liegl R, Langer J, Seidensticker F, et al：Comparative evaluation of combined navigated laser photocoagulation and intravitreal ranibizumab in the treatment of diabetic macular edema. PLoS One, **9**：e113981, 2014.
16) Shimura M, Yasuda K, Yasuda M, et al：Visual outcome after intravitreal bevacizumab depends on the optical coherence tomographic patterns of patients with diffuse diabetic macular edema. Retina, **33**：740-747, 2013.
17) Sophie R, Lu N, Campochiaro PA：Predictors of functional and anatomic outcomes in patients with diabetic macular edema treated with ranibizumab. Ophthalmology, **122**：1395-1401, 2015.
18) Group AS, Group AES, Chew EY, et al：Effects of medical therapies on retinopathy progression in type 2 diabetes. N Engl J Med, **363**：233-244, 2010.

19) Dormandy JA, Charbonnel B, Eckland DJ, et al：Secondary prevention of macrovascular events in patients with type 2 diabetes in the PROactive Study (PROspective pioglitAzone Clinical Trial In macroVascular Events)：a randomised controlled trial. Lancet, **366**：1279-1289, 2005.

20) Mazzone T, Meyer PM, Feinstein SB, et al：Effect of pioglitazone compared with glimepiride on carotid intima-media thickness in type 2 diabetes：a randomized trial. JAMA, **296**：2572-2581, 2006.

21) Nesto RW, Bell D, Bonow RO, et al：Thiazolidinedione use, fluid retention, and congestive heart failure：a consensus statement from the American Heart Association and American Diabetes Association. Diabetes Care, **27**(1)：256-263, 2004.

22) Idris I, Warren G, Donnelly R：Association between thiazolidinedione treatment and risk of macular edema among patients with type 2 diabetes. Arch Intern Med, **172**：1005-1011, 2012.

23) Efficacy of atenolol and captopril in reducing risk of macrovascular and microvascular complications in type 2 diabetes：UKPDS 39. UK Prospective Diabetes Study Group. BMJ, **317**：713-720, 1998.

24) Ajoy Mohan VK, Nithyanandam S, Idiculla J：Microalbuminuria and low hemoglobin as risk factors for the occurrence and increasing severity of diabetic retinopathy. Indian J Ophthalmol, **59**：207-210, 2011.

25) Ciardella AP：Partial resolution of diabetic macular oedema after systemic treatment with furosemide. Br J Ophthalmol, **88**：1224-1225, 2004.

26) Kahtani ES：Diabetic glomerulosclerosis can be the pathogenesis of refractory diabetic macular edema. Clin Ophthalmol, **9**：929-933, 2015.

27) 石羽澤明弘，長岡泰司，横田陽匡ほか：腎移植または血液透析導入を契機に糖尿病黄斑浮腫が改善した5症例．あたらしい眼科，**32**：279-285, 2015.

特集/眼科における薬物療法パーフェクトガイド

網膜疾患

# 網膜静脈閉塞症

柴　友明*

**Key Words**：網膜静脈分枝閉塞症(branch retinal vein occlusion)，網膜中心静脈閉塞症(central retinal vein occlusion)，黄斑浮腫(macular edema)，血管内皮細胞増殖因子(vascular endothelial growth factor)，全身合併症(systemic adverse event)

**Abstract**：網膜静脈閉塞症(retinal vein occlusion：RVO)は，中高年者の視力障害において重要な疾患であり，視力障害の最も多い原因は黄斑浮腫である．そして，黄斑浮腫に対する治療のgold standardは抗血管内皮細胞増殖因子(vascular endothelial growth factor：VEGF)薬である．治療に際してRVOは全身病の一症候の側面も有しており，全身状態の影響も考慮すべきである．本稿の題でもある網膜静脈閉塞症に対する薬物治療については，全身状態や病態改善を考慮した薬物治療と，黄斑浮腫に対する抗VEGF薬に代表される眼局所薬物療法について考えていく必要がある．

## はじめに

RVOは中高年者における視力障害において糖尿病に次いで多い疾患である[1]．そして篩状板部またはその後部の網膜中心静脈が閉塞することに起因する網膜中心静脈閉塞症(central retinal vein occlusion：CRVO)，網膜動静脈交差部の網膜静脈分枝が閉塞することに起因する網膜静脈分枝閉塞症(branch retinal vein occlusion：BRVO)に病型が分類される．またCRVOは多く虚血型/非虚血型に分類され，BRVOは4本の主要静脈のうち1本が閉塞するMajor BRVO，黄斑に及ぶ(血管アーケード内)静脈が閉塞するMacula BRVOに分類される[2]．

本邦におけるRVOの有病率は0.53～2.3%と推測されている[3)4)]．その発生機序の背景にはVirchowの3徴(血管内皮機能異常，血液の粘性亢進，血流異常)による血栓形成過程が大きく関与していることが示唆されており[5]，全身因子としては高血圧，糖尿病，脂質異常症に代表される生活習慣病や若年の場合血管炎などが挙げられる．我々の中高年の検討においても，生活習慣病の代表疾患である睡眠時無呼吸症候群のRVOにおける頻度を調査した結果，約40%にその合併を認めた[6]．即ちRVOの治療には背景全身因子の検索・加療も並行して必須となる．また，眼局所的にはRVOはしばしば黄斑浮腫を伴い，ときに重篤な視力障害に陥る．以前はRVOに起因する黄斑浮腫に対して網膜光凝固術や硝子体手術等が行われていたが，現在は抗VEGF薬であるラニビズマブ(ルセンティス®)やアフリベルセプト(アイリーア®)の登場により大きな変遷をとげている．

## 病態改善を目的とした薬物療法

メタ解析によりRVOは将来の脳・心血管病発症を増加させることが明らかになっている[7]．後述するが，抗VEGF薬治療において全身状態の

---

* Tomoaki SHIBA，〒143-8541　東京都大田区大森西6-11-1　東邦大学医療センター大森病院眼科，准教授

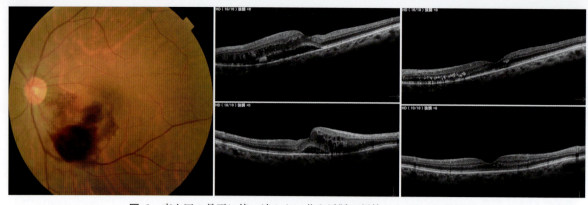

図 1. 高血圧の是正に伴い速やかに黄斑浮腫が軽快した BRVO 症例
67 歳，女性．初診時視力(0.6)黄斑浮腫を認める(a, b)．初診時血圧 170/105 mmHg 無治療の高血圧を認めた．黄斑浮腫に対する治療希望がなく眼科的には経過観察，血圧の管理を徹底した．3 か月後，血圧は 120/87 mmHg に低下，黄斑浮腫は軽快し(c)視力(1.0)へ回復

a｜b｜c

把握は必須である．即ち RVO における黄斑浮腫の加療に際して，まず高血圧や糖尿病，脂質異常症，睡眠時無呼吸症候群などの生活習慣病の治療および脳・心血管病既往の把握も内科と連携して行うことが重要である．その結果，高血圧の加療に伴い黄斑浮腫が軽快する症例も存在する(図1)．

また，初期治療や再発防止のため線維素溶解・抗血小板・抗凝固を目的とした薬物療法が行われることがあるが，線維素溶解薬ではウロキナーゼ，抗血小板薬としてはアスピリン，抗凝固薬としてはワーファリンカリウムなどが代表的である[8)9)]．循環改善薬であるカリジノゲナーゼや血管強化薬であるカルバゾクロムスルホン酸ナトリウムなどが投与されることがある．しかしながら，これらの治療において evidence based medicine(EBM)は確立しておらず，投与に際しては医師の裁量に任せられ，一部の薬剤に関しては，血行動態を把握しながらの投与が必要になる．また，若年者にしばしばみられる血管炎に併発する RVO には副腎皮質ホルモン製剤であるステロイド投与が行われることもある．

## 黄斑浮腫に対する眼局所薬物療法

黄斑浮腫は黄斑部の虚血・非虚血を問わず RVO 患者における視力低下の最も多い原因である[1)]．RVO 症例における自然経過の報告は少ないが，BRVO では黄斑浮腫を伴った視力 0.5 以下の BRVO 症例の 3 年視力経過で 2 段階以上の視力改善が 37%，34%で視力が 0.5 以上であった[10)]．このことから以前は，自然経過による視力回復を期待して 3 か月は経過をみることが多かったが，逆に言えば 60%以上の症例は視力障害が残存することを意味する．同様に黄斑浮腫を伴った CRVO に関しての自然経過の報告において，ベースライン視力中央値は 0.16，3 年経過で視力中央値は 0.13 であり，また黄斑浮腫に対する格子状光凝固を行っても有意な視力改善は得られていない[11)]．このような背景をベースに現在では抗 VEGF 薬治療が急性期から積極的に導入されるケースが多いと思われる．

糖尿病性黄斑浮腫と同様に RVO における黄斑浮腫の病態にも炎症性サイトカイン，特に VEGF が強く関与していることは既知である[12)13)]．故に VEGF を眼局所で阻害することは理に適った治療であると考えられる．その治療効果は EBM が確立している randomized clinical trial(RCT)の結果から考えると把握しやすい．以下に代表的な RVO に対する RCT を簡単に概説する．

### 1．BRVO：ラニビズマブ[14)〜16)]

黄斑浮腫を伴った BRVO を 3 群(ラニビズマブ 0.5 mg，0.3 mg，偽注射)に分け 6 か月まで毎月投与を行い，その後はラニビズマブ硝子体内注射を必要時投与(pro re nata：PRN)投与した BRAVO study．結果 6 か月，PRN を開始後の 12 か月の時点でともにラニビズマブ投与群が偽注射群より有意な改善を認めていた．また 12 か月の

時点で EDTRS 視力による 15 文字以上の改善を認めたのはラニビズマブ 0.5 mg 群で 71%, 0.3 mg 群で 67.8%, 偽注射群で 49.9% であった. 15 文字改善までの期間はそれぞれ 4 か月, 4.8 か月, 12 か月であった. 以上より BRVO における黄斑浮腫に対するラニビズマブ硝子体投与は早期に視力改善に寄与することが示された. BRAVO の延長試験として 3 か月毎に再投与判定を行い, さらに 12 か月経過を追った HORIZON trial においてその視力改善効果が長期に維持できることが示された.

### 2. BRVO：アフリベルセプト[17]

黄斑浮腫を伴った BRVO をアフリベルセプト 2 mg 毎月投与後, 24 週目から 8 週毎投与を行うアフリベルセプト群とベースラインで格子状光凝固を行い, その後 24 週目から 4 週毎に条件に適合すればアフリベルセプト 2 mg 投与するレーザー群に割り付け, 24 週, 52 週で評価を行った VIBRANT study. 結果 24 週目, 52 週目ともにアフリベルセプト群がレーザー群に対して有意な視力改善を認めた. また EDTRS 視力による 15 文字以上の改善は 52 週の時点でアフリベルセプト群 57.1%, レーザー群 41.1 で有意にアフリベルセプト群に高率であった. 以上よりラニビズマブ同様にアフリベルセプトも黄斑浮腫を合併した BRVO において早期に視力改善が得られることが示された.

### 3. CRVO：ラニビズマブ[15)16)18]

黄斑浮腫を伴った CRVO を 3 群 (ラニビズマブ 0.5 mg, 0.3 mg, 偽注射) に分け 6 か月まで毎月投与を行い, その後はラニビズマブ硝子体内注射を PRN 投与した CRUISE study. 主に非虚血型を対象とした study である. 結果 6 か月, PRN を開始後の 12 か月の時点でともにラニビズマブ投与群が偽注射群より有意な改善を認めていた. また 12 か月の時点で EDTRS 視力による 15 文字以上の改善を認めたのはラニビズマブ 0.5 mg 群で 66.4%, 0.3 mg 群で 60.9%, 偽注射群で 41.7% であった. 15 文字改善までの期間はそれぞれ 5.2 か月, 5.9 か月, 12.2 か月であった. CRUISE study の延長試験として 3 か月毎に再投与判定を行い, さらに 12 か月経過を追った HORIZON trial においてラニビズマブ 0.5 mg, 0.3 mg そして偽注射群いずれにおいても最終受診時で試験開始時より視力低下を認めた. 以上より, ラニビズマブは CRVO 症例においても早期に視力改善が得られるが, 3 か月毎の健診では視力維持が難しいことが示されている.

### 4. CRVO：アフリベルセプト[19)~21]

黄斑浮腫を伴った CRVO に対するアフリベルセプトの効果を検討した RCT (GALILEO study, COPERNICUS study) である. CRUISE study と比較して虚血型の割合が 7～16% と高頻度であるのが特徴である. 両 study ともアフリベルセプト 2 mg を 24 週まで 4 週毎投与し, それ以降 52 週目まで PRN 投与を行う. 52 週以降は GALILEO study は 2 か月毎 76 週まで, COPERNICUS study は 3 か月毎 100 週まで PRN 投与を行うデザインである. 一方, 偽注射群は GALILEO study では 52 週目以降に, COPERNICUS study は 24 週以降にアフリベルセプト 2 mg が PRN 投与されている. GALILEO study では 6 か月の時点で 15 文字以上の改善を示したのはアフリベルセプト群で 60.2%, 偽注射群で 22.1% であり, 偽注射群は 52 週以降 PRN 投与でも 76 週時点ではアフリベルセプト群が有意な視力改善を示した.

COPERNICUS study では 6 か月時点でアフリベルセプト群は 17.3 文字の視力改善を示したが, 偽注射群では-4.0 文字の悪化を認めた. 15 文字以上の視力改善はアフリベルセプト群で 56.3%, 偽注射群では 12.3% にとどまった. 偽注射群は 24 週以降 PRN 投与が行われているが, 100 週の経過でアフリベルセプト群では 49.1% へ若干の低下を認めたが, 偽注射群では 23.3% にとどまった.

### 5. RCT の結果から

RVO における黄斑浮腫に関して RCT の結果から, BRVO では抗 VEGF 薬硝子体投与は早期

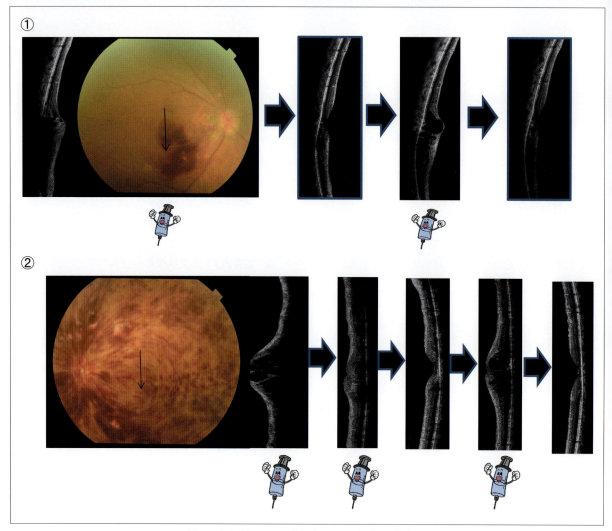

図 2. 初回抗 VEGF 薬投与＋PRN 投与の代表例
① 74 歳, 女性. BRVO：初回投与後 3 か月目で黄斑浮腫再発, 再投与を行った.
② 60 歳, 男性. 非虚血型 CRVO：黄斑浮腫軽快まで 2 回の抗 VEGF 薬投与を行い, 浮腫軽快後は PRN 投与とした.

に視力改善が得られること, 2 年目以降は 3 か月毎の必要時投与で視力が維持可能であることが示された. CRVO に関しても早期に視力改善が期待できるが 2 年目以降も継続した経過観察を要することが示唆された. 特に CRVO 症例は無治療では視力改善は 6 か月時点で 10～20％程度しか期待できず, さらに治療開始の遅れが最終視力に影響を与えることが示されており, 早期治療開始が望ましい.

### 6. 虚血型 CRVO に対する新生血管合併[22]

虚血型 CRVO の治療で最も難渋するのは血管新生による合併症, 血管新生緑内障である. ラニビズマブの虚血型 CRVO における新生血管合併に対する予防効果を検討した前向き研究として RAVE trial が行われた. 結果として新生血管合併の発症を遅らせる効果はあるが抑制はできないことが示された. 以上より, CRVO の血管新生合併・予防には網膜光凝固は必須治療であり, その発症時期が抗 VEGF 薬により延長され, 予測が困難になる. CRVO に対しては早期に抗 VEGF 薬硝子体投与を導入することが望ましいが, 外来診察の際は必ず虹彩・隅角血管新生を確認すること, いずれかの時点で蛍光眼底造影を行い汎網膜光凝固の適応を判断する必要がある.

### 7. 抗 VEGF 薬治療の理想と現実

抗 VEGF 薬で複数回治療することで, RVO 症

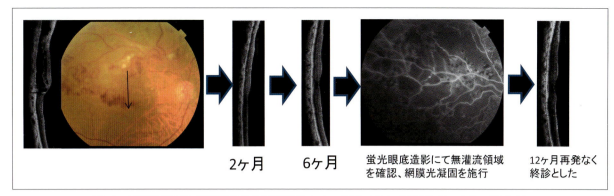

図 3. 初回抗 VEGF 薬硝子体投与以降再発なく，終了できた症例(71 歳，女性．BRVO)

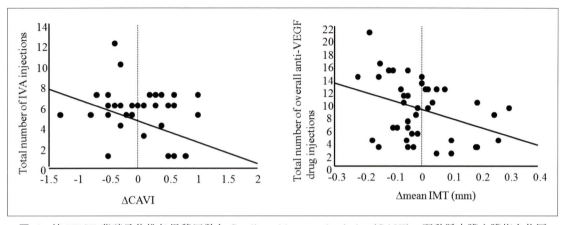

図 4. 抗 VEGF 薬硝子体投与累積回数と Cardio ankle vascular index(CAVI)，頸動脈内膜中膜複合体厚 (mean IMT)の関連性(文献 25 より引用改変)
投与回数増加に伴い CAVI，mean IMT 進行が抑制された．

例の黄斑浮腫に対しては視力改善が期待でき，また早期に導入がなされればゆっくりと治療戦略を練ることが可能である．しかしながら毎回高額な治療費負担を患者に強いることになり，現実は上記のように治療が進められることは少ない．少しでも抗 VEGF 薬投与回数を制限するため，7 か月までラニビズマブ毎月投与後にランダムに毎月投与，ラニビズマブ PRN 投与に振り分けた RCT(一部は Non randomized)が行われた SORE study[23]．結果 15 か月目で BRVO，CRVO 群いずれも毎月投与，PRN 群で有意差はなく，維持期における PRN 投与の有用性が示された．本邦では初回抗 VEGF 薬投与後は再発時 PRN 投与を行う施設も多く，筆者らの施設も黄斑浮腫を伴った RVO に関して，患者の了解が得られれば経過観察期間なしで初回抗 VEGF 薬投与を行い，以降 PRN 投与としている(図 2)．初回投与で以降再発はなく終了できる症例も存在する(図 3)．

## 抗 VEGF 薬硝子体複数回投与後の全身変化

抗 VEGF 薬硝子体投与後の全身血管イベントについては議論が多い．メタ解析においても抗 VEGF 薬の投与量，投与回数に依存して脳血管イベントが上昇する可能性が報告されている[24]．抗 VEGF 薬複数回投与後の全身血管イベントに関して，どのような機序で発症に至るかは完全には解明されていないが，加齢黄斑変性症例における抗 VEGF 薬複数回投与が全身動脈硬化に与える影響を検討した報告では，大血管硬化の指標である Cardio ankle vascular index，頸動脈内膜中膜複合体厚は投与回数に依存してその進行が抑制されることが報告されている(図 4)[25]．このことは，抗 VEGF 薬複数回投与により全身動脈硬化が進行し全身血管イベント発症に至る可能性は低く，

全身血管イベント高リスク症例が除外できればより安全な治療展開が可能であることを示唆していると考える．前述のようにRVOの背景には全身因子が密接に関与していることもあり，加療の際は入念な問診および他科との医療連携が肝要であると考える．

## おわりに

RVOの発生機序の背景にはVirchowの3徴（血管内皮機能異常，血液の粘性亢進，血流異常）による血栓形成過程が大きく関与しており，眼科・内科的加療が重要である．RVOに起因する黄斑浮腫に対しては抗VEGF薬硝子体投与がgold standardであり，早期に視力回復が期待できる．CRVOに関しては抗VEGF薬導入により血管新生緑内障などの重篤な合併症発症の時期が予測困難となり，汎網膜光凝固を念頭に置いた治療が必要となる．また視力維持のためにはPRNを導入しても複数回の加療が必要になることが多く，全身血管イベントも危惧される．このような観点からもRVOの治療に関しては入念な全身状態の把握が重要となる．

## 文献

1) Wong TY, Scott IU：Clinical practice. Retinal-vein occlusion. N Engl J Med, **363**：2135-2144, 2010.
2) Hayreh SS, Zimmerman MB：Amaurosis fugax in ocular vascular occlusive disorders：prevalence and pathogeneses. Retina, **34**：115-122, 2014.
3) Kawasaki R, Wong TY, Wang JJ, et al：Body mass index and vein occlusion. Ophthalmology, **115**：917-918, 2008.
4) Yasuda M, Kiyohara Y, Arakawa S, et al：Prevalence and systemic risk factors for retinal vein occlusion in a general Japanese population：the Hisayama study. Invest Ophthalmol Vis Sci, **51**：3205-3209, 2010.
5) Newman-Casey PA, Stem M, Talwar N, et al：Risk factors associated with developing branch retinal vein occlusion among enrollees in a United States managed care plan. Ophthalmology, **121**：1939-1948, 2014.
6) 金井秀仁, 柴 友明, 堀 裕一ほか：網膜静脈閉塞症症例における睡眠呼吸障害の合併頻度の検討. 日眼会誌, **116**：81-85, 2012.
7) Zhong C, You S, Zhong X, et al：Retinal vein occlusion and risk of cerebrovascular disease and myocardial infarction：A meta-analysis of cohort studies. Atherosclerosis, **247**：170-176, 2016.
8) 喜田照代, 張野正誉：網膜疾患の薬物治療. あたらしい眼科, **20**：1237-1241, 2003.
9) 張野正誉：網膜静脈閉塞に対する内服・点滴療法. 臨眼, **62**：101-107, 2008.
10) The Branch Vein Occlusion Study Group：Argon laser photocoagulation for macular edema in branch vein occlusion. Am J Ophthalmol, **98**：271-282, 1984.
11) The Central vein Occlusion Study Group：Evaluation of grid pattern photocoagulation for macular edema in central vein occlusion. The Central Vein Occlusion Study Group M report. Ophthalmology, **102**：1425-1433, 1995.
12) Noma H, Minamoto A, Funatsu H, et al：Intravitreal levels of vascular endothelial growth factor and interleukin-6 are correlated with macular edema in branch retinal vein occlusion. Graefes Arch Clin Exp Ophthalmol, **244**：309-315, 2006.
13) Noma H, Funatsu H, Mimura T, et al：Vitreous levels of interleukin-6 and vascular endothelial growth factor in macular edema with central retinal vein occlusion. Ophthalmology, **116**：87-93, 2009.
14) Brown DM, Campochiaro PA, Bhisitkul RB, et al：Sustained benefits from ranibizumab for macular edema following branch retinal vein occlusion：12-month outcomes of a phase Ⅲ study. Ophthalmology, **118**：1594-1602, 2011.
15) Thach AB, Yau L, Hoang C, et al：Time to clinically significant visual acuity gains after ranibizumab treatment for retinal vein occlusion：BRAVO and CRUISE trials. Ophthalmology, **121**：1059-1066, 2014.
16) Heier JS, Campochiaro PA, Yau L, et al：Ranibizumab for macular edema due to retinal vein occlusions：long-term follow-up in the HORIZON trial. Ophthalmology, **119**：802-809, 2012.

17) Clark WL, Boyer DS, Heier JS, et al：Intravitreal Aflibercept for Macular Edema Following Branch Retinal Vein Occlusion：52-Week Results of the VIBRANT Study. Ophthalmology, **123**：330-336, 2016.
18) Campochiaro PA, Brown DM, Awh CC, et al：Sustained benefits from ranibizumab for macular edema following central retinal vein occlusion：twelve-month outcomes of a phase Ⅲ study. Ophthalmology, **118**：2041-2049, 2011.
19) Holz FG, Roider J, Ogura Y, et al：VEGF Trap-Eye for macular oedema secondary to central retinal vein occlusion：6-month results of the phase Ⅲ GALILEO study. Br J Ophthalmol, **97**：278-284, 2013.
20) Ogura Y, Roider J, Korobelnik JF, et al：Intravitreal aflibercept for macular edema secondary to central retinal vein occlusion：18-month results of the phase 3 GALILEO study. Am J Ophthalmol, **158**：1032-1038, 2014.
21) Heier JS, Clark WL, Boyer DS, et al：Intravitreal aflibercept injection for macular edema due to central retinal vein occlusion：two-year results from the COPERNICUS study. Ophthalmology, **121**：1414-1420, 2014.
22) Brown DM, Wykoff CC, Wong TP, et al：Ranibizumab in preproliferative (ischemic) central retinal vein occlusion：the rubeosis anti-VEGF(RAVE)trial. Retina, **34**：1728-1735, 2014.
23) Campochiaro PA, Wykoff CC, Singer M, et al：Monthly versus as-needed ranibizumab injections in patients with retinal vein occlusion：the SHORE study. Ophthalmology, **21**：2432-2442, 2014.
24) Ueta T, Noda Y, Toyama T, et al：Systemic vascular safety of ranibizumab for age-related macular degeneration：systematic review and meta-analysis of randomized trials. Ophthalmology, **121**：2193-2203, 2014.
25) Shiba T, Takahashi M, Yoshida I, et al：Arteriosclerotic Changes after Intravitreal Injections of Anti-Vascular Endothelial Growth Factor Drugs in Patients with Exudative Age-Related Macular Degeneration. Ophthalmologica, **235**：225-232, 2016.

特集／眼科における薬物療法パーフェクトガイド

網膜疾患

# 網膜動脈閉塞症

田中　慎*1　山根　真*2

**Key Words :** 網膜動脈閉塞症 (retinal artery occulusion : RAO), 毛様体動脈 (cilioretinal artery), 時間 (time), 線維素溶解療法 (fibrinolysis), 組織プラスミノーゲン活性化因子 (tissue-plasminogen activator : t-PA)

**Abstract :** 網膜動脈閉塞症 (RAO) は血栓や塞栓により網膜動脈が閉塞する疾患である．高齢者に多く，無痛性かつ急激に単眼性に発症する．RAO のリスクファクターは脳梗塞や心筋梗塞といった他の虚血性疾患と同様である．したがって，再灌流を試みる急性期治療を行いながら血管閉塞の原因を発見し，慢性期には新生血管緑内障や他臓器の虚血イベントを予防することが重要である．急性期の治療に関しては有効性の確立されたものはないが，発症から 24 時間以内の患者には施設によってできうる限りの治療を行う．近年注目されている血栓溶解療法に対しては 2 つの無作為化臨床試験が行われたが，有効性は証明されていない．しかし，発症早期であれば有効である可能性も示唆されており，今後の治療の発展に注目する必要がある．

## はじめに

網膜動脈閉塞症 (RAO) は血栓や塞栓により網膜動脈が閉塞する疾患である．高齢者に多く，無痛性かつ急激に単眼性で発症する．閉塞が中心動脈であれば網膜中心動脈閉塞症 (central retinal artery occlusion : CRAO)，分枝であれば網膜動脈分枝閉塞症 (branch retinal artery occlusion : BRAO) となる．網膜中心動脈閉塞症は大部分の患者が指数弁かそれより悪い視力障害を起こす視力予後不良な疾患であり，現在のところ有効性の確立した急性期治療はない[1]．急性期治療を行いながら血管閉塞の原因を発見し，慢性期には新生血管緑内障や他臓器の虚血イベントを予防する必要がある．ここでは現在行われている治療と当科での取り組みを述べる．

## 疫　学

CRAO は稀な疾患であり，急性の CRAO と診断されるのは年間 10 万人に対して 0.85 人と報告されている[2]．3/4 の患者が指数弁またはそれより悪い視力障害を起こす[1]．治療せず自然経過で視力が改善するのは 8% にすぎない[3]．BRAO は閉塞する分枝により視力予後はさまざまである．年齢の中央値は 60〜65 歳であり，男性に多い．リスクファクターは高血圧，糖尿病，頸動脈病変，心血管病変，脂質異常症，一過性脳虚血発作，脳血管障害，喫煙歴である．病因は患者の年齢によって影響を受ける．頸動脈のアテローム性動脈硬化が全年齢を通じて主な原因だが 70 歳以上の高齢者は側頭動脈炎，40 歳未満の若年者は心原性塞栓症の関与が大きい．また動脈炎，感染症，外傷，血管攣縮，凝固異常症，骨髄増殖性疾患も原因として考えられる．

---

*1 Shin TANAKA, 〒232-0024　横浜市南区浦舟町 4-57　横浜市立大学附属市民総合医療センター眼科
*2 Shin YAMANE, 同, 講師

## 病態生理

内頸動脈の最初の分枝である眼動脈は網膜中心動脈,短後毛様体動脈,長後毛様体動脈に分岐する.網膜中心動脈は網膜内層 2/3 を栄養する.短後毛様体動脈,長後毛様体動脈からの脈絡毛細血管板は網膜外層 1/3 を栄養している.また,約 30%の眼では黄斑周囲を栄養する毛様体動脈が存在する[4].毛様体動脈は短後毛様体動脈からの分枝であり,網膜中心動脈が閉塞しても,血流が保たれる.しかしその還流量は十分でないために中心視力が障害されることもある.網膜血管の閉塞により虚血が長く続くと,網膜内層の細胞内浮腫が起こり,やがて網膜細胞壊死が進行し網膜内層の細胞が消失する.網膜外層の視細胞は脈絡膜血管からの栄養を受けるので生き残る.

網膜中心動脈をクランプすることにより一時的に CRAO にしたサルの動物実験報告がある[5].97 分以内の虚血では網膜は回復したが,それ以降では網膜は不可逆性の損傷を受け,240 分ではほぼすべてのサルで大部分の網膜機能が損傷された.しかし実際の CRAO の患者のフルオレセインの造影検査からわかるように中心動脈が完全閉塞していることは稀であり,もう少し長い期間,網膜機能が回復する可能性がある.3 日後の治療でも視力の回復をきたした症例もある[6].これらのことから,視力低下から 24 時間以内の患者は積極的な治療が推奨されている[7].

## 診 断

CRAO の診断と原因検索を可能なかぎり早期に行っていく.特に側頭動脈炎を伴う CRAO はステロイドによる加療が必要なため見逃してはならない.またその他の脳血管障害を合併している可能性もあり,バイタルサインや神経学的所見の確認が必要である.

### 1.視力,全身検査

CRAO では無痛性かつ急激な視力低下が単眼性に起きる.瞳孔散大や相対性求心性瞳孔障害

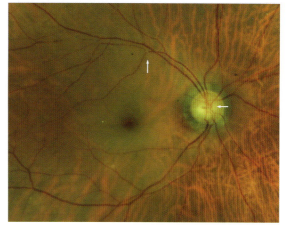

図 1.発症 6 時間後の CRAO の超広角眼底写真 (OPTOS)
後部網膜の白濁化,cherry red spot,網膜動脈狭細がみられる.動脈内に白色のプラークがみられる(矢印).

(reactive afferent pupillary defect:RAPD)を観察し,血圧などのバイタルサインを確認する.身体所見としては,拍動性の頭痛や神経学的所見をとる.採血は一般的な血算,生化学検査のほか,血糖,脂質,炎症反応(血沈,CRP(C-reactive protein)),凝固系,免疫,感染の項目が必要である.急性期には側頭動脈炎を示唆する血沈 CRP の確認が重要である.側頭動脈炎の診断には 1990 年米国リウマチ学会分類基準が広く用いられる.①発症年齢 50 歳以上,②新たに出現した拍動性頭痛,③側頭動脈の圧痛,拍動低下,④血沈(50 mm/時;Westergren 法),⑤側頭動脈炎生検のうち,3 項目以上満たすものを側頭動脈炎と分類する.確定診断は生検であるがステロイド治療は生検の結果を待たずに開始する.

### 2.眼底所見

RAO の眼底所見は閉塞部位や発症からの時期によって異なる.初期の CRAO では後部網膜の白濁化,cherry red spot,網膜動脈狭細,視神経乳頭浮腫,蒼白が起きる(図 1).血管内に白色や黄色プラークが見えることがある.塞栓が見える場合は心原性やアテローム性の可能性が高い.数か月が経過すると網膜混濁や cherry red spot は消失し,視神経乳頭萎縮や網膜動脈狭細を呈する.

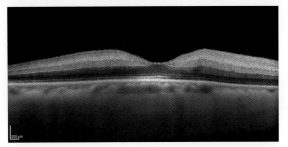

図 2. 発症 6 時間後の OCT
網膜内層が肥厚し高反射となっており,網膜外層は低反射である.網膜内層が存在していない中心窩では elipsoid zone や網膜色素上皮が鮮明に描出されている.

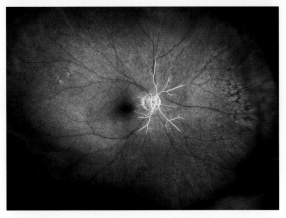

図 3. CRAO 患者の FAG 造影開始 1 分像
腕網膜時間,網膜内循環時間が大幅に遅れている.脈絡膜の背景蛍光により造影されていない網膜血管が黒く抜けて見えている.

### 3. 光干渉断層計(optical coherence tomography:OCT)

急性期の CRAO では網膜動脈閉塞領域の網膜細胞浮腫によって網膜内層が肥厚し高反射となる(図 2).網膜外層にまで浮腫が及ぶことはなく,網膜内層の浮腫のため信号強度が減弱し,網膜外層は低反射になる.網膜内層を欠く中心窩では透明性を維持し elipsoid zone や網膜色素上皮が鮮明に描出される.網膜動脈閉塞から数日経過すると網膜混濁は軽減する.発症から数か月すると閉塞領域の網膜内層は萎縮により菲薄化する.

### 4. 蛍光造影検査(fluorescein angiography:FAG)

CRAO では腕網膜循環時間,網膜内循環時間が大幅に遅れる(図 3).脈絡膜の背景蛍光により造影されていない網膜血管が黒く抜けて見える所見を呈す.BRAO では閉塞動脈分枝の蛍光色素流入遅延がみられる.

## 急性期治療

CRAO の治療には標準的治療といわれる非侵襲的な治療と,血栓溶解剤を使用する治療に分けられる.発症から 24 時間以内の患者には積極的な治療が推奨されている[7].以下の治療の中で施設内で可能なものを行い,少しでも視力低下を防ぐことを試みる.

### 1. 眼球マッサージ

塞栓の場所を移動させることを目的とする.上眼瞼の上から両手の指で交互に 5~10 分間,1 分間に 100 回の速度で圧迫と解除を繰り返す.また細隙灯を用いる場合は,ゴールドマン 3 面鏡で視神経乳頭上の動脈拍動を観察しながら 10 秒ほど圧迫し,急に圧迫を解除する.この動作を 10~15 分繰り返す.CRAO の 2010 年の後ろ向き分析では標準的治療(前房穿刺,眼球マッサージ,眼圧降下剤)と経過観察の間に治療結果に差はなかった[7].

### 2. ペーパーバック再呼吸法,混合ガス投与

血中の二酸化炭素分圧を上げて網膜血管を拡張させる目的で行う.混合ガスは(95% $O_2$, 5% $CO_2$)で吸入する.視力改善効果は明らかでない[3].

### 3. 前房穿刺

前房水を 0.1~0.3 ml 抜去することで,急速に眼圧降下を行い網膜動脈の灌流圧を上げることを試みる.BRAO のように視力が良い症例では行わないこともある.

### 4. アセタゾラミド,D-マンニトールの静脈注射,降眼圧薬の点眼

急速に眼圧降下をさせ網膜動脈の灌流圧を上げることを試みる.炭酸脱水素酵素阻害薬のアセタゾラミド(ダイアモックス),浸透圧利尿剤の D-マンニトール(マンニットール)を投与する.アセタゾラミド 500 mg を静脈内投与後,D-マンニトール 20%(1 g/1 kg)の静脈内投与を行う.腎機能障害,心疾患,脳疾患がある場合は減量や投与を見合わせることが多い.降眼圧薬は同様に眼圧を下げるために投与するが効果が現れるのが静脈

注射より遅い．

### 5．硝酸イソソルビド（ニトロール）

網膜拡張による血流増加目的に行う．ニトロール5～10 mg 舌下投与を行う．

### 6．プロスタグランジン製剤

末梢血管拡張作用，血小板凝集抑制作用がある．プロスタグランジン $E_1$ 製剤としてアルプロスタジル（リプル），リマプロスト（オパルモン）がある．投与例としては，アルプロスタジル（リプル）10 $\mu$g×2A を生理食塩水 20 ml に溶解しゆっくり静脈内注射する．

### 7．高圧酸素療法

高圧酸素吸入により，網膜の低酸素状態を回避することを試みる．理論計算では網膜動脈閉塞での脈絡膜血管の酸素供給範囲は脈絡膜側から約 60 $\mu$m までである[8]．大気圧下での酸素吸入では 140 $\mu$m，高気圧での酸素吸入では 260 $\mu$m に達し，網膜のほぼ全層が脈絡側からの酸素供給を受けることができる．ランダム化比較試験はされていないが，有効性を示唆する報告がある[9]．副作用の報告はなく実施可能な施設では急性期の治療法の1つであると考えられる．広く用いられている治療パターンは 2.5 絶対気圧（ATA）の 90 分間の $HBO_2$（hyperbaric oxygen therapy）を 1 日 1，2 回で数日間繰り返すものである．

### 8．星状神経節ブロック

星状神経節をブロックすることにより網脈絡膜の血流を増加させる．星状神経節は第1胸椎から第7頸椎にかけてその左右横突起上にある交感神経節である．入院後1～2回/日，7～10日間ほど1％リドカインまたは1％メピバカインを5～7 ml ほど第6頸椎横突起に注射する．合併症として，くも膜下腔注入，反回神経麻痺，出血，気胸に注意する．麻酔科と合同で施行することが多い[10]．

### 9．血栓溶解療法（線維素溶解療法）

生体にはプラスミンによりフィブリンを溶解させ血栓を溶解させる線溶という機構が備わっている．この線溶系を活性化させるのが，ウロキナーゼ，ヒト組織プラスミノーゲンアクチベーター（t-PA）製剤である．2つの無作為化試験ではその有効性は証明されていないが，早期では有効な可能性が示唆された．

2010 年に報告された前向き無作為化他施設共同試験である EAGLE 試験では，局所動脈内 t-PA 投与の有効性について検討している[11]．発症から 20 時間以内の 82 人の CRAO 患者を局所動脈内 t-PA 投与と最大保存的治療で比較した．保存加療は，ゴールドマン3面鏡を用いて眼球を 10～15 秒圧迫して急に離すマッサージを 3～5 分行い，ヘマトクリット値が 40％以上の患者には血液希釈療法（乳酸リンゲルの補液）を行った．そして降眼圧薬（チモプトール）の点眼とアセタゾラミドの静注を行った．処置後に両方の群を低用量ヘパリンで1日2回5日間，アスピリン 100 mg を4週間投与し再閉塞の予防を試みた．症状発生から処置までの平均時間は 13 時間であった．動脈内投与群では処置後1か月で 57.1％に 0.3 logMAR 以上の改善を認めているが，保存的加療群でも 60％の患者に改善を認めており，両群に有意な差はなかった．合併症率は動脈内 t-PA 投与群が高く，結論として合併症の少ない保存的加療を推奨している．

2011 年の stroke では静脈内 t-PA の治療効果を検討する前向き無作為化試験が報告されている[12]．16 名を静脈内 t-PA 群とプラセボ群8名ずつに分けた．静脈内 t-PA の投与を受けた8名中2名が投与1週間後の視力の改善を認め，1名に頭蓋内出血の合併を認めている．しかし，改善を認めた2名はその後再閉塞し6か月後の視力改善はみられなかった．この2名は発症から6時間以内の患者であったため6時間以内の治療が有効である可能性が示唆された．また再閉塞を防ぐために抗凝固療法が必要だと考えられた．

2015 年の Matthew らの患者レベルでのメタアナリシスによれば 4.5 時間以内の血栓溶解療法は有効であるとされている[13]．

以上より発症早期の患者に対して，血栓溶解療法は治療の選択肢の1つだと考えられる．t-PA

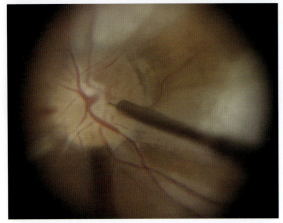

図 4. 47 G マイクロニードルを用いた網膜血管内治療の術中画像

とウロキナーゼを比較すると t-PA のほうが血栓特異性が高く全身的副作用も軽減できると考えられている. 我が国では虚血性脳血管障害では t-PA での適応となっている. しかし, CRAO に対しては t-PA の使用は適応外使用になるため適応の通っているウロキナーゼが一般には使用される. 投与例としてはウロキナーゼを初期 1 日量 60,000〜240,000 単位で静脈内投与し, 以後は漸減し約 7 日間静脈内投与する. 全身合併症に注意しながら注意深く経過観察を行う必要がある.

### 10. 硝子体手術

RAO に対し, 硝子体手術で網膜動脈を縦に切開し, 動脈内の血栓を除去する術式の報告があ

る[14]. BRAO 6 眼で血栓は摘出され視力の改善もみられた. CRAO 1 眼の視力は改善がみられていない. 視認できない視神経内の血栓に対しては治療困難であると考えられた.

### 11. 当科での試み

当科では発症早期の CRAO 患者に対して硝子体手術と併用で網膜血管内治療を行っている(図4). 当科で開発した 47 G の注入針を用いて網膜中心動脈内へ直接 t-PA を投与する[15]. 脳外科や放射線科と連携する必要がないので緊急手術に対応しやすいというメリットもある. まだ臨床試験が始まったばかりであるが, 血流が改善している症例もみられている(図5). 全身的な副作用はみられていない. 今後有用な治療法となる可能性がある.

## 後期の治療

血管新生緑内障が 18.2% の患者に, CRAO 発症から 2, 3 か月後に起きるという報告がある[16]. 発症早期は 2 週間ごとに診察し, その後は 1 か月ごとに診察などこまめな診察が推奨される. 血管新生緑内障がみられた際には速やかに汎網膜光凝固を施行する. また, 他臓器の虚血性イベントの発症の予防を行う. 心原性の原因検索のために心

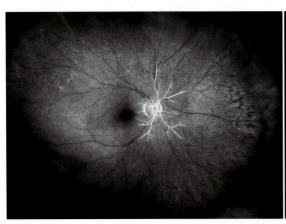 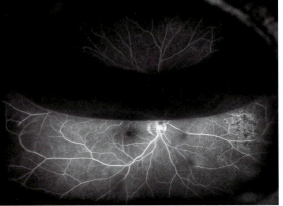

図 5. CRAO 患者の網膜血管内治療前後の FAG  a|b
a: 術前の造影開始 1 分像
b: 術後 1 日目の造影開始 1 分像. ガス注入下であるが, 著明な血流改善が確認できる. 矯正視力は手動弁から 0.1 まで回復した.

エコー,心電図を施行する.頸動脈病変の精査のために,頸動脈エコーを施行する.異常がみられれば各診療に併診し,必要があれば抗凝固療法を開始する.

## おわりに

RAOは他の虚血性疾患と同様に早期に虚血を再灌流させる試みが必要である緊急疾患である.血栓溶解療法は非常に理に適った方法であり,他の虚血性疾患でも行われているので,将来的には治療の主流になる可能性が高いと考えられる.現段階では,施設によりできうる治療を早期に行い,少しでも視力低下を阻止することが重要である.

## 文 献

1) Hayreh SS, Zimmerman MB : Central retinal artery occlusion : visual outcome. Am J Ophthalmol, **140**(3) : 376-391, 2005.
2) Rumelt S, Dorenboim Y, Rehany U : Aggressive systematic treatment for central retinal artery occlusion. Am J Ophthalmol, **128**(6) : 733-738, 1999.
3) Atebara NH, Brown GC, Cater J : Efficacy of anterior chamber paracentesis and Carbogen in treating acute nonarteritic central retinal artery occlusion. Ophthalmology, **102**(12) : 2029-2035, 1995.
4) Justice J, Lehmann RP : Cilioretinal arteries : a study based on review of stereo fundus photographs and fluorescein angiographic findings. Arch Ophthalmol, **94**(8) : 1355-1358, 1976.
5) Hayreh SS, Weingeist TA : Experimental occlusion of the central artery of the retina. IV : Retinal tolerance time to acute ischaemia. Br J Ophthalmol, **64**(11) : 818-825, 1980.
6) Duker JS, Brown GC : Recovery following acute obstruction of the retinal and choroidal circulations : a case history. Retina, **8**(4) : 257-260, 1988.
7) Rudkin AK, Lee AW, Aldrich E, et al : Clinical characteristics and outcome of current standard management of central retinal artery occlusion. Clin Exp Ophthalmol, **38**(5) : 496-501, 2010.
8) Dollery CT, Bulpitt CJ, Kohner EM : Oxygen supply to the retina from the retinal and choroidal circulations at normal and increased arterial oxygen tensions. Invest Ophthalmol, **8**(6) : 588-594, 1969.
9) Murphy-Lavoie H, Butler F, Hagan C : Central retinal artery occlusion treated with oxygen : a literature review and treatment algorithm. Undersea Hyperb Med, **39**(5) : 943-953, 2012.
10) 國方彦志:図で早わかり 実戦!眼科薬理 網膜中心動脈閉塞症.臨眼,**67**(11):224-230,2013.
11) Schumacher M, Schmidt D, Jurklies B, et al : Central retinal artery occlusion : local intra-arterial fibrinolysis versus conservative treatment, a multicenter randomized trial. Ophthalmology, **117**(7) : 1367-1375, 2010.
    *Summary* 局所動脈内t-PA投与の有効性について検討した前向き無作為化他施設共同試験であるEAGLE試験の結果を報告したもの.
12) Chen CS, Lee AW, Campbell B, et al : Efficacy of intravenous tissue-type plasminogen activator in central retinal artery occlusion report from a randomized, controlled trial. Stroke, **42**(8) : 2229-2234, 2011.
    *Summary* 静脈内t-PA投与の治療効果を検討した前向き無作為化試験.
13) Schrag M, Youn T, Schindler J, et al : Intravenous fibrinolytic therapy in central retinal artery occlusion : a patient-level meta-analysis. JAMA Neurol, **72**(10) : 1148-1154, 2015.
14) Garcia-Arumi J, Martinez-Castillo V, Boixadera A, et al : Surgical embolus removal in retinal artery occlusion. Br J Ophthalmol, **90**(10) : 1252-1255, 2006.
15) Kadonosono K, Yamane S, Arakara A, et al : Endovascular cannulation with a microneedle for central retinal vein occlusion. JAMA Ophthalmol, **131**(6) : 783-786, 2013.
16) Rudkin AK, Lee AW, Chen CS : Ocular neovascularization following central retinal artery occlusion : prevalence and timing of onset. Eur J Ophthalmol, **20**(6) : 1042-1046, 2009.

特集/眼科における薬物療法パーフェクトガイド

網膜疾患

# 中心性漿液性脈絡網膜症

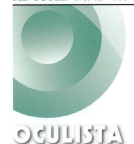

沼　尚吾[*1]　山城健児[*2]

**Key Words**：中心性漿液性脈絡網膜症(central serous chorioretinopathy)，脈絡膜血管透過性亢進(choroidal vascular hyperpermeability)，網膜光凝固術(photocoagulation)，光線力学療法(photodynamic therapy)，抗VEGF薬(anti-vascular endothelial growth factor therapy)

**Abstract**：中心性漿液性脈絡網膜症は，脈絡膜血管透過性亢進・脈絡膜間質圧上昇・外側血液網膜関門の破綻に伴い黄斑部に境界明瞭な漿液性網膜剝離が生じる疾患である．典型例ではフルオレセイン蛍光眼底造影で造影初期の点状漏出点を，インドシアニングリーン蛍光眼底造影で脈絡膜循環障害を示唆する流入遅延・中大血管の拡張や脈絡膜血管透過性亢進を反映した過蛍光斑を認め，光干渉断層計では脈絡膜肥厚も認める．漿液性網膜剝離は自然軽快することも多く視力予後は良好であるが，就労世代に多い疾患であるため霧視・中心暗点・変視症などの早期回復を期待してエビデンスのある網膜光凝固術・光線力学療法によって加療することもある．上記加療の他，抗VEGF薬や，近年内服治療として報告が散見されるミネラルコルチコイド受容体アンタゴニストや抗結核薬を用いた治療も紹介する．

## はじめに

中心性漿液性脈絡網膜症(central serous chorioretinopathy：CSC)は若壮年期の30～50歳代の男性に好発する，後極部に生じる境界明瞭な漿液性網膜剝離が特徴的な疾患である．症状としては，突然発症の霧視・傍中心暗点，小視症，変視症，色覚障害などがあり，片眼発症が多いが，ときに両眼性のこともある．急性期には視力低下は軽く，1.0以上の視力を保っていることも多いが，慢性／再発性に漿液性網膜剝離を生じると網膜菲薄化・網膜色素上皮(retinal pigment epithelium：RPE)萎縮を伴い視力も低下する(「慢性」の定義はないが，漿液性網膜剝離が3～6か月以上遷延する場合を指す論文が多い)．CSCの原因は不明であるが，インドシアニングリーン蛍光眼底造影(ICGA)の研究において多くの症例で脈絡膜血管透過性亢進(choroidal vascular hyperpermeability：CVH)の所見が指摘されることから，CSCはCVHが背景にあり，脈絡膜間質圧の上昇・RPEの外側血液網膜関門の破綻が二次的に生じ，そこにRPE細胞のポンプ機能の低下も相まって脈絡膜から網膜下への液流出・貯留が起こる疾患という理解が一般的になってきている．危険因子として，ステロイド加療(内服／外用問わず)，A型パーソナリティー，ストレス，喫煙，Cushing症候群，高血圧，睡眠時無呼吸症候群，妊娠などがある．

診断は光干渉断層計(optical coherence tomography：OCT)，フルオレセイン蛍光眼底造影(FA)，ICGA，眼底自発蛍光検査(fundus autofluorescence imaging：FAF)が有用である．

OCTでは境界明瞭な漿液性網膜剝離に加え脈

---

[*1] Shogo NUMA，〒520-8511　大津市長等1-1-35　大津赤十字病院眼科
[*2] Kenji YAMASHIRO，同，部長

絡膜肥厚がみられることが多く，診断の補助となる．これは脈絡膜血管の拡張やCVHによる脈絡膜間質の肥厚を反映したものとされており，CSC未発症の僚眼においても認められることの多い所見である．

診断において必須となるFAでは典型例では造影初期の点状漏出点が1～数か所みられ，時間とともに漏出の拡大／輝度上昇を認めるexpansile/ink dot patternを示す．他に，上方へ吹き出す噴煙状のsmokestack patternや徐々に蛍光漏出が増加するものの明らかな漏出点が不明なdiffuse patternが存在する．

ICGAでは造影初期に流入遅延・中大血管の拡張に示される脈絡膜循環障害を示唆する所見を認め，さらに造影後期には境界不明瞭な過蛍光斑を複数認めることが多く，前述のCVHを反映していると考えられている．

FAFでは急性期には漿液性網膜剝離部位に一致して網膜下液によってRPEの自発蛍光がブロックされて低蛍光になるが，時間が経過すると，網膜剝離が生じているためRPE細胞による視細胞外節貪食が行われず，自発蛍光物質が含まれる視細胞外節の網膜下液腔へ向けての伸長が生じ，それを反映してびまん性の過蛍光となる．さらに時間が経過すると伸長した外節をマクロファージが貪食して自発蛍光物質がマクロファージ内に蓄積され，点状過蛍光がみられるようになる．慢性／再発性に漿液性網膜剝離が存在すると広範なRPE障害が生じ，低蛍光となる．

鑑別疾患は特発性脈絡膜新生血管，滲出性加齢黄斑変性症(age-related macular degeneration：AMD)，ポリープ状脈絡膜血管症(polypoidal choroidal vasculopathy：PCV)，原田病などが挙げられる．

CSCは自然寛解することの多い疾患であり，急性発症例では視力低下を生じても，その視力予後は良好である．通常，無加療経過観察で漿液性網膜剝離は数か月以内に自然消退する(図1，2)が，軽度の変視症／小視症・中心暗点・色覚異常を残すことも多い．まずは経過観察が第一選択となり，3～6か月でも漿液性網膜剝離が消退しない場合には後述の加療が検討されるが，就労世代である若壮年期の男性に多い疾患であるため，症状が続くことで就労に差し支えが強くある場合には自然消退を待たずに治療開始を検討する．

現在エビデンスのある治療はレーザー光凝固とベルテポルフィンを用いた光線力学療法(photodynamic therapy：PDT)のみであり，他に，後述する内服治療も試みられているが報告レベルにとどまる．そのため，本稿は本来，薬物治療に関するものではあるが，網膜光凝固術，PDT，CSCにおける抗vascular endothelial growth factor (VEGF)薬の役割，内服治療の順でCSCの治療法を概説する．

## 網膜光凝固術
### (photocoagulation：PC)(図3，4)

FAで漏出点を確認でき，かつ漏出点が中心窩から離れている場合に，治療の第一選択となり，施行後数週間で網膜剝離は消退することが多い．軽度の凝固で十分であることが多く，黄色波長・低出力で凝固斑がかすかに確認できる程度とする．網膜光凝固術の作用機序は，凝固により漏出点のRPEを活性化することで漏出点に"蓋"をすることで，"漏出＜吸収"として漿液性網膜剝離消退を促進させることにあるとされており，本質的なCSCの病態と考えられている脈絡膜循環障害やCVHを改善させるものではなく，別の漏出点が生じて網膜剝離が再発することもある．そのため網膜光凝固術は，最終視力や再発率には影響を与えず，あくまで症状の持続期間を短縮する目的で行うと認識すべきである．稀ながらレーザー後にCNVが発症することもあると報告されており，過凝固にならないように注意し，術後の経過観察が肝要である．

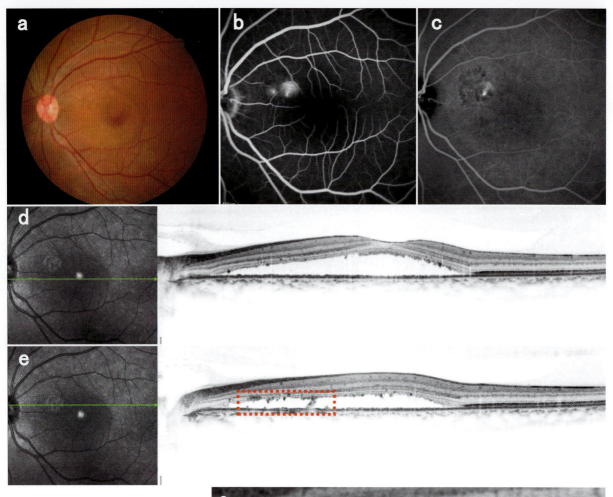

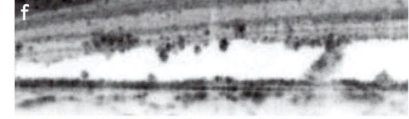

図 1. 中心性漿液性脈絡網膜症 自然軽快例(44 歳, 女性)
    a：初診時カラー眼底写真
    b：初診時 FA
    c：初診時 ICGA
    d：初診時 OCT
    e：初診時 OCT．漏出点を通る切断面
    f：初診時 OCT．漏出点付近の拡大図

## 光線力学療法
### (photodynamic therapy：PDT)(図 5)

PDT は中心窩下脈絡膜新生血管を伴う AMD を対象として 2004 年に認可を受けた治療方法である．ポルフィリン誘導体である光感受性物質ベルテポルフィリン(ビスダイン®)を 6 mg/m²(体表面積)，10 分間かけて静脈内に投与し，投与開始 15 分後にベルテポルフィリンの最大吸収波長である 689±3 nm の非発熱性光照射を ICGA にて CVH が認められる領域に 83 秒間行う(照射出力 600 mW/cm²)．本来の適応である脈絡膜新生

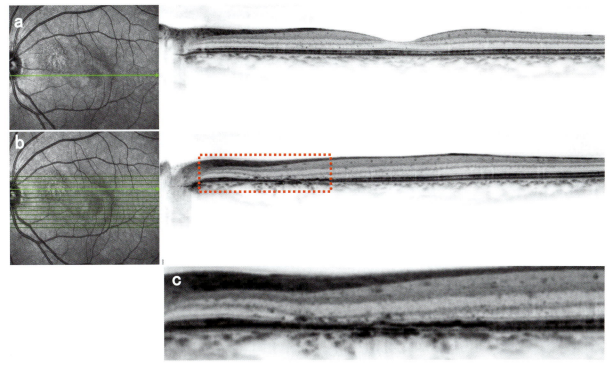

図 2. 図 1 と同症例
a：自然軽快後 OCT
b：自然軽快後 OCT. 漏出点だった箇所を通る切断面
c：自然軽快後 OCT. 漏出点だった箇所付近の拡大図. 網膜外層障害残存を認める.

血管(choroidal neovascularization：CNV)を有する疾患に対して従来考えられてきた作用機序は以下のとおりである. ベルテポルフィリンは低比重リポ蛋白(LDL)と選択的に結合する性質を持ち, また CNV の血管内皮細胞は LDL 受容体が存在するので, ベルテポルフィリンは選択的に新生血管へ集積する. 静脈注射後に, 光照射することでベルテポルフィリンが活性化し, 局所で活性酸素が発生することで新生血管内に血栓形成を誘発し CNV を閉塞させる.

CSC に対する PDT は我が国では未認可であるが, その有効性は多くの臨床研究で示されており, 施行後数週間で網膜剝離は消退することが多い. CSC における PDT の作用機序としては, ベルテポルフィリンが正常の脈絡膜血管にも集積して作用することで, 脈絡膜毛細血管の低灌流化が生じ, 脈絡膜血管の再構築が起こることで脈絡膜循環障害や CVH が改善されると考えられている. 網膜光凝固とは異なり, PDT は加療後に脈絡膜厚が減少することも報告されている. 通常の AMD に対する PDT の副作用と同様の, 照射領域での RPE 萎縮, 脈絡膜血流障害による虚血, CNV などの合併症を減らす目的で, ベルテポルフィリン投与量あるいは光照射時間を半分にする reduced-fluence PDT(rf PDT)も行われ, いずれも通常の PDT と変わらぬ CSC への有効性が示されている.

## 抗 VEGF 薬硝子体投与

CSC において眼内 VEGF 濃度が上昇しているという論拠はないものの, CVH を改善することを意図してこれまで抗 VEGF 薬硝子体投与が行われることがあった. 近年, 慢性 CSC に対するラニビズマブ硝子体投与と rf PDT 施行とのランダム化比較試験が行われ, 漿液性網膜剝離の消退・中心網膜厚の減少・ICGA における CVH 改善など, 総じて rf PDT 群のほうが良好な結果となり, 有意差を認めた. PDT 治療と比較して, CSC への抗 VEGF 薬硝子体投与はその有効性を示す大規模な臨床研究結果がないことを考えれば推奨さ

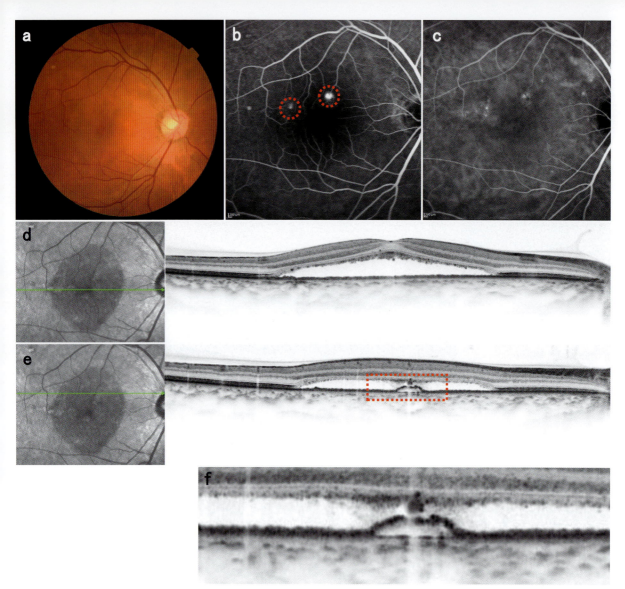

図 3. 中心性漿液性脈絡網膜症 網膜光凝固(PC)施行例(56 歳,男性)
　　a：初診時カラー眼底写真
　　b：初診時 FA. 赤破線丸部の漏出点に PC 施行
　　c：初診時 ICGA
　　d：初診時 OCT
　　e：初診時 OCT. 漏出点を通る切断面
　　f：初診時 OCT. 漏出点付近の拡大図

れるものではない．なお，慢性 CSC で漿液性網膜剝離が遷延し AMD(特に PCV)との鑑別に苦慮するような症例では，AMD の診断のもとに抗 VEGF 薬硝子体投与(場合によっては PDT 併用)が有効なことがある．

### 内服治療

内服/外用を問わずステロイドは CSC の危険因子であることは広く知られており，その代謝が CSC 発症の病態に関与する可能性があるという考えから，ステロイド代謝に影響を与えるいくつかの薬剤の有効性が検討されている．

スピロノラクトンやエプレレノンはミネラルコルチコイド受容体のアンタゴニストである．慢性 CSC 症例に対してスピロノラクトン 50 mg を 30 日間経口内服すると，プラセボ群と比較して視力

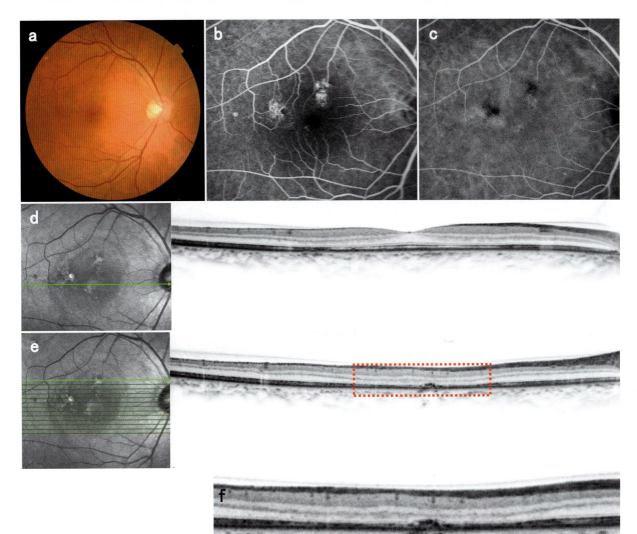

図 4. 図 3 と同症例 網膜光凝固施行 4 週間後
a：治療後カラー眼底写真
b：治療後 FA
c：治療後 ICGA
d：治療後 OCT
e：治療後 OCT．漏出点だった箇所を通る切断面
f：治療後 OCT．漏出点だった箇所付近の拡大図

は有意差がないものの，網膜下液と中心窩脈絡膜厚が有意に減少したとする無作為比較試験が報告されている．

抗結核薬であるリファンピシンは，主に肝臓に分布して薬物代謝やステロイド生合成に関するさまざまな反応を触媒する cytochrome P450 3A4 (CYP3A4) を誘導する作用を有する．慢性 CSC 症例に対してリファンピシン 300 mg を 3 か月間隔日経口内服したところ，投与前と比較して有意に視力改善・網膜厚減少が得られ，4 割以上において漿液性網膜剝離が完全消失したという報告があり，上記の作用を有するリファンピシンが内因性ステロイドの代謝を変化させることで CSC の病態を改善させているのではないかと推測されている．

他に末梢循環改善薬やビタミン薬などが処方されることもあるが，いずれも有効性を示す根拠はない．

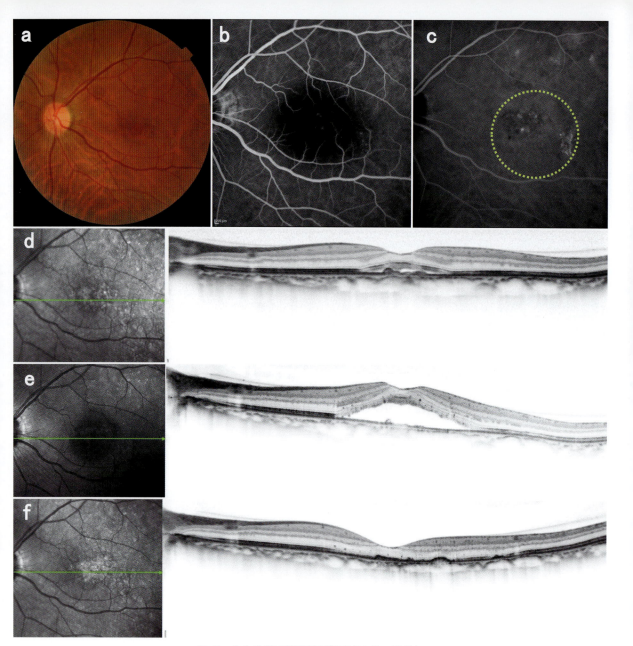

図 5. 中心性漿液性脈絡網膜症(52 歳, 男性)
経過観察も自然消退傾向なく, 光線力学療法(rf-PDT)施行例
a：初診時カラー眼底写真
b：初診時 FA
c：初診時 ICGA. 緑破線丸部に rf-PDT 施行
d：初診時 OCT. 漿液性網膜剝離はわずかであった.
e：初診から 2 か月後の OCT. 漿液性網膜剝離の悪化を認める.
f：rf-PDT により治癒後の OCT

## おわりに

CSC の病態は「脈絡膜血管透過性亢進→脈絡膜間質圧上昇→RPE 外側血液網膜関門破綻→網膜下への漿液流出・貯留」という流れで生じるだろうとは想定されているが, そもそもなぜ脈絡膜血管障害が生じるのかは不明なままである. 治療としては漏出点に対する網膜光凝固や光線力学療法

の有効性が確立されている一方で，近年はステロイド代謝に関与する薬剤の有効性も部分的ではあるが示されており，今後 CSC の経口治療薬として有用になる可能性がある．

## 文　献

1) 吉村長久編：加齢黄斑変性　第 2 版，医学書院，pp. 56-57，156-163，242-245，2016.
2) Cioffi GA：Basic and clinical science course 2015-2016 section 12 Retina and Vitreous(McCannel CA, Atebara NH, Kim AJ, et al eds), American Academy of Ophthalmology, San Francisco, pp. 169-173, 2015.
3) Mehta PH, Meyerie C, Sivaprasad S, et al：Preferred practice pettern in central serous chorioretinopathy. Br J Ophthalmol, **18**：2016. Epub ahead of print.
4) Iacono P, Battaglia PM, Falcomata B, et al：Central serous chorioretinopathy treatment：A mini review. Ophthalmic Res, **55**：76-83, 2015.
   *Summary*　数少ない CSC 治療のレビュー　網膜光凝固術・PDT・抗 VEGF 薬の他，内服加療についても言及．
5) Robertson DM, Ilstrup D：Direct, indirect, and sham laser photocoagulation in the management of central serous chorioretinopathy. Am J Ophthalmol, **95**：457-466, 2005.
6) Yannuzzi LA, Slakter JS, Gross NE, et al：Indocyanine green angiography-guided photodunamic therapy for treatment of chronic central serous chorioretinopathy：a pilot study. Retina, **23**：288-298, 2003.
7) Maruko I, Iida T, Sugano Y, et al：Subfoveal choroidal thickness after treatment of central serous chorioretinopathy. Ophthalmology, **117**：1792-1799, 2010.
8) Chan WM, Lai TY, Lai RY, et al：Half dose verteporfin photodynamic therapy for acute central serous chorioretinopathy：one-year results of a randomized controlled trial. Ophthalmology, **115**：1756-1765, 2008.
   *Summary*　rf-PDT の有効性とメカニズムについて．
9) Cheng CK, Chang CK, Peng CH：Comperison of photodynamic therapy using half-dose of verteporfin or half-fluence laser light for the treatment of chronic central serous chorioretinopathy. Retina, **14**：2016. Epub ahead of print.
10) Lim JI, Glassman AR, Aiello LP, et al：Collaborative retrospective macula society study of photodynamic therapy for chronic central serous chorioretinopathy. Ophthalmology, **121**：1073-1078, 2014.
11) Ma J, Meng N, Xu X, et al：System review and meta-analysis on photodynamic therapy in central serous chorioretinopathy. Acta Ophthalmol, **92**(8)：e594-e601, 2014.
    *Summary*　網膜光凝固術・抗 VEGF 薬・PDT・rf-PDT のメタアナリシス．
12) Chung YR, Seo EJ, Lew HM, et al：Lack of positive effect of intravitreal bevacizumab in central serous chorioretinopathy：meta-analysis and review. Eye, **27**：1339-1346, 2013.
13) Bae SH, Heo J, Kin C, et al：Low-fluence photodynamic therapy versus ranibizumab for chronic central serous chorioretinopathy：one-year results of a randomized trial. Ophthalmology, **121**：558-565, 2014.
14) Bousquet E, Beydoun T, Rothschild PR, et al：Spironolactone for nonresolving central serous chorioretinopahy：a randomized controlled crossover study. Retina, **35**：2505-2515, 2015.
15) Shulman S, Goldenberg D, Schwartz R, et al：Oral rifampin treatment for longstanding chronic central serous chorioretinopathy. Graefes Arch Clin Exp Ophthalmol, **254**：15-22, 2016.

特集/眼科における薬物療法パーフェクトガイド

神経眼科
# 視神経炎

毛塚剛司*

**Key Words :** 視神経炎 (optic neuritis), 視神経脊髄炎 (neuromyelitis optica), 抗アクアポリン 4 抗体 (anti-aquaporin 4 antibody), ステロイドパルス療法 (steroid pulse therapy), 血液浄化療法 (apheresis)

**Abstract :** 視神経炎治療は，通常ステロイド大量点滴療法が選択されるが，治療前に感染症の除外診断が必要である．また，ステロイド治療前に合併症予防として全身検査を行うことが必須である．ステロイド抵抗性の視神経炎も少数例存在し，血清中抗アクアポリン 4 抗体が陽性であることが多い．抗アクアポリン 4 抗体が陽性であったり，ステロイド抵抗性であれば，血液浄化療法も治療選択肢に入る．ステロイドや血液浄化療法後の後療法には少量のステロイド内服および免疫抑制療法が用いられる．視神経炎治療後も多発性硬化症に移行する例がみられるため，適切な患者説明がなされる必要がある．

## 視神経炎の治療決定に重要な診断

### 1. ステロイド抵抗性が予想される視神経炎

ステロイド抵抗性が予想される視神経炎として重要な要因は，抗アクアポリン 4 (aquaporin 4：AQP4) 抗体陽性か否かである[1~4]．抗 AQP4 抗体陽性視神経炎は，ステロイド療法に対して効果が薄く，抗 AQP4 抗体測定法として ELISA 法と cell based assay (CBA) 法がよく行われる．ELISA 法は，保険収載されており，簡便であるが，CBA 法に比べて感度が低いと報告されている[4]．一方，CBA 法は，ELISA 法に比べて感度が高いが，保険未収載で高価である．このため，ステロイド抵抗性の視神経炎が疑われた場合は，まず抗 AQP4 抗体測定 (ELISA) を行い，ELISA 陰性でなお疑われた場合は CBA 法で確かめる必要がある[4] (表 1)．

表 1. 抗アクアポリン 4 抗体視神経炎の免疫学的診断法

| ELISA 法 |
|---|
| 　　保険適応 |
| 　　簡便 |
| 　　感度が低い |
| cell based assay (CBA) 法 |
| 　　感度が高い |
| 　　高価 (保険未適応) |

### 2. 感染症の除外

視神経炎のステロイド治療を開始する前に，必ず感染症を除外しなければならない．特に，梅毒感染は視神経炎をきたしやすく，STS や TPLA などの血清学的診断を行うことが必須である．ステロイド大量療法は，ウイルス肝炎のリスクともなり得るため，血清中 HBV 抗原，HCV 抗体などを測定すべきである．また，稀ではあるが，ステロイド大量療法によりヘルペス脳炎をきたす可能性もあるため，念のために VZV 抗体を測定しておいてもよいと思われる．

---

* Takeshi KEZUKA, 〒160-0023 東京都新宿区西新宿 6-7-1 東京医科大学臨床医学系眼科学分野，准教授

表 2. 視神経炎治療前の全身検査

```
末梢血採血(血算,生化学検査,感染症)
    ✓ 血液疾患の否定
    ✓ 肝腎機能障害の否定
    ✓ 梅毒,肝炎,ヘルペス疾患の否定
胸部X線(もしくは胸部CT)
    ✓ 特に心肺の状態をチェック
心電図
    ✓ 心疾患の否定
```

# 視神経炎における初期治療

## 1. 視神経炎の治療開始のタイミング

### a) 視力低下が急激に起こったら初期治療開始

視神経炎は軽症の場合,未治療で視力の改善がなされることがある.このため,視力低下が軽度の場合はまず経過観察を行う.急激な視力低下をきたしたり,強い眼痛を訴えるようなら,ステロイド大量点滴療法を開始する.この時,ステロイド内服療法は視神経炎の再発率を上昇させるため,禁忌とされている[5].

### b) 視神経炎の診断ができたら抗体測定の結果を待たずに治療開始

抗 AQP4 抗体陽性例はステロイド抵抗性であることが多いため,抗体測定は必ず行ったほうがよいが,検査結果が判明するまでに1週間程度かかる.このため,抗 AQP4 抗体の結果を待たずにステロイド大量点滴療法を開始する.ここで,手足のしびれや嚥下障害など眼外症状をきたしていたり,頭部 MRI や脊髄 MRI で異常所見がみられた場合,ステロイド治療開始前に神経内科とチームを組む必要がある.

### c) 治療前の全身検査の施行について

ステロイドパルス療法では,不整脈や高血糖,感染症の再燃など眼科領域にとどまらない合併症をきたす可能性がある.治療開始後に慌てないためにいくつか必要な検査を行うことが重要である.次にその詳細について述べる.

## 2. 視神経炎治療前の全身検査

### a) 末梢血採血について

ステロイド大量療法では種々の合併症を引き起こす可能性があるため,貧血精査のために血算測定,肝腎機能障害の否定のための生化学検査,梅毒,肝炎,ヘルペス疾患の否定のために感染症のチェックを行う(表2).

### b) 胸部X線(もしくは胸部CT)および心電図測定

心疾患を否定,または把握するために胸部X線,心電図測定は必須である.特に高齢者では,ステロイドパルス療法後に不整脈,ひいては心停止する事例も見受けられるため,注意が必要である.

## 3. 視神経炎の治療

### a) 視神経炎治療―ステロイドパルス療法―

通常,初期治療にはメチルプレドニゾロン 1,000 mg/日 3日間を行う.体重が軽い場合はステロイドセミパルス療法として,メチルプレドニゾロン 500 mg/日 3日間という選択肢もあり得る.ステロイドパルス療法時には,抗胃潰瘍薬を予防投与する.ステロイドパルス療法で視力改善が4日目にみられなければ,中4日空けて再度ステロイドパルス療法(2ndパルス療法)を行う.ステロイドパルス療法を行っても視力改善がみられない場合,血液浄化療法を選択する[6].ステロイドパルス療法後の後療法は,プレドニゾロン 40 mg/日より開始して,週に 10 mg ずつ漸減し,20 mg を切ったら週に 5 mg ずつ漸減していく.この後療法は,ぶどう膜炎の原田病よりかなり早めの漸減療法となるが,視神経炎の再発はあまり起こらない.

### b) ステロイドパルス療法ができない場合

中等度もしくは高齢者では視神経炎治療の際,ステロイドパルス療法が行えない,もしくは不必要のことがある.この時は,プレドニン 80 mg/日から点滴静注開始し,80 mg 3日間,60 mg 3日間,40 mg 3日間,20 mg 2日間と漸減していく.点滴を終了した後,通常のステロイドパルス療法同様,プレドニゾロン内服で後療法を行う.プレドニン内服の後療法は,20 mg/日からスタートし,以後ステロイドパルス療法と同様に行う.小児の視神経炎では,プレドニン 2 mg/kg から点滴静注を開始するか,ステロイドミニパルス療法

**表 3. 血液浄化療法の選択**

単純血漿交換療法
二重膜濾過血漿交換療法
免疫吸着療法

効果の程度 (効果大→効果小)
　単純血漿交換＞二重膜濾過血漿交換＞免疫吸着

体への負担 (負担小→負担大)
　免疫吸着＞二重膜濾過血漿交換＞単純血漿交換

**表 4. ステロイドの長期投与時の対処**

消化管潰瘍対策
　H₂ブロッカー内服
　プロトンポンプ阻害剤内服
骨粗鬆症対策 (特に閉経後の女性)
　ビスフォスフォネートの週1回内服
　抗RANCL抗体 (デノスマブ：プラリア®) 皮下注
　Ca製剤，ビタミンK内服
高血糖対策
不眠症対策

(メチルプレドニゾロン500 mg 3日間)を行う．小児では視力改善が成人より遅れることが多いため，成人より長めに後療法を行う．ステロイド大量療法の効果が少ない場合には，血液浄化療法を行う[6]~[8]．

### c) 血液浄化療法に移行するタイミング

血液浄化療法に移行するタイミングは，ステロイドパルス療法無効と判断された時である．具体的には，ステロイドパルス療法を2回行っても視力改善が認められない場合や，抗AQP4抗体陽性例，以前ステロイド点滴療法が無効であると判明している場合などである．血液浄化療法は，ステロイドパルス療法と比較して高額医療になるため，患者への説明が必要となる．また，血液浄化療法は入院も長期間にわたるため，患者の理解が得られることが重要である．

### d) 血液浄化療法が行いにくい場合

血液浄化療法が行えない場合は，全身状態が悪い時，ステロイド治療前採血で血清IgG量が低値の場合，長期間の入院ができない場合，高額医療を行えない場合，さらには単純血漿交換療法では輸血を行うために宗教上の問題で不可となることがある．

### e) 血液浄化療法の選択

血液浄化療法の選択は，大まかに分けて3つに大別される．この3つとは，単純血漿交換療法，二重膜濾過血漿交換療法，免疫吸着療法である(表3)．この3つの血液浄化療法の選択には種々の意見があり，さらに各施設の神経内科医および腎臓内科医と相談して決定することになる．一般的に治療効果の程度(効果大→効果小)は，単純血漿交換＞二重膜濾過血漿交換＞免疫吸着であり，体への負担(負担小→負担大)は，免疫吸着＞二重膜濾過血漿交換＞単純血漿交換である．補体を除いたほうが治療効果は高いが，体力がない患者には行えない治療法である．

### f) 血液浄化療法の治療期間

血液浄化療法の治療期間の策定には，腎臓内科や神経内科と連携して相談することが多い．通常，週に2~3回の割合で血液浄化を行い，合計で5回前後，トータル2~3週間行う．我々の施設では，血中IgG量が400 mg/dlを下回ったら中止，また肝腎機能が悪化しても中止としている．患者の体力にも大きく左右され，患者があまりに辛いようなら血液浄化療法の期間は短縮される．

### g) ステロイド抵抗性視神経炎に対する大量γグロブリン(IVIg)療法

血漿交換療法では身体的負担が大きく，入院期間も長期にわたることが多い．体内の血漿を薄めるIVIg療法なら5日間の点滴のみで，血漿交換療法と同等の効果が期待できる[9]．ただし，長期経過についてはまだ文献的な考察がなされておらず，検討の余地がある．本邦においても臨床治験がなされていたが，現在中断中である．

## 視神経炎の寛解期における再発予防(維持療法)

### 1．副腎皮質ステロイド

急性増悪期のステロイドパルス療法後なら，20~30 mg/日から開始したプレドニゾロン内服が効果的である．通常は5~10 mg/日程度の低用量で維持する．ステロイドの長期投与時には，種々の対策が必要となる(表4)．例を以下に述べる．

### a) 消化管潰瘍対策

ステロイドの長期投与中には，消化管潰瘍が起こりやすい．このため，H₂ブロッカー内服もしくはプロトンポンプ阻害剤内服が必要となる．

b）骨粗鬆症対策

ステロイドの長期投与では,骨粗鬆症が起きやすい.特に閉経後の女性では必ず起きると考えてよい.このため,ビスフォスフォネート製剤の週1回内服,抗RANCL抗体(デノスマブ:プラリア®)皮下注,Ca製剤内服,ビタミンK内服がその予防法として挙げられる.

c）高血糖対策

ステロイド投与により,短期的にも長期的にも血糖値の上昇が起き得る.このため,開始直後は2週間に1度,その後は月に1度は血糖値測定を勧めたい.

d）不眠症対策

ステロイド内服投与中は,不眠になりやすい.特に夕方近くまでステロイドを内服させた場合には不眠の可能性が高くなる.このため,ステロイドはなるべく朝中心で内服させたほうがよい.治療には非ベンゾジアゼピン系睡眠薬(ゾルピデム,ゾピクロン,エスゾピクロン)などがよい.

2．アザチオプリン(イムラン®,アザニン®錠)

アザチオプリンは,単独もしくはプレドニゾロン併用下で内服(50〜100 mg/日)により再発率を低下させる.一般的に,アザチオプリンは効果発現が遅いので,通常プレドニゾロンと併用した内服療法をとることが多い.副作用として,肝腎障害,血球減少などがあるが,内服早期にきたすことがあるので,早めの採血チェックが必要である.

3．シクロスポリン(ネオーラル®カプセル)

シクロスポリンは,プレドニゾロンとの併用で通常3 mg/kgを内服する.シクロスポリンの副作用としては,腎障害,高血圧,頭痛などが挙げられ,特に腎障害は急激に起こることがあるので,早めの採血チェックが必要である.血液中のトラフレベルも80〜150 ng/m$l$に調整する.

4．CD20抗体(リツキシマブ)

CD20抗体(リツキシマブ)はB細胞を標的として除去し,抗体産生を抑制する効果がある.少数例での投与例が報告されているが,国内では保険収載されておらず,まだ積極的に使用する段階ではない.

5．シクロフォスファミド(エンドキサン®)パルス療法

これまで挙げてきた治療法を用いても視神経炎が再発してしまう場合に行われる.用法は,750〜1,000 mg/回 点滴静注,月1回であるが,効果は個々の症例で異なる.多発性硬化症ではある程度の効果があるとされ,筆者の施設でも多発性硬化症併発視神経炎患者に投与して視力改善がみられた.副作用は,①骨髄抑制による汎血球減少,②尿路系の悪性腫瘍,③長期投与で間質性肺炎,である.保険適応が全身性エリテマトーデスのみというのも,用いられにくい理由の1つである.

6．インターフェロンβ(IFNβ)療法

IFNβ療法は,多発性硬化症でよく使用される.多発性硬化症併発視神経炎の寛解期における維持療法には効果があると考えられている.IFNβ療法により発熱,頭痛,精神症状などが発現することがあり,注意が必要である.また,抗AQP4抗体陽性例では無効もしくは悪化傾向となることが報告されているので,基本的に禁忌である.

7．フィンゴリモド(ジレニア®,イムセラ®カプセル)

フィンゴリモド1日1回の内服投与で,視神経炎を含む多発性硬化症の再発抑制が可能となるとされている.黄斑浮腫,不整脈の副作用を稀に認める.フィンゴリモドは,IFNβ療法と同様に,抗AQP4抗体陽性例において無効もしくは悪化傾向となることが報告されている.

8．視神経脊髄炎(neurimyelitis optica:NMO)における最近の生物製剤療法

a）エクリズマブ(eculizumab)

補体を標的にしたeculizumabを視神経脊髄炎に対して投与したところ,1年後には大多数で視神経炎を含めた再発頻度が減った[10].本邦でも視神経脊髄炎に対して臨床治験中である.

b）トシリズマブ(tocilizumab;IL-6受容体抗体)

再発性視神経炎を伴った視神経脊髄炎患者にお

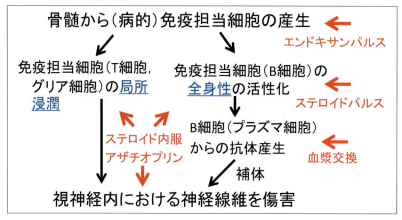

図 1. 視神経炎の発症メカニズム(仮説)

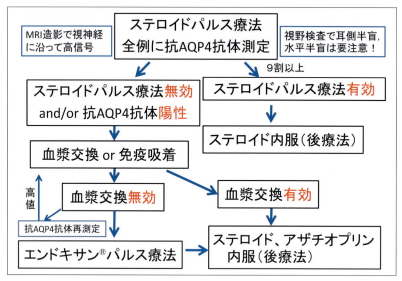

図 2. 視神経炎(矯正視力 0.3 以下)の治療プロトコル

いて,月1回の抗 IL-6 受容体抗体投与で長期寛解した報告が最近なされている[11)12)].本邦でも視神経脊髄炎に対して臨床治験中である.

### 視神経炎をきたした患者への治療予後の説明

米国における視神経炎の臨床研究(optic neuritis treatment trial:ONTT)では,視神経炎発症後15年後の予後について言及している[13)].①脳 MRI で異常がなかった場合に,将来的に多発性硬化症に至るのは 25%,②脳 MRI に異常を認めた場合は,将来的に多発性硬化症に至るのは 72%である.すなわち,初診時に頭部 MRI 検査で脳に異常を認めた場合は高頻度で多発性硬化症に至るばかりではなく,頭部 MRI に異常はなくても4人に1人は多発性硬化症に進展してしまう可能性が

あるといえる.その一方,ONTT 研究は米国でなされたものであり,最近では人種によって視神経炎の予後が異なることが報告されている(例:黒人>白人)[14)].視神経炎の治療予後については本邦ではいまだ未検討であり,現在,厚生労働省政策事業として行われている視神経炎の全国調査が発展して,治療予後の検討となることが期待される.

### 視神経炎治療への発症メカニズム解析

視神経炎治療は,発症メカニズムから考えると理解しやすい.視神経炎の発症は,骨髄から病的免疫細胞が産生されて眼内に局所浸潤するパターンと,全身性の活性化が行われて B 細胞から抗体が産生されるパターンが絡み合って,視神経内に

おける神経線維を傷害する説が有力である[15]（図1）．このメカニズムに沿ってステロイドパルス療法，血漿交換療法，エンドキサンパルス療法が効果的に働くことが予想されている．実際の視神経炎治療プロトコールを図2に示す．

## 文献

1) 抗アクアポリン4抗体陽性視神経炎診療ガイドライン作成委員会：抗アクアポリン4抗体陽性視神経炎診療ガイドライン．日眼会誌，**118**：446-460，2014．
   Summary 本邦における初の抗アクアポリン4抗体陽性視神経炎のガイドライン．

2) Lennon VA, Wingerchuk DM, Kryzer TJ, et al：A serum autoantibody marker of neuromyelitis optica：distinction from multiple sclerosis. Lancet, **364**：2106-2112, 2004.
   Summary 抗アクアポリン4抗体が視神経脊髄炎で特異抗体として認知された初の論文．

3) Lennon VA, Kryzer TJ, Pittock SJ, et al：IgG marker of optic-spinal multiple sclerosis binds to the aquaporin-4 water channel. J Exp Med, **202**：473-477, 2005.

4) Wingerchuk DM, Banwell B, Bennet JL, et al：International consensus diagnostic criteria for neuromyelitis optica. Neurology, **85**：177-189, 2015.
   Summary 抗アクアポリン4抗体が視神経脊髄炎の診断において大変重要であるということが述べられた最新のガイドライン．

5) Beck RW, Cleary PA, Anderson MM Jr, et al：A randomized, controlled trial of corticosteroids in the treatment of acute optic neuritis. The Optic Neuritis Study Group. N Engl J Med, **326**：581-588, 1992.

6) 多発性硬化症治療ガイドライン委員会編：多発性硬化症治療ガイドライン2010（日本神経学会，日本神経免疫学会，日本神経治療学会監），医学書院，pp.104-109，2010．
   Summary 内科系のガイドラインであるが，ステロイド抵抗性となりやすい抗アクアポリン4抗体陽性視神経炎の治療について簡潔にまとめられている．

7) 松田隆作，毛塚剛司，松永芳径ほか：ステロイド大量療法に抵抗した視神経炎に対する血漿交換療法．臨眼，**66**：545-551，2012．

8) Merle H, Olindo S, Jeannin S, et al：Treatment of optic neuritis by plasma exchange in neuromyelitis optica. Arch Ophthalmol, **130**：858-862, 2012.

9) 中尾雄三，中村雄作，青松圭一ほか：ステロイド治療が無効な抗Aquaporin 4抗体陽性視神経炎に対する免疫グロブリン大量静注療法．神経眼科，**29**：424-433，2012．

10) Pittock SJ, Lennon VA, McKeon A, et al：Eculizumab in AQP4-IgG-positive relapsing neuromyelitis optica spectrum disorders：an open-label pilot study. Lancet Neurol, **12**：554-562, 2013.

11) Araki M, Matsuoka T, Miyamoto K, et al：Efficacy of the anti-IL-6 receptor antibody tocilizumab in neuromyelitis optica：a pilot study. Neurology, **82**：1302-1306, 2014.

12) Ringelstein M, Ayzenberg I, Harmel J, et al：Long-term therapy with interleukin 6 receptor blockade in highly active neuromyelitis optica spectrum disorder. JAMA Neurol, **72**：756-763, 2015.

13) Brodsky M, Nazarian S, Orengo-Nania S, et al：Optic Neuritis Study Group. Multiple sclerosis risk after optic neuritis：final optic neuritis treatment trial follow-up. Arch Neurol, **65**：727-732, 2008.
   Summary 視神経炎治療後の予後の最も長い期間における報告．

14) Moss HE, Gao W, Balcer LJ, et al：Association of race/ethnicity with visual outcomes following acute optic neuritis：an analysis of the Optic Neuritis Treatment Trial. JAMA Ophthalmol, **132**：421-427, 2014.

15) 毛塚剛司：視神経炎—免疫学的アプローチによる病態の解明と新規治療法の開発—第116回日本眼科学会総会評議員会指名講演Ⅲ.神経眼科の進歩．日眼会誌，**117**：270-292，2013．

特集／眼科における薬物療法パーフェクトガイド
神経眼科

# 虚血性視神経症

前久保知行*

**Key Words:** 動脈炎性虚血性視神経症 (arteritic ischemic optic neuropathy), 非動脈炎性虚血性視神経症 (non-arteritic ischemic optic neuropathy), 副腎皮質ステロイド (corticosteroid), 低用量アスピリン (aspirin), L-アルギニン (L-arginine), エンドセリン-1抑制 (reduce the release of endothelin-1)

**Abstract:** 虚血性視神経症は視神経の栄養血管における虚血により急性に重篤な視機能障害が生じる疾患である．原因が動脈炎性と非動脈炎性では大きく対応が異なるため，診断の段階での両者の鑑別が重要となる．動脈炎性は視機能障害が高度であり，無治療では約50％の症例で両眼性の虚血性発作を生じる．そのため，迅速に診断を行い可及的速やかにステロイド加療を開始する必要がある．一方で非動脈炎性に対しては，過去に抗血小板薬，ステロイド，視神経鞘切開術，経硝子体VEGF阻害薬投与など多くの治療が試みられてきた．少数例では有効であるとする報告が多いが，多数例での検討を行うと有効性が認められない，もしくは逆に悪化させる結論が出た報告もある．いまだエビデンスのある治療法の確立には至っていないのが現状である．今回，近年報告されている本邦におけるL-アルギニンやエンドセリン-1抑制治療や海外におけるciliary neurotrophic factor (CNTF) や granulocyte colony-stimulating factor (G-CSF)，caspase2遺伝子を阻害するRNA核酸医薬など新しい報告にも触れ，治療の現状を紹介する．

## はじめに

虚血性視神経症 (ischemic optic neuropathy: ION) は虚血が生じた部位により前部虚血性視神経症 (anterior ischemic optic neuropathy: AION) と後部虚血性視神経症 (posterior ischemic optic neuropathy: PION) に分けられる．AION は視神経乳頭における短後毛様動脈の虚血もしくは還流障害により生じ，急性に重篤な視機能障害が起こり，relative afferent pupillary defect (RAPD) 陽性や視神経乳頭腫脹が生じる[1]．PION は視神経鞘軟膜毛細血管叢の分枝に虚血，還流障害が生じる疾患である．発症直後には視神経乳頭所見に乏しく，後に視神経萎縮を呈する．そのため，診断はその他の視神経疾患の除外診断のうえで行われる．ION においては障害部位として圧倒的にAION が多く，PION はごく稀であることから今回は AION について中心に述べる．

ION の病因論では，側頭動脈炎などの動脈炎性に血管閉塞が生じるもの (arteritic-AION: A-AION) とそれに関連しない血管性危険因子による非動脈炎性に血管閉塞もしくは低還流が生じるもの (non-arteritic AION: NAION) に分類される．日本人は欧米と比較しても，NAION の頻度が高いが A-AION の除外も忘れてはならない．それは A-AION が無治療では短期間のうちに両眼失明の危険性がある疾患のためである．

治療において，A-AION では診断の後に可及的速やかにステロイド治療をすることが確立しているのに対し，NAION に関しては以前より多く

---

\* Tomoyuki MAEKUBO, 〒462-0825 名古屋市北区大曽根3-14-20 眼科三宅病院，医長

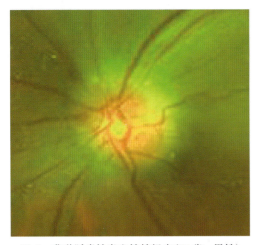

**図 1.** 非動脈炎性虚血性神経症(55 歳,男性)
眼底写真
乳頭腫脹,一部出血を認める.

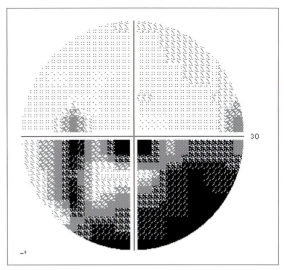

**図 2.** 非動脈炎性虚血性神経症(55 歳,男性)
Humphrey 静的視野
下方水平半盲を認める.

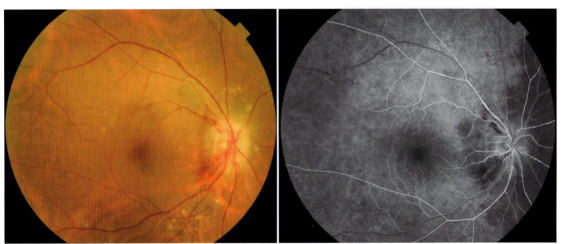

　　a．眼底写真　　　　　　　　　　　　　　b．フルオレセイン蛍光眼底造影
**図 3.** 非動脈炎性虚血性神経症(75 歳,男性)
乳頭腫脹が認められ(a),蛍光眼底造影では乳頭部の早期低蛍光,周囲脈絡膜循環も
低蛍光を認める(b).

の治療が試みられてきてはいるが治療の確立には至っていないのが現状である.今回は今までの治療報告を振り返りその問題点を考え,また近年報告された新しい治療薬における最近の知見に関してもご紹介する.

## 動脈炎性と非動脈炎性との鑑別

AION は急性,片眼性,乳頭浮腫を呈する疾患である(図 1).視野障害は水平半盲のような区画性視野欠損が多いことが知られており,これは視神経乳頭部が区画性に障害されるためである(図 2).従来の血流障害の評価はフルオレセイン蛍光眼底検査(FA)での乳頭充盈時間の遅延,区域性の低蛍光などを診断に用いてきた(図 3).しかし,FA は薬剤性ショックなどの可能性を含め,侵襲性,検査時間の長さ,血流量の定量化ができないなどの問題点も存在する.近年,laser speckle flowgraphy(LSFG)の進歩に伴い眼内の血流量を非侵襲的に,量的評価をすることが可能になってきている[2](図 4).また,近年 OCT-angiography

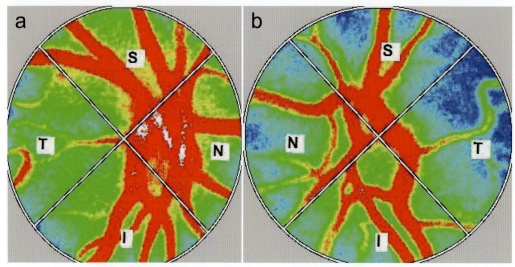

**図 4.** 左眼下方水平半盲症例:laser speckle flowgraphy(LSFG)画像
患眼(b)は僚眼(a)に比して上方乳頭の血流低下を認める.

においても視神経周囲毛細血管網の描出が消失することで診断における有用性が報告されている.

虚血性視神経症の治療検討をするうえで A-AION と NAION との鑑別は非常に重要となる. 動脈炎性である A-AION は血管炎による血管閉塞, 非動脈炎性である NAION は動脈硬化, 血栓による動脈閉塞, 低還流とされる. A-AION は日本人における発症は稀であるため, 実際に診断する機会は少ない. しかし, 必ず AION と診断した後にこの動脈炎性を除外しなければならない. それは A-AION 患者において, 片眼発症後に無治療では数日から数週間以内に僚眼にも約 50%の頻度で AION を発症するためである. そのため両眼性に高度の視機能障害を生じる危険性がある[1]).

A-AION は側頭動脈炎の症例の約 20%に発症するとされ, また側頭動脈炎患者の 30〜50%にリウマチ性多発筋痛症(PMR)の合併を認める. そのため, この両者の症状の合併がないかを確認する必要がある. 鑑別点の 1 つ目は年齢である. NAION も 50〜60 歳代が最も多く年齢層は高いが, A-AION では 75 歳以上に多くさらに年齢層が高い. 2 つ目に頭痛, 側頭部, 特に浅側頭動脈部の圧痛や Jaw claudication(顎跛行)も重要な所見である. 3 つ目に血液検査では炎症性変化を評価し, ESR や CRP の上昇を認めないかをチェックする. ESR の厳密な基準はないが, 1 時間値が男性では年齢の 1/2, 女性では年齢に 10 を加えた値の 1/2 以上の場合には陽性と判断することが推奨されている. 当てはまる所見がある場合には A-AION を積極的に疑う必要がある. 確定診断には主に浅側頭動脈よりの動脈生検を行う. この評価はできるだけ早急に行い, 治療を開始する必要がある.

### A-AION の治療

A-AION の治療はメチルプレドニゾロン 1 g パルス治療を 3 日間施行後に 1 mg/kg の内服量より漸減していく. 減量の方法にはさまざまな報告があるが, 3 週程度で 10 mg 毎の減量を ESR の値をモニターしながら行うのが望ましいとされる. 低用量で長期にわたり維持内服を行うケースや免疫抑制剤の併用も検討しなければならないケースもある. また, 側頭動脈炎もしくはその他の血管炎症候群による全身症状にも治療は関連するため, ステロイドの投与は膠原病内科, 免疫内科と相談し, ときに管理についても依頼することが望ましいケースもある. また同時にアスピリン内服を併用することが治療として確立されている.

痛みや全身倦怠に関してはステロイド投与で改善が得られる. しかし, 罹患眼の視機能予後は不

良であり治療しても13％程度は障害の進行が生じるとされる．これはステロイド投与を行っても血管炎により血管閉塞が進行するためと考えられている．そのため，A-AIONに対してのステロイド治療は視機能障害の進行を防ぐ助けであって，それを改善させることではないとされている[3]．

## NAIONにおける過去の治療とその問題点

NAIONに対する治療は虚血や低還流により障害が生じた視神経に対し，血流の改善や神経腫脹の減少，神経保護作用やその他のメカニズムを期待し検討されてきた．

過去の治療研究の報告には血管拡張薬[4]，全身ステロイド[5]，抗凝固薬[6]，抗血小板薬[7]などの内服治療，視神経鞘切開術[8)9]や経硝子体視神経放射状切開術[10]などの手術加療，また近年は経硝子体ステロイド投与[11]やVEGF阻害薬投与[12]などとともに高圧酸素療法[13]や経角膜電気刺激治療[14]などさまざまな観点から多くの報告がなされている（表1）．多数の報告がみられるのは裏を返せば，いまだ確立した治療がないことを意味する．過去の報告をみると少数例の報告で有効であったとする報告が多いが，症例数が少ないこと，無作為抽出されていないなどの問題点が認められる．また，少数例では有効とされた報告でも多数例で再検討されると有効性が認められなかった治療もあることから注意が必要となる．

代表的なものをいくつか紹介する．外科的治療である視神経鞘切開術は1989年にSergottらにより報告[8]され，少数例では有効な治療法として報告された．しかし，多数例での多施設無作為化比較試験[9]を行うと逆に介入後に視機能へ悪影響を与えることが示された．アスピリンや抗血小板薬の投与は昔から行われてきた治療だが，投与群と非投与群において視機能の改善に有意差はみられていない．また，NAIONの治療を考えるうえで重要となるのは僚眼の発症予防である．アスピリン内服が将来的な僚眼への発症を抑制しうるかという観点での研究において結果は二分してい

表1．今までに報告された治療法

| Treatment | 報告年 |
| --- | --- |
| 血管拡張薬 | 1962年 |
| 副腎皮質ステロイド薬 | 1966年 |
| 抗凝固薬 | 1967年 |
| ジフェニルヒダントイン | 1972年 |
| 血管収縮薬 | 1981年 |
| 眼圧下降薬 | 1981年 |
| 視神経鞘開窓術 | 1989年 |
| 抗血小板薬 | 1996年 |
| 高圧酸素療法 | 1996年 |
| ドーパミンアゴニスト | 2000年 |
| 経硝子体視神経放射状切開術 | 2003年 |
| Brimonidine | 2003年 |
| 経角膜電気刺激療法 | 2006年 |
| 経硝子体ステロイド薬 | 2007年 |
| 経硝子体VEGF阻害薬 | 2007年 |
| 経静脈PGE1 | 2008年 |
| LDL吸着療法 | 2009年 |
| 経硝子体エリスロポエチン | 2011年 |

VEGF：vascular endothelial growth factor
$PGE_1$：prostaglandin $E_1$
LDL：low-density lipoprotein

る．Kupersmithらは131例の検討で僚眼発症率は内服群で17.5％，非内服群で53.5％であり有効性を報告した[15]．一方でBeckらは5年間の発症率は投与群で17％，非投与群で20％と有意差は認められなかったと報告[16]した．両者の結果は異なるものであるが他報告において5年での自然経過例での再発率では僚眼には15～25％に発症すると報告がある．そのため，Kupersmithらの報告における非内服群の発症率が高く，投与群における発症率は有意ではないのではないかと考えられている．

現在多くの施設で治療選択されることのあるステロイドについては以前よりさまざまな報告がなされてきたが，その中で2008年にHayrehが696眼と多数例の研究で有効であったと報告した[17]．無治療群と治療群において，乳頭浮腫の改善期間は8.6週に対して6.8週と短縮され，視力改善率は40.5％に対し，69.8％と有意に改善，視野改善率は24.5％に対し40.5％と改善したと報告した．この報告は大変インパクトのあるものであった．しかし注意しなければならないのは，この報告がランダマイズされておらず，後ろ向き研究であり，無治療群に入った症例は全身的な危険因子を多く

合併した症例ということである．また，そもそもステロイドが虚血性疾患に効果がある機序に明確な答えが出ていないことからも批判的な声もある．糖尿病など基礎疾患を持つ症例に対してのステロイド投与は明らかなエビデンスがない中では躊躇されるものである．

その他にも多くの治療薬が試されたが，いまだ急性期の視機能改善，僚眼への発症予防に確たるエビデンスのある治療法の確立には至っていないのが現状である．

## 新しい治療の可能性

新しい治療の研究が現在もさまざまな形で行われている．Bernstein やその他の研究者はげっ歯類やサルにおいて，Rose Bengar を用い光励起する形で視神経乳頭の虚血モデルを作成した[18]．このモデルは厳密にはヒト NAION とは障害血管が異なるが，虚血障害による細胞死のメカニズムは同様であり，このモデルを利用した治療研究がその後多く報告されるようになっている．まず本邦において新しい治療薬として，研究が進んでいる L-アルギニン[19)20)]，エンドセリン-1（ET-1）[21]について紹介する．

L-アルギニンは準必須アミノ酸の一種で一酸化窒素（NO）の基質として働き，NO 濃度を上昇させ，血管拡張作用や血小板凝集抑制作用を持つ．L-アルギニンは近年の報告で小児期のミトコンドリア脳筋症である MELAS（mitochondrial encephalomyelopathy, lactic acidosis, and stroke-like episode）の治療において脳梗塞の発症ならびに再発予防効果と再発時の症状軽減効果があると報告された[22]．繰り返し脳梗塞発作を生じる MELAS のような疾患に有効であった L-アルギニンが視神経の虚血である NAION に対しても有効ではないかと検討が行われた．中馬らは NAION のラットモデルを用い，検討したところ早期の乳頭腫脹は軽減し，後期の神経線維萎縮は減少し，神経節細胞数においても生存細胞数が有意に多い結果が得られたと報告している．

ET-1 は血管内皮由来の強力な血管収縮物質であり虚血性心疾患や脳血管攣縮に関連することが知られていた．Sakai らは NAION 患者において，有意に ET-1 が上昇していることを報告した[21]．現在 ET-1 抑制作用を持つ点眼薬による多施設共同研究が進められており，報告が待たれる．

海外における報告において，動物 AION モデル[18]を用い，Mathews らは ciliary neurotrophic factor（CNTF）の神経保護作用による生存神経節細胞数の増加を報告し[23]，Huang らは Granulocyte colony-stimulating factor（G-CSF）の持つ抗アポトーシス効果や抗炎症効果により神経節細胞の細胞死が抑制できたと報告[24]している．また，アポトーシスを引き起こす caspase2 の遺伝子を阻害する RNA 核酸医薬を硝子体に投与することで視神経軸索や網膜神経節細胞への障害を抑制することを目指した研究も進められている[25]．

## おわりに

今回 AION における病態と病型，鑑別における注意点などについても加え，現在の治療の現状をまとめた．現在，NAION に対する治療法は今までもさまざまな議論がなされてきているが，確たるエビデンスのある治療法の確立には至っていない．動物モデルの開発も進み，基礎的な新しい知見が得られている．今後，難治性視神経症である虚血性視神経症患者の視機能改善に向け，さらなる研究が進むことが期待される．

## 文　献

1) Hayreh SS：Pathogenesis of classical non-arteritic anterior ischemic neuropathy. Ischemic optic neuropathies, Springer, Berlin, pp. 173-197, 227-316, 2011.
2) 藤居　仁：レーザースペックルフローグラフィーの原理．あたらしい眼科，15：175-180, 1998.
3) Hayreh SS, Zimmerman B：Visual deterioration in giant cell arteritis patients while on high doses of corticosteroid therapy. Ophthalmology, 110：1204-1215, 2003.

4) Francois J, Verriest G, Neetens A：Pseudo-papillitis vascularis. Ann Ocul, **195**：830-835, 1962.
5) Miller GR, Smith JL：Ischemic optic neuropathy. Am J Ophthalmol, **62**：103-115, 1966.
6) Saraux H, Murat JP：Les pseudo papillitis d'origine vasculaire. Ann Ocul, **200**：1-19, 1967.
7) Botelho PJ, Johnson LN, Arnold AC：The effect of aspirin on the visual outcome of nonarteritic anterior ischemic optic neuropathy. Am J Ophthalmol, **121**：450-451, 1996.
8) Sergott RC, Cohen MS, Bosley TM, et al：Optic nerve sheath decompression may improve the progressive form of ischemic optic neuropathy. Arch Ophthalmol, **107**：1743-1754, 1989.
9) The Ischemic Optic Neuropathy Decompression Trial Research Group：Optic nerve decompression surgery for nonarteritic anterior ischemic optic neuropathy (NAION) is not effective and may be harmful. JAMA, **273**：625-632, 1995.
10) Soheilian M, KoochekA, Yazdani S, et al：Transvitreal optic neurotomy for nonarteritic anterior ischemic optic neuropathy. Reitina, **23**：692-697, 2003.
11) Kaderli B, Avci R, Yucel A, et al：Intravitreal triamcinolone improves recovery of visual acuity in nonarteritic anterior ischemic optic neuropathy. J Neuroophthalmol, **27**：164-168, 2007.
12) Bennett JL, Thomas S, Olson JL, et al：Treatment of nonarteritic anterior ischemic optic neuropathy with intravitreal bevacizumab. J Neuroophthalmol, **27**：238-240, 2007.
13) Arnold AC, Hepler RS, Lieber M, et al：Hyperbaric oxygen therapy for nonarteritic anterior ischemic optic neuropathy. Am J Ophthalmol, **122**：535-541, 1996.
14) Fujikado T, Morimoto T, Matsushita K, et al：Effect of transcorneal electrical stimulation in patients with nonarteritic ischemic optic neuropathy or traumatic optic neuropathy. Jpn J Ophthalmol, **50**：266-273, 2006.
15) Kupersmith MJ, Frohman L：Asprin reduces the incidence of second eye NAION：a retrospective study. J Neuroophthalmol, **17**：250-253, 1997.
16) Beck RW, Hayreh SS：Role of aspirin in reducing the frequency of second eye involvement in patients with non-arteritic ischemic optic neuropathy. Eye, **14**：443-449, 1988.
17) Hayreh SS, Zimmerman MB：Nonarteritic anterior ischemic optic neuropathy：role of systemic corticosteroid therapy. Graefe's Arch Clin Exp Ophthalmol, **246**：1029-1046, 2008.
18) Bernstein SL, Guo Y, Kelman SE, et al：Functional and cellular responses in a novel rodent model of anterior ischemic optic neuropathy. Invest Ophthalmol Vis Sci, **46**：1107-1121, 2003.
19) Chuman H, Maekubo T, Osako T, et al：Effects of L-arginine on anatomical and electrophysiological deterioration of the eye in a rodent model of nonarteritic ischemic optic neuropathy. Jpn J Ophthalmol, **57**：402-409, 2013.
20) 中馬秀樹，前久保知行，河野尚子ほか：非動脈炎性虚血性視神経症の動物モデルを用いた治療の試み．日眼会誌，**118**：331-361，2014.
21) Sakai T, Shikishima K, Matsushima M, et al：Endothelin-1 in ischemic optic neuropathy. Ophthalmol, **115**：1262, 2008.
22) Koga Y, Akita Y, Nishioka J, et al：L-arginine improves the symptoms of strokelike episodes in MELAS. Neurology, **64**：710-712, 2005.
23) Mathews MK, Guo Y, Langenberg P, et al：Ciliary neutrophic factor(CNTF)-mediated ganglion cell survival in a rodent model of non-arteritic anterior ischemic optic neuropathy (NAION). Br J Ophthalmol, **99**：133-137, 2015.
24) Huang SP, Tsai RK：Efficacy of granulocyte-colony stimulating factor treatment in a rat model of anterior ischemic optic neuropathy. Neural Regen Res, **9**：1502-1505, 2014.
25) Kupersmith MJ, Miller NR：A nonarteritic anterior ischemic optic neuropathy clinical trial：An industry and NORDIC collaboration. J Neuroophthalmol, **36**：235-237, 2016.

## ピン・ボード

### 第 5 回日本眼形成再建外科学会学術集会

会　期：平成 29 年 6 月 3 日(土)〜4 日(日)
会　長：鈴木　亨(鈴木眼科クリニック)
会　場：北九州国際会議場
　　　　〒802-0001 北九州市小倉北区浅野 3-9-30
　　　　Tel：093-541-5931
会　費：会員の医師・企業社員：(事前)8,000 円
　　　　　　　　　　　　　　　(当日)10,000 円
　　　　非会員の医師・企業社員：(事前)10,000 円
　　　　　　　　　　　　　　　　(当日)12,000 円
　　　　医療機関の非医師職員：(事前)2,000 円
　　　　　　　　　　　　　　　(当日)3,000 円
　　　　学生，研修医：無料
　　　　懇親会費：(事前)6,000 円，(当日)8,000 円
　　　　事前参加登録の締め切り：平成 29 年 5 月 12 日(金)
　　　　尚，事前参加登録はオンラインでのクレジットカード決済のみとなります．

事前登録は学会ホームページよりお願いいたします
(https://www.jsoprs.jp/)

内容(予定)：
シンポジウム：①眼瞼下垂の術式バリエーション
　　　　　　　②抗凝固治療中の患者の手術
　　　　　　　③アジアの涙嚢鼻腔吻合術鼻内法
特別講演：「甲状腺眼症の治療」
　　　　　柿崎裕彦(愛知医科大学病院眼形成・眼窩・涙道外科)
ランチョンセミナー：コーンビーム CT
市民公開講座：瞼の美容形成とアンチエイジング(仮)

当日はクールビズを奨励しておりますので，ノーネクタイでご来場ください．

事務局：
　　第 5 回日本眼形成再建外科学会学術集会事務局(鈴木眼科クリニック内)
連絡先：
　　株式会社オービット
　　TEL 093-616-1417　FAX 093-616-1418
　　E-Mail：jsoprs5@gmail.com

# 2017-2018 全国の認定医学書専門店一覧

## 北海道・東北地区

- 北海道　東京堂書店・北24条店
- 　　　　昭和書房
- 宮　城　アイエ書店
- 秋　田　西村書店・秋田支店
- 山　形　髙陽堂書店

## 関東地区

- 茨　城　二森書店
- 栃　木　廣川書店・獨協医科大学店
- 　　　　廣川書店・外商部
- 　　　　大学書房・獨協医科大学店
- 　　　　大学書房・自治医科大学店
- 群　馬　廣川書店・高崎店
- 　　　　廣川書店・前橋店
- 埼　玉　文光堂書店・埼玉医科大学店
- 　　　　大学書房・大宮店
- 千　葉　志学書店
- 　　　　志学書店・日本医科大学店
- 東　京　明文館書店
- 　　　　鳳文社
- 　　　　文光堂書店・本郷店
- 　　　　文光堂書店・外商部
- 　　　　文光堂書店・日本医科大学店
- 　　　　医学堂書店
- 　　　　東邦稲垣書店
- 　　　　文進堂書店
- 　　　　帝京ブックセンター(文進堂書店)
- 　　　　文光堂書店・板橋日大店
- 　　　　文光堂書店・杏林大学医学部店
- 神奈川　鈴文堂

## 東海・甲信越地区

- 山　梨　明倫堂書店・甲府店
- 長　野　明倫堂書店
- 新　潟　考古堂書店
- 　　　　考古堂書店・新潟大学医歯学総合病院店
- 　　　　西村書店
- 静　岡　ガリバー・浜松店
- 愛　知　大竹書店
- 　　　　ガリバー・豊明店
- 三　重　ワニコ書店

## 近畿地区

- 京　都　神陵文庫・京都営業所
- 　　　　ガリバー・京都店
- 　　　　ガリバー・京都大学店
- 　　　　辻井書院
- 大　阪　神陵文庫・大阪支店
- 　　　　神陵文庫・大阪サービスセンター
- 　　　　辻井書院・大阪歯科大学天満橋病院売店
- 　　　　関西医書
- 　　　　神陵文庫・大阪大学医学部病院店
- 　　　　神陵文庫・大阪医科大学店
- 　　　　ワニコ書店
- 　　　　辻井書院・大阪歯科大学楠葉学舎売店
- 　　　　神陵文庫・大阪府立大学羽曳野キャンパス店
- 兵　庫　神陵文庫・本社
- 　　　　神陵文庫・西宮店
- 奈　良　奈良栗田書店・奈良県立医科大学店
- 　　　　奈良栗田書店・外商部
- 和歌山　神陵文庫・和歌山店

## 中国・四国地区

- 島　根　島根井上書店
- 岡　山　泰山堂書店・鹿田本店
- 　　　　神陵文庫・岡山営業所
- 　　　　泰山堂書店・川崎医科大学店
- 広　島　井上書店
- 　　　　神陵文庫・広島営業所
- 山　口　井上書店
- 徳　島　久米書店
- 　　　　久米書店・医大前店

## 九州・沖縄地区

- 福　岡　九州神陵文庫・本社
- 　　　　九州神陵文庫・福岡大学医学部店
- 　　　　井上書店・小倉店
- 　　　　九州神陵文庫・九州歯科大学店
- 　　　　九州神陵文庫・久留米大学医学部店
- 熊　本　金龍堂・本荘店(外商)
- 　　　　金龍堂・まるぶん店
- 　　　　九州神陵文庫・熊本出張所(外商)
- 　　　　九州神陵文庫・熊本大学医学部病院店
- 大　分　九州神陵文庫・大分営業所
- 　　　　九州神陵文庫・大分大学医学部店
- 宮　崎　田中図書販売(外商)
- 　　　　メディカル田中
- 鹿児島　九州神陵文庫・鹿児島営業所

＊医学書専門店の全店舗(本・支店,営業所,外商部)が認定店です。各書店へのアクセスは本協会ホームページから可能です。

2017.01作成

日本医書出版協会では上記書店を医学書の専門店として認定しております。本協会認定証のある書店では,医学・看護書に関する専門的知識をもった経験豊かな係員が皆様のご購入に際して,ご相談やお問い合わせに応えさせていただきます。

また正確で新しい情報を常にキャッチし,見やすい商品構成などにも心がけて皆様をお迎えいたします。医学書・看護書をご購入の際は,お気軽に,安心して認定店をご利用賜りますようご案内申し上げます。

一般社団法人
日本医書出版協会
http://www.medbooks.or.jp/

〒113-0033
東京都文京区本郷5-1-13 KSビル7F
TEL (03)3818-0160　　FAX (03)3818-0159

# Monthly Book Derma. 創刊20周年記念書籍

## そこが知りたい 達人が伝授する 日常皮膚診療の極意と裏ワザ

■編集企画：宮地 良樹
（滋賀県立成人病センター病院長／京都大学名誉教授）

B5判　オールカラー　2016年5月発行
定価（本体価格：12,000円＋税）　380ページ
ISBN：978-4-86519-218-6 C3047

**おかげをもちまして創刊20周年！**
**"そこが知りたい"を詰め込んだ充実の一書です!!**

新薬の使い方や診断ツールの使いこなし方を分かりやすく解説し，日常手を焼く疾患の治療法の極意を各領域のエキスパートが詳説．「押さえておきたいポイント」を各項目ごとにまとめ，大ボリュームながらもすぐに目を通せる，診療室にぜひ置いておきたい一書です．

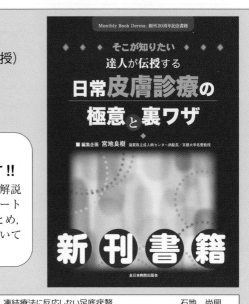

新刊書籍

## 目 次

### Ⅰ．話題の新薬をどう使いこなす？
1. BPO製剤　吉田 亜希ほか
2. クレナフィン®　渡辺 晋一
3. ドボベット®　安部 正敏
4. 抗PD-1抗体　中村 泰夫ほか
5. スミスリン®ローション　石井 則久
6. グラッシュビスタ®　古山 登隆

### Ⅱ．新しい診断ツールをどう生かす？
1. ダーモスコピー
    a）掌蹠の色素性病変診断アルゴリズム　皆川 茜ほか
    b）脂漏性角化症，基底細胞癌の診断ツールとして　貞安 杏奈ほか
    c）疥癬虫を見つける　和田 康夫
    d）トリコスコピーで脱毛疾患を鑑別する　乾 重樹
2. Ready-to-useのパッチテストパネル活用法　伊藤 明子

### Ⅲ．最新の治療活用法は？
1. ターゲット型エキシマライトによる治療　森田 明理
2. 顆粒球吸着療法　金蔵 拓郎
3. 大量γグロブリン療法
   ―天疱瘡に対する最新の治療活用法は？　青山 裕美
4. 新しい乾癬生物学的製剤　大槻マミ太郎

### Ⅳ．ありふれた皮膚疾患診療の極意
1. 浸軟した趾間白癬の治療のコツ　常深祐一郎
2. 真菌が見つからない足白癬診断の裏ワザ　常深祐一郎
3. 特発性蕁麻疹治療―増量の裏ワザ　谷崎 英昭
4. 蕁麻疹寛解後いつまで抗ヒスタミン薬を内服すべきか　田中 暁生
5. アトピー性皮膚炎のプロアクティブ療法　中原 剛士
6. 母親の心を動かすアトピー性皮膚炎治療　加藤 則人
7. 帯状疱疹関連痛治療のコツ　渡辺 大輔
8. 爪扁平苔癬と爪乾癬の鑑別　遠藤 幸紀

### Ⅴ．新しい皮膚疾患の診療
1. ロドデノール誘発性脱色素斑　鈴木加余子ほか
2. 分子標的薬による手足症候群　松村 由美
3. イミキモドの日光角化症フィールド療法　出月 健夫
4. 日本紅斑熱と牛肉アレルギーの接点　千貫 祐子ほか

### Ⅵ．手こずる皮膚疾患の治療法～いまホットなトピックは？
1. 病状が固定した尋常性白斑　谷岡 未樹
2. 多発する伝染性軟属腫　馬場 直子
3. 急速に進行する円形脱毛症　大日 輝記
4. 凍結療法に反応しない足底疣贅　石地 尚興
5. 尋常性痤瘡のアドヒアランス向上法　島田 辰彦
6. テトラサイクリンに反応しない酒皶　大森 遼子ほか
7. メスを使わない陥入爪・巻き爪の治療法　原田 和俊
8. 掌蹠多汗症は治せる　横関 博雄
9. 痛みと抗菌を考えた皮膚潰瘍のドレッシング材活用法　門野 岳史ほか
10. 伝染性膿痂疹―耐性菌を考えた外用薬選択法　白濱 茂穂
11. IgA血管炎（Henoch-Schönlein）
    ―紫斑以外に症状のないときの治療法は？　川上 民裕
12. 糖尿病患者の胼胝・鶏眼治療は？　中西 健史

### Ⅶ．変容しつつある治療の「常識」
1. 褥瘡患者の体位変換は考えもの？　磯貝 善蔵
2. アトピー患者は汗をかいたほうがいい？　室田 浩之
3. スキンケアで食物アレルギーが防げる？　猪又 直子
4. フィラグリンを増やせばアトピーがよくなる？　大塚 篤司
5. 保湿剤で痒疹が改善する？　宇都宮綾乃ほか
6. 肝斑にレーザーは禁物？　葛西健一郎
7. 小児剣創状強皮症にシクロスポリンが効く？　天日 桃子ほか
8. 下腿潰瘍の治療は外用より弾性ストッキングのほうが重要？　藤澤 章弘
9. 皮膚科医に診断できる関節症性乾癬とは？　山本 俊幸
10. 一次刺激性接触皮膚炎の本態は？　川村 龍吉
11. 長島型掌蹠角化症は意外に多い？　椛島 健治
12. 菌状息肉症はアグレッシブに治療しないほうがいい？　菅谷 誠
13. 脂腺母斑に発生する腫瘍は基底細胞癌ではない？　竹之内辰也
14. 扁平母斑とカフェオレ斑―日本と海外の認識の違いは？　伊東 慶悟
15. 帯状疱疹で眼合併症の有無を予見するには？　浅田 秀夫

### TOPICS
1. 乳児血管腫に対するプロプラノロール内服治療　倉持 朗
2. 乾癬治療薬として公知申請に向け動き出したメトトレキサート　五十嵐敦之
3. 帯状疱疹ワクチン開発の現況　渡辺 大輔
4. 日本人の肌の色を決定する遺伝子は？　阿部 優子ほか
5. IgG4関連疾患　多田 弥生ほか
6. ジェネリック外用薬の問題点　大谷 道輝
7. 好酸球性膿疱性毛包炎―日本の現状は？　野村 尚史
8. 足底メラノーマは汗腺由来？　岡本奈都子
9. がん性皮膚潰瘍臭改善薬―メトロニダゾールゲル　渡部 一宏

---

**(株)全日本病院出版会**
お求めはお近くの書店または弊社ホームページ（http://www.zenniti.com）まで！

〒113-0033　東京都文京区本郷3-16-4
TEL：03-5689-5989　FAX：03-5689-8030

# 好評書籍

## みみ・はな・のど
## 感染症への上手な抗菌薬の使い方
－知りたい、知っておきたい、知っておくべき使い方－

編集　鈴木賢二
　　　藤田保健衛生大学医学部名誉教授
　　　医療法人尚徳会ヨナハ総合病院院長

B5判　136頁　2色刷　定価5,200円＋税　2016年4月発行

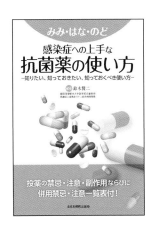

### まずは押さえておきたい1冊!!

耳鼻咽喉科領域の主な感染症における抗菌薬の使用法について、使用にあたり考慮すべき点、疾患の概念、診断、治療等を交えながら、各分野のエキスパート達が詳しく解説！

**投薬の禁忌・注意・副作用ならびに併用禁忌・注意一覧表付き**

■目　次■

Ⅰ．これだけは"知りたい"抗菌薬の使い方
1．PK/PDを考慮した使い方
2．耳鼻咽喉科領域の感染症治療薬と併用薬との薬物相互作用
3．乳幼児・小児への使い方
4．高齢者への使い方
5．妊婦、授乳婦への使い方
6．肝腎機能を考慮した使い方

Ⅱ．これだけは"知っておきたい"抗菌薬の使い方
1．慢性中耳炎
2．慢性鼻副鼻腔炎
3．慢性扁桃炎、習慣性扁桃炎
4．咽喉頭炎
5．唾液腺炎

Ⅲ．これだけは"知っておくべき"抗菌薬の使い方
1．急性中耳炎
2．急性鼻副鼻腔炎
3．急性扁桃炎
4．扁桃周囲炎、扁桃周囲膿瘍
5．喉頭蓋炎
6．蜂窩織炎
7．深頸部膿瘍

索引

投薬の禁忌・注意・副作用ならびに併用禁忌・注意一覧

---

**全日本病院出版会**　〒113-0033　東京都文京区本郷3-16-4　Tel:03-5689-5989
http://www.zenniti.com　　　　　　　　　　　　　　　　　Fax:03-5689-8030

お求めはお近くの書店または弊社ホームページまで！

# PEPARS 大ヒット増大号！

## 眼瞼の美容外科 手術手技アトラス

**No. 87**　2014年3月増大号　編集／蘇春堂形成外科院長　野平久仁彦

- **埋没式重瞼術**：皮膚瞼板固定法／Multiple knot 法
- **切開式重瞼術**：挙筋腱膜前転を加えた皮膚瞼板固定法／切開式重瞼術は結果の予測が困難／皮膚切除を伴う切開式重瞼術
- **上眼瞼形成術**：重瞼線アプローチ／眉毛下切開と重瞼ラインからのアプローチを併用した上眼瞼の blepharoplasty：術式と適応／眉毛下アプローチ／拡大眉毛下皮膚切除術
- **眼瞼下垂症手術**：開瞼抵抗を処理する眼瞼下垂症手術／挙筋腱膜前転法
- **内眼角形成術**：Z 形成による控えめな切開／Z 形成
- **下眼瞼形成術**：私の行っている下眼瞼形成術―眼輪筋オーバーラップ法による tear trough deformity の修正―／経結膜的眼窩脂肪移動術による下眼瞼形成術／経結膜脱脂と脂肪注入の組み合わせによる下眼瞼形成術

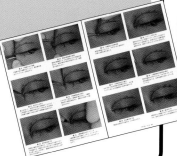

*516 枚の写真・シェーマが物語るこの説得力―*

*眼瞼の美容外科のエキスパートが　コマ送りの写真で手術を解説！*

## 眼瞼の退行性疾患に対する 眼形成外科手術

**No. 51**　2011年3月増大号

編集／日本医科大学武蔵小杉病院形成外科教授　村上正洋
　　　東邦大学医療センター大橋病院眼科准教授　矢部比呂夫

**大ヒットにつき、増刷しました！ぜひ手にお取りください！！**

Ⅰ．上眼瞼の退行性（加齢性）疾患
1）**眼瞼下垂症**：挙筋腱膜(levator aponeurosis)の利用を主体とした眼瞼下垂症手術／結膜円蓋部ミュラー筋の利用を主体とした眼瞼下垂症手術／挙筋腱膜とミュラー筋の両方を利用した眼瞼下垂症手術／眼窩隔膜を利用した眼瞼下垂症手術／眼瞼下垂症における前頭筋吊り上げ術
2）**皮膚弛緩症**：退行性上眼瞼皮膚弛緩症に対する眉毛下皮膚切除術／重瞼部皮膚切除法／うわまぶたのたるみを主訴とする症例に対する眉毛挙上術―退行性皮膚弛緩症に対する眉毛挙上術―

Ⅱ．下眼瞼の退行性（加齢性）変化
1）**内反症**：Hotz 法を主体とした内反症手術／眼輪筋短縮術を主体とした内反症手術／Lower eyelid retractors' advancement による下眼瞼内反症手術／牽引筋腱膜縫着術と眼輪筋短縮術を併用した下眼瞼内反症手術
2）**外反症**：Lateral canthoplasty による下眼瞼外反症手術／瞼板短縮術による外反症手術／軟骨移植による外反症手術

Ⅲ．退行性（加齢性）眼瞼疾患の手術における注意事項
眼瞼手術におけるエステティックマインド／オキュラーサーフェスからみた注意点／眼瞼・眼窩周囲組織に対する手術時の注意点

---

各号定価 5,000 円＋税

お求めはお近くの書店または弊社ホームページ ( http://www.zenniti.com ) まで！

**(株)全日本病院出版会**　〒113-0033　東京都文京区本郷 3-16-4
　TEL：03-5689-5989　FAX：03-5689-8030

# Monthly Book OCULISTA

診療に役立つ眼科実践月刊誌

編集主幹　村上　晶（順天堂大学教授）　高橋　浩（日本医科大学教授）
B5判

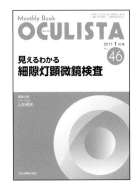

## "さっと開いてすぐに役立つオクリスタ" 5大特長

① 総特集形式　　毎号1つのテーマを全ページにわたって徹底解説！
② すぐ役立つ　　日々の診療に役立つ、教科書とは違う"実践的"MOOK！
③ 蓄積と更新　　新進気鋭の執筆陣による、最新情報も含めた解説が満載！
④ 揃えて便利　　特集タイトルから、知りたいことをさっと調べられる！
⑤ オールカラー　写真、図、表を多く用いたわかりやすい展開！

## 年間定期購読受付中！（送料弊社負担）

**2017年から増大号発行スタート！**
**注目のトピックを大ボリュームで徹底特集！**

2017年年間購読料　41,040円（税込）：通常号11冊　増大号1冊（No.46〜57）
2016年年間セット　38,880円（税込）：通常号12冊（No.34〜45）
2015年年間セット　38,880円（税込）：通常号12冊（No.22〜33）
2014年年間セット　38,880円（税込）：通常号12冊（No.10〜21）
2013年年間セット　29,160円（税込）：通常号 9冊（No.1〜9）
通常号1冊：定価3,240円（3,000円＋税）　増大号1冊：定価5,400円（5,000円＋税）

---

### No. 47　2017年2月号
**眼科外来**
**日帰り手術の実際**
編集
竹内　忍
（竹内眼科クリニック院長）

日帰り手術の麻酔と管理
小児疾患の日帰り手術
外眼部疾患の日帰り手術
涙道疾患の日帰り手術
角膜疾患の日帰り手術
白内障の日帰り手術
裂孔原性網膜剥離の日帰り手術
日帰り硝子体手術

### No. 46　2017年1月号
**見えるわかる**
**細隙灯顕微鏡検査**
編集
山田昌和（杏林大学教授）

スリットランプを用いた前眼部の観察
生体染色で拡がる涙液・眼表面の世界
スリットを用いた虹彩，水晶体の観察
スリットを用いた前房・隅角の観察
スリットを用いた網膜硝子体の観察
涙液観察装置
マイボグラフィー
スリットスキャン型前眼部解析装置
前眼部OCT
スペキュラーマイクロスコープ

### No. 45　2016年12月号
**How to 水晶体再建**
編集
鈴木久晴
（日本医科大学武蔵小杉病院准教授）

白内障手術における感染予防の実際
症例によるPEA装置の設定の仕方と
　使い分け
切開創作成
より正確なCCC作成のコツ
症例による粘弾性物質の使い分け
核分割・処理
眼内レンズ計算式の選択と注意点
眼内レンズの選択法
角膜内皮保護の実際と工夫
フェムトセカンドレーザー白内障手
　術の導入と実際

---

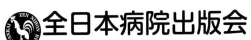

**全日本病院出版会**　〒113-0033　東京都文京区本郷3-16-4　Tel:03-5689-5989
http://www.zenniti.com　Fax:03-5689-8030

お求めはお近くの書店または弊社HPまで

# FAXによる注文・住所変更届け

改定：2015年1月

毎度ご購読いただきましてありがとうございます．

読者の皆様方に小社の本をより確実にお届けさせていただくために，FAXでのご注文・住所変更届けを受けつけております．この機会に是非ご利用ください．

◇ご利用方法

FAX専用注文書・住所変更届けは，そのまま切り離してFAX用紙としてご利用ください．また，注文の場合手続き終了後，ご購入商品と郵便振替用紙を同封してお送りいたします．**代金が5,000円をこえる場合，代金引換便とさせて頂きます．**その他，申し込み・変更届けの方法は電話，郵便はがきも同様です．

◇代金引換について

本の代金が5,000円をこえる場合，代金引換とさせて頂きます．配達員が商品をお届けした際に，現金またはクレジットカード・デビットカードにて代金を配達員にお支払い下さい(本の代金＋消費税＋送料)．(※年間定期購読と同時に5,000円をこえるご注文を頂いた場合は代金引換とはなりません．郵便振替用紙を同封して発送いたします．代金後払いという形になります．送料は定期購読を含むご注文の場合は頂きません)

◇年間定期購読のお申し込みについて

年間定期購読は，1年分を前金で頂いておりますため，代金引換とはなりません．郵便振替用紙を本と同封または別送いたします．送料無料，また何月号からでもお申込み頂けます．

毎年末，次年度定期購読のご案内をお送りいたしますので，定期購読更新のお手間が非常に少なく済みます．

◇住所変更届けについて

年間購読をお申し込みされております方は，その期間中お届け先が変更します際，必ずご連絡下さいますようよろしくお願い致します．

◇取消，変更について

取消，変更につきましては，お早めにFAX，お電話でお知らせ下さい．

返品は，原則として受けつけておりませんが，返品の場合の郵送料はお客様負担とさせていただきます．その際は必ず小社へご連絡ください．

◇ご送本について

ご送本につきましては，ご注文がありましてから約1週間前後とみていただきたいと思います．お急ぎの方は，ご注文の際にその旨をご記入ください．至急送らせていただきます．2〜3日でお手元に届くように手配いたします．

◇個人情報の利用目的

お客様から収集させていただいた個人情報，ご注文情報は本サービスを提供する目的(本の発送，ご注文内容の確認，問い合わせに対しての回答等)以外には利用することはございません．

その他，ご不明な点は小社までご連絡ください．

---

**株式会社 全日本病院出版会**　〒113-0033 東京都文京区本郷3-16-4-7F
電話 03(5689)5989　FAX 03(5689)8030　郵便振替口座 00160-9-58753

# FAX 専用注文書 眼科1612

年　月　日

| ○印 | 雑誌・書籍名 | 定価(税込) | 冊数 |
|---|---|---|---|
| | MB OCULISTA　年間定期購読お申し込み（送料弊社負担）<br>2017年1月号～12月号（計12冊） | 41,040 円 | |
| | 2017年__月号～12月号（定期購読を開始する号数をご記入ください） | | |
| | MB OCULISTA　バックナンバー（お求めの号数と冊数をご記入ください）<br>No. | | |
| | 形成外科月刊誌<br>PEPARS（ペパーズ）　年間定期購読お申し込み（送料弊社負担）<br>2017年1月号～12月号（計12冊） | 41,256 円 | |
| | 2017年__月号～12月号（定期購読を開始する号数をご記入ください） | | |
| | PEPARS バックナンバー（お求めの号数と冊数をご記入ください）<br>No. | | |
| | カラーアトラス　爪の診療実践ガイド　**新刊** | 7,776 円 | |
| | みみ・はな・のど感染症への上手な抗菌薬の使い方 | 5,616 円 | |
| | 創傷治癒コンセンサスドキュメント—手術手技から周術期管理まで— | 4,320 円 | |
| | 医療・看護・介護で役立つ嚥下治療エッセンスノート | 3,564 円 | |
| | スキルアップ！ニキビ治療実践マニュアル | 5,616 円 | |
| | 快適な眠りのための睡眠習慣セルフチェックノート | 1,944 円 | |
| | 超アトラス眼瞼手術—眼科・形成外科の考えるポイント— | 10,584 円 | |
| | 実践アトラス　美容外科注入治療 | 8,100 円 | |
| | イチから知りたいアレルギー診療 | 5,400 円 | |
| | 医療・看護・介護のための睡眠検定ハンドブック | 3,240 円 | |
| | イチからはじめる　美容医療機器の理論と実践 | 6,480 円 | |
| | "知りたい"めまい"知っておきたい"めまい薬物治療 | 4,860 円 | |
| | 実地医家のための甲状腺疾患診療の手引き | 7,020 円 | |
| | アトラス　きずのきれいな治し方　改訂第二版 | 5,400 円 | |

| お名前 | フリガナ<br>　　　　　　　　　　　　　　　　㊞ | 診療科 |
|---|---|---|
| ご送付先 | 〒　－<br><br>□自宅　　□お勤め先 | |
| 電話番号 | | □自宅<br>□お勤め先 |

バックナンバー・書籍合計 5,000円以上のご注文は代金引換発送になります

—お問い合わせ先—
㈱全日本病院出版会営業部
電話　03(5689)5989

FAX　03(5689)8030

FAX 03-5689-8030
全日本病院出版会行

年　月　日

# 住所変更届け

| お名前 | フリガナ | |
|---|---|---|
| | | |
| お客様番号 | | 毎回お送りしています封筒のお名前の右上に印字されております8ケタの番号をご記入下さい。 |
| 新お届け先 | 〒　　　　都道<br>　　　　　府県 | |
| 新電話番号 | （　　　） | |
| 変更日付 | 年　月　日より | 月号より |
| 旧お届け先 | 〒 | |

※ 年間購読を注文されております雑誌・書籍名に✓を付けて下さい。
- ☐ Monthly Book Orthopaedics（月刊誌）
- ☐ Monthly Book Derma.（月刊誌）
- ☐ 整形外科最小侵襲手術ジャーナル（季刊誌）
- ☐ Monthly Book Medical Rehabilitation（月刊誌）
- ☐ Monthly Book ENTONI（月刊誌）
- ☐ PEPARS（月刊誌）
- ☐ Monthly Book OCULISTA（月刊誌）

FAX 03-5689-8030
全日本病院出版会行

# Monthly Book OCULISTA

バックナンバー一覧

2017.3. 現在

## 2013 年
- No. 1　眼科 CT・MRI 診断実践マニュアル
　　編／後藤　浩
- No. 2　こう活かそう！OCT
　　編／飯田知弘
- No. 3　光凝固療法実践マニュアル
　　編／小椋祐一郎
- No. 4　再考！近視メカニズム―実臨床のために―
　　編／不二門　尚
- No. 5　ぶどう膜炎外来診療
　　編／竹内　大
- No. 6　網膜静脈閉塞症の診療マニュアル
　　編／佐藤幸裕
- No. 7　角結膜感染症の外来診療
　　編／近間泰一郎
- No. 8　糖尿病網膜症の診療
　　編／北野滋彦
- No. 9　緑内障性視神経症の診断
　　編／富田剛司

## 2014 年
- No. 10　黄斑円孔・上膜の病態と治療
　　編／門之園一明
- No. 11　視野検査 update
　　編／松本長太
- No. 12　眼形成のコツ
　　編／矢部比呂夫
- No. 13　視神経症のよりよい診療
　　編／三村　治
- No. 14　最新 コンタクトレンズ処方の実際と注意点
　　編／前田直之
- No. 15　これから始める ロービジョン外来ポイントアドバイス
　　編／佐渡一成・仲泊　聡
- No. 16　結膜・前眼部小手術 徹底ガイド
　　編／志和利彦・小早川信一郎
- No. 17　高齢者の緑内障診療のポイント
　　編／山本哲也
- No. 18　Up to date 加齢黄斑変性
　　編／髙橋寛二
- No. 19　眼科外来標準検査 実践マニュアル
　　編／白木邦彦
- No. 20　網膜電図(ERG)を使いこなす
　　編／山本修一
- No. 21　屈折矯正 newest―保存療法と手術の比較―
　　編／根岸一乃

## 2015 年
- No. 22　眼症状から探る症候群
　　編／村田敏規
- No. 23　ポイント解説 眼鏡処方の実際
　　編／長谷部聡
- No. 24　眼科アレルギー診療
　　編／福島敦樹
- No. 25　斜視診療のコツ
　　編／佐藤美保
- No. 26　角膜移植術の最先端と適応
　　編／妹尾　正
- No. 27　流出路再建術の適応と比較
　　編／福地健郎
- No. 28　小児眼科診療のコツと注意点
　　編／東　範行
- No. 29　乱視の診療 update
　　編／林　研
- No. 30　眼科医のための心身医学
　　編／若倉雅登
- No. 31　ドライアイの多角的アプローチ
　　編／高橋　浩
- No. 32　眼循環と眼病変
　　編／池田恒彦
- No. 33　眼内レンズのポイントと合併症対策
　　編／清水公也

## 2016 年
- No. 34　眼底自発蛍光フル活用
　　編／安川　力
- No. 35　涙道診療 ABC
　　編／宮崎千歌
- No. 36　病的近視の治療 最前線
　　編／大野京子
- No. 37　見逃してはいけない ぶどう膜炎の診療ガイド
　　編／竹内　大
- No. 38　術後感染症対策マニュアル
　　編／鈴木　崇
- No. 39　網膜剥離の診療プラクティス
　　編／北岡　隆
- No. 40　発達障害者(児)の眼科診療
　　編／田淵昭雄
- No. 41　網膜硝子体疾患の薬物療法
　　―どこまでできるか？―
　　編／岡田アナベルあやめ
- No. 42　眼科手術後再発への対応
　　編／石井　清
- No. 43　色覚異常の診療ガイド
　　編／市川一夫
- No. 44　眼科医のための救急マニュアル
　　編／高橋春男
- No. 45　How to 水晶体再建
　　編／鈴木久晴

## 2017 年
- No. 46　見えるわかる 細隙灯顕微鏡検査
　　編／山田昌和
- No. 47　眼科外来 日帰り手術の実際
　　編／竹内　忍

各号の詳細は弊社ホームページでご覧いただけます。
➡ http://www.zenniti.com/

## 次号予告（4月号）

## クローズアップ！ 交通眼科

編集企画／産業医科大学教授　近藤　寛之

| | |
|---|---|
| 交通眼科に関する諸問題 | 髙橋　広ほか |
| 運転と高次脳機能 | 二宮　正樹ほか |
| 交通眼外傷の現況 | 永田　竜朗 |
| 交通外傷受傷眼の治療 | 植田　俊彦 |
| 実用視力 | 根岸　一乃 |
| 緑内障と自動車運転 | 国松　志保 |
| 網膜変性と自動車運転 | 倉田健太郎ほか |
| 加齢黄斑変性と自動車運転 | 大島　裕司 |
| 職業運転士の視機能基準 | 田原　昭彦 |
| 労働と交通眼科 | 村上　美紀 |

## 掲載広告一覧

メジカルビュー社　72

---

編集主幹：村上　晶　順天堂大学教授
　　　　　高橋　浩　日本医科大学教授

No. 48　編集企画：
堀　裕一　東邦大学医療センター大森病院教授

**Monthly Book OCULISTA　No. 48**

2017年3月15日発行（毎月15日発行）
定価は表紙に表示してあります．
Printed in Japan

Ⓒ ZEN・NIHONBYOIN・SHUPPANKAI, 2017

発行者　末定　広光
発行所　株式会社　全日本病院出版会
〒113-0033 東京都文京区本郷3丁目16番4号7階
電話 (03)5689-5989　Fax (03)5689-8030
郵便振替口座 00160-9-58753
印刷・製本　三報社印刷株式会社　電話 (03)3637-0005
広告取扱店　㈱メディカルブレーン　電話 (03)3814-5980

・本誌に掲載する著作物の複製権・翻訳権・上映権・譲渡権・公衆送信権（送信可能化権を含む）は株式会社全日本病院出版会が保有します．
・JCOPY ＜(社)出版者著作権管理機構　委託出版物＞
本誌の無断複写は著作権法上での例外を除き禁じられています．複写される場合は，そのつど事前に，(社)出版者著作権管理機構（電話 03-3513-6969, FAX 03-3513-6979, e-mail: info@jcopy.or.jp）の許諾を得てください．
・本誌をスキャン，デジタルデータ化することは複製に当たり，著作権法上の例外を除き違法です．代行業者等の第三者に依頼して同行為をすることも認められておりません．

## 好評書籍のご案内

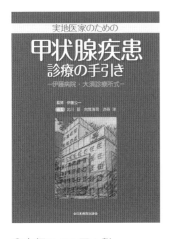

### 実地医家のための
# 甲状腺疾患診療の手引き
—伊藤病院・大須診療所式—

**好評につき増刷**

監修　伊藤公一
編集　北川　亘・向笠浩司・渋谷　洋

**甲状腺疾患診療マニュアルの決定版！**

甲状腺の分野のエキスパートが、基礎知識から、日常臨床でのポイント、どのタイミングで専門病院に紹介するか、専門病院ならではの取り組みまで、わかりやすく解説。

- 定価6,500円＋税
- B5判　216頁　2012年11月発行

**目次**
Ⅰ．実地医家のための手引き／Ⅱ．どのように検査するか？／Ⅲ．バセドウ病を診る・治す／Ⅳ．橋本病を診る・治す／Ⅴ．甲状腺腫瘍を診る・治す／Ⅵ．その他の甲状腺疾患／Ⅶ．妊娠合併時に注意すべき3ポイント

---

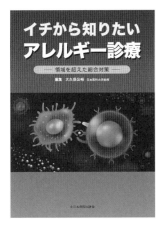

# イチから知りたい
# アレルギー診療
—領域を超えた総合対策—

編集　大久保公裕（日本医科大学教授）

多様なアレルギー疾患に対する、総合対策の実践的知識を詳説。専門領域を超えた総合アレルギー医を目指す耳鼻咽喉科、内科、小児科、呼吸器内科、皮膚科の医師はもちろん、包括的なケアに携わるコメディカルの方々も必携の1冊。

- 定価5,000円＋税　オールカラー
- B5判　172頁　2014年5月発行

**目次**
Ⅰ．アレルギー総論／Ⅱ．アレルギー疾患とは／Ⅲ．アレルギー診療の問診・診断のコツ／Ⅳ．アレルギー検査法の実際／Ⅴ．ここだけは押さえておきたいアレルギー総合診療から専門医へ／Ⅵ．知っておきたい総合診療的アレルギーの知識／Ⅶ．コメディカルに必要なアレルギー総合知識／Ⅷ．アレルギー総合診療とは／トピックス　シダトレン®（スギ花粉舌下液）

---

**全日本病院出版会**　〒113-0033　東京都文京区本郷 3-16-4　Tel：03-5689-5989
http://www.zenniti.com　Fax：03-5689-8030

お求めはお近くの書店または弊社ホームページまで！

## 2017年 全日本病院出版会 年間購読ご案内

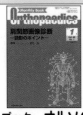

**マンスリーブック オルソペディクス**
編集主幹
金子和夫/松本守雄

Vol. 30 No. 1〜13（月刊）
税込年間購読料 38,448 円
（通常号 11 冊・増大号 1 冊・増刊号 1 冊）
2017 年特集テーマ————————以下続刊
No. 2 病態・経過でみる変形性関節症
No. 3 整形外科外来における他科疾患を見逃さないコツ

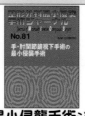

**整形外科最小侵襲手術ジャーナル**
最先端を分かりやすくまとめた
実践的手術ジャーナルです．
整形外科手術の新しいノウハウを
ぜひ臨床にご活用ください．

No. 82〜85（季刊）
税込年間購読料 13,824 円
（通常号 4 冊：2, 5, 9, 12 月発行）
2017 年特集テーマ————————以下続刊
No. 82 Lateral Interbody Fusion (LIF)—我が国における現況と展望—

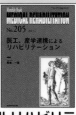

**マンスリーブック メディカルリハビリテーション**
編集主幹
宮野佐年/水間正澄

No. 205〜217（月刊）
税込年間購読料 39,398 円
（通常号 11 冊・増大号 1 冊・増刊号 1 冊）
2017 年特集テーマ————————以下続刊
No. 206 認知症予防とリハビリテーション最前線
No. 207 脳損傷者の自動車運転—QOL 向上のために—

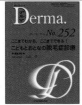

**マンスリーブック デルマ**
編集主幹
塩原哲夫/照井 正/大山 学

No. 252〜264（月刊）
税込年間購読料 40,932 円
（通常号 11 冊・増大号 1 冊・増刊号 1 冊）
2017 年特集テーマ————————以下続刊
No. 253 在宅患者で留意すべき皮膚疾患
No. 254 血管腫・血管奇形の治療 update

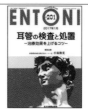

**マンスリーブック エントーニ**
編集主幹
本庄 巖/市川銀一郎/小林俊光

No. 201〜213（月刊）
税込年間購読料 40,716 円
（通常号 11 冊・増大号 1 冊・増刊号 1 冊）
2017 年特集テーマ————————以下続刊
No. 202 頭頸部癌の早期発見のポイント
No. 203 顔面神経麻痺のリハビリテーションによる機能回復

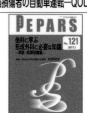

**形成外科関連分野の新雑誌 ペパーズ**
編集主幹
上田晃一/大慈弥裕之

No. 121〜132（月刊）
税込年間購読料 41,256 円
（通常号 11 冊・増大号 1 冊）
2017 年特集テーマ————————以下続刊
No. 122 診断に差がつく皮膚腫瘍アトラス
No. 123 実践！よくわかる縫合の基本講座 増大

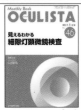

**マンスリーブック オクリスタ**
編集主幹
村上 晶/高橋 浩

No. 46〜57（月刊）
税込年間購読料 41,040 円
（通常号 11 冊・増大号 1 冊）
2017 年特集テーマ————————以下続刊
No. 47 眼科外来 日帰り手術の実際
No. 48 眼科における薬物療法パーフェクトガイド 増大

年間購読のお客様には送料サービスにて最新号をお手元にお届けいたします．そのほかバックナンバーもぜひお買い求めください．

### ♣ 書籍のご案内 ♣

◆ **カラーアトラス 爪の診療実践ガイド**
編/安木良博, 田村敦志 定価 7,200 円＋税 B5 判 202 頁

◆ **睡眠からみた認知症診療ハンドブック**
—早期診断と多角的治療アプローチ—
編/宮崎総一郎, 浦上克哉 定価 3,500 円＋税 B5 判 146 頁

◆ **肘実践講座 よくわかる野球肘 肘の内側部障害—病態と対応—**
編/山崎哲也ほか 定価 8,500 円＋税 B5 判 352 頁

◆ **MB Derma. 創刊 20 周年記念書籍**
そこが知りたい 達人が伝授する日常皮膚診療の極意と裏ワザ
編/宮地良樹 定価 12,000 円＋税 B5 判 380 頁

◆ **創傷治癒コンセンサスドキュメント**
—手術手技から周術期管理まで—
編/日本創傷治癒学会 定価 4,000 円＋税 B5 判 236 頁

◆ **みみ・はな・のど感染症への上手な抗菌薬の使い方**
—知りたい，知っておきたい，知っておくべき使い方—
編/鈴木賢二 定価 5,200 円＋税 B5 判 136 頁

ご注文は，お近くの書店，もしくはお電話，Fax，インターネット，いずれでも！！

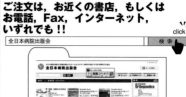

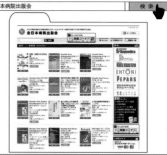

**全日本病院出版会**
〒113-0033 東京都文京区本郷 3-16-4
TEL：03-5689-5989
FAX：03-5689-8030
http://www.zenniti.com

ISBN978-4-86519-048-9 C3047 ¥5000E

定価（本体価格5,000円＋税）